リハビリに直結する！

運動器画像の見かた

編 森ノ宮医療大学
保健医療学部理学療法学科　**河村廣幸**

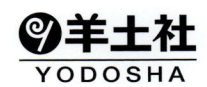羊土社
YODOSHA

序

　私が理学療法士になったころは，画像といえばX線画像がほとんどであり，まれに解像度の低いCT画像を見る程度でした．その後，MRIやエコーなどが登場したかと思えば，おのおのの画像の撮影方法の種類と精度は年々向上し，理学療法を行ううえで有用となる画像情報は一気に増加しました．そのため，臨床に出ると多種多様な画像を見る必要に迫られることとなり，学生時代にきちんと学習していなかったため困ってしまうという意見をよく聞きます．学校の授業では，画像を教える先生は画像が正常か異常かという見かただけを教え，理学療法を教える先生は疾患の特徴を教えるために画像を示すだけで，どちらも画像と理学療法を結びつけるような指導はほとんどなされていないのではないでしょうか．

　そのような背景もあり，最近セラピストのための画像の見かたについての書籍が数多くみられるようになりました．しかし，その多くは従来からの画像診断的要素が強いものを，ところどころ理学療法士にもわかりやすく説明するに留まっています．そのため，画像所見から何をすればよいのか，あるいは何をしてはいけないのかという示唆を与えるものはほとんどみられません．例えば，「骨折部を跨いで負荷をかけてはいけない」というような，ごく初歩的な考えかたについても述べられているものはそう多くないと思います．

　そこで，本書では「リハビリテーションに活かす！」という趣旨のもと，診断のための書籍ではなく，画像から損傷組織をどう類推するか，運動療法の適応・禁忌をどう考えるかという，リハビリのための書籍をめざしました．画像の専門家でもなく，授業においても十分な教育を受けていない学生や経験の少ないセラピストにもわかりやすいように，こんな画像のときにはどう考え，どう対処するというまさにリハビリに直結する形をとっています．

　医療画像の取得方法や基礎理論については，それを撮影する放射線技師（一部理学療法士）に説明してもらっているので，理論的背景を知りたいときには参考にしてください．また，医師はX線画像やMRIなどをオーダーする際に，それぞれの画像に何を求めるのか，セラピストにはどのような点について注意して見て欲しいのかというように，チーム医療のなかでの画像という点についても言及しています．

　本書の構成は最初から読み解くような種類のものではなく，必要なところから拾い読みしていけばよいように構成しています．臨床で，あるいは実習で画像の理解に困ったとき，実際の画像と比較しながら本書を見ていくと，画像を読むことの面白さや疾患像の理解がずっと深まっていくことが感じられると思います．

　最後に，本書を作成するにあたり，ご尽力いただきました羊土社の鈴木美奈子様・大家有紀子様に深謝いたします．

2017年10月

森ノ宮医療大学保健医療学部理学療法学科
河村廣幸

リハビリに直結する！
運動器画像の見かた

Contents

第1章　セラピストに必要な画像の基礎

§1　X線画像

§2　CT

§3　MRI

§4　エコー

Contents

本書で登場する主なアイコン　X線…X線　CT…CT　3D-CT…3D-CT　T1…T1強調　T2…T2強調　T2*…T2*強調　エコー…エコー　シンチ…シンチグラフィー

執筆者一覧

◆ 編 集

河村　廣幸　　森ノ宮医療大学保健医療学部理学療法学科

◆ 執 筆 （掲載順）

熊谷　洋司　　八尾市立病院放射線科

田村　裕一　　医療法人五月会平野若葉会病院整形外科

工藤慎太郎　　森ノ宮医療大学保健医療学部理学療法学科

加藤　紀仁　　緑風会病院リハビリテーション科

山﨑　道晴　　帝塚山リハビリテーション病院リハビリテーション部

長尾　誠　　　帝塚山リハビリテーション病院リハビリテーション部

金子　聡　　　緑風会病院リハビリテーション科

山本　健太　　甲南病院リハビリテーション部

生田　彩奈　　甲南病院リハビリテーション部

都留　貴志　　市立吹田市民病院リハビリテーション科

加藤　祐司　　大阪国際がんセンターリハビリテーション科

略語一覧

略語	フルスペル	日本語
AAS	anterior axial subluxation	環軸椎前方亜脱臼
ADI	atlanto–dental interval	環椎歯突起間距離
AHI	acromio-humeral interval	肩峰骨頭間距離
BHA	bipolar hip arthroplasty	人工骨頭置換術
BST	bursal side tear	滑液包面断裂
CHESS	chemical shift selective	周波数選択的脂肪抑制法
DIP	distal interphalangeal joint	遠位指節間関節
DVT	deep vein thrombosis	深部静脈血栓症
FLAIR	fluid attenuated inversion recovery	–
FTA	femorotibial angle	大腿脛骨角
HTO	high tibial osteotomy	高位脛骨骨切り術
IGHL	inferior glenohumeral ligament	下関節上腕靭帯
IP	interphalangeal joint	指節間関節
ITT	intratendinous tear	腱内断裂
JST	joint side tear	関節包面断裂
LHA	leg heel angle	下腿 – 頸部角
MIP	maximum intensity projection	最大値投影法
MP	metacarpophalangeal joint	中手指節関節
MPR	multiplanar reconstruction	多断面再構成法
MTP	metatarsophalangeal joint	中足指節関節
NSAIDs	nonsteroidal anti-inflammatory drugs	非ステロイド性抗炎症薬
OA	osteoarthritis	変形性関節症
ORIF	open reduction and internal fixation	観血的整復固定術
PET	positron emission tomography	ポジトロン断層撮影
PIP	proximal interpharangeal joint	近位指節間関節
PTE	pulmonary thromboembolism	肺血栓塞栓症
RF	radio frequency	–
SAC	space available for spinal cord	脊髄余裕空間
SISN	spinal instability neoplastic score	（椎体不安定性の評価）
SPECT	single photo emission	シングルフォトン断層撮影
SR	surface rendering	–
SS	subaxial subluxation	軸椎下亜脱臼
STIR	short TI inversion recovery	非選択的脂肪抑制法
TEA	total elbow arthroplasty	人工肘関節全置換術
TENS	transcutaneous electrical nerve stimulation	経皮的電気刺激
THA	total hip arthroplasty	人工股関節全置換術
TKA	total knee arthroplasty	人工膝関節全置換術
TSA	total shoulder arthroplasty	人工肩関節全置換術
UKA	unicompartmetal knee arthroplasty	単顆人工膝関節置換術
VR	volume rendering	–
VS	vertical subluxation	軸椎垂直亜脱臼
VTE	venous thromboembolism	静脈性血栓塞栓症

第 1 章

セラピストに必要な画像の基礎

この章では運動器のX線，CT，MRI，エコー画像についての「画像の見かた」を説明します．病院内ではどの診療部門でも容易に画像参照ができ，われわれが医用画像に慣れ親しめる環境が整備されています．モダリティとは，X線・CT・MRI・エコーなどの検査装置のことです．そこから出力される画像をモダリティ画像といいます．観察したい部位に応じて水平断・冠状断・矢状断の3断面で画像出力します．この3断面画像から臓器間の前後の位置関係が確認でき，部位損傷の有無を3次元的に把握できます．医用画像に大いに興味をもって，明日からの臨床に生かしていただければ幸いです．

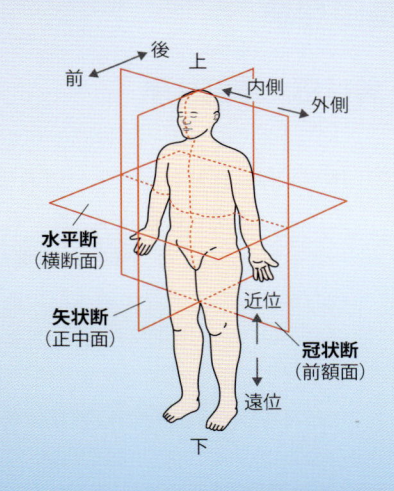

<熊谷洋司>

§1　X線画像

1　X線画像の基本

熊谷洋司

Summary

- 画像の濃度（輝度）は，X線が人体を透過した際の人体各臓器での吸収差で決まります．
- 組織密度の大きい骨や石灰化は白く，組織密度の小さい肺や臓器内のガスは黒く表示されます．
- X線画像でわかることは，構造の変化による骨折の有無や変形，骨片の転位，輝度の変化による関節腔内の骨の炎症や変性が観察できます．
- 患部にストレスをかけることで骨を支えている靭帯などの支持組織の損傷も推測できます．
- X線画像でわからないことは，骨などの重なった部分の情報に乏しいことと，MR画像のように骨周囲の軟部組織の詳細な状態が確認できないことです．

1　基礎理論

1) 骨は白，空気は黒

　　X線は可視光線や紫外線よりも波長が短く，エネルギーの強い放射線です．このX線を被写体（人体）に照射し，その透過したX線を検出器で収集します（図1）．この場合，画像の輝度は被写体が人体ならば，**骨**や**石灰化**のようにX線を多く吸収する組織では白く（高信号）表示されます（図2）．また，**空気**や**ガス**などが含んでいる組織（胸部の肺野など）ではX線の吸収が少なく，人体の透過前に近いX線として黒（低信号）で表示されます．

　　そのほかに，輝度を左右する要因として**被写体厚**があります．X線が通過する物質の透過厚が大きいと，その間でX線がより多く吸収され，画像上で高信号として表示されます．このようにX線画像の輝度値は被写体透過時のX線が吸収される程度の差で決まります（表1）．

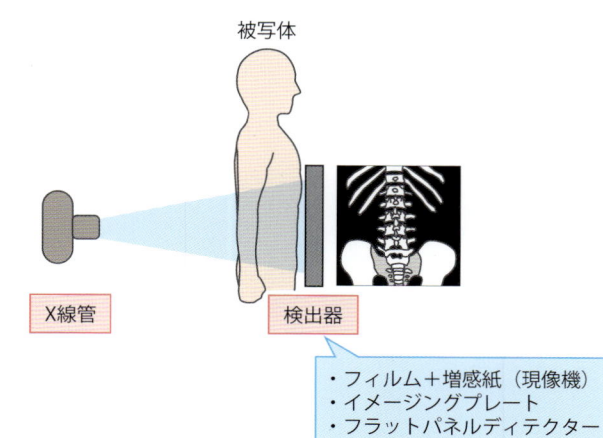

被写体

X線管　　検出器

・フィルム＋増感紙（現像機）
・イメージングプレート
・フラットパネルディテクター

図1　X線画像の原理

2) 撮影体位

　　X線画像は，X線管と直線上で結ぶ検出器との間の一方向での画像収集により得られる投影像です．一方向だと被写体内に重なる組織が多くあるので照射方向をかえて撮影します．

　　正面像と側面像（正面像と垂直な方向）が，基本的な撮影体位となります（図3a, b）．その他に，頸椎などは椎間孔の状態を観察する場合には，椎間孔が最大径で描出するように斜めを向ける（斜位）体位でも追加撮影をします（図3c, d）．骨幹や関節部の骨折も同様に，骨折部の形状や骨片の転位などをより詳細に確認するため，正面像・側面像・左右方向の斜位像撮影を実施する場合もあります．

2　用語を覚えよう

1) アンギオグラフィー

　　血管造影検査のことを言います．血管から管（カテーテル）を挿入して，脳・心臓・肝臓・

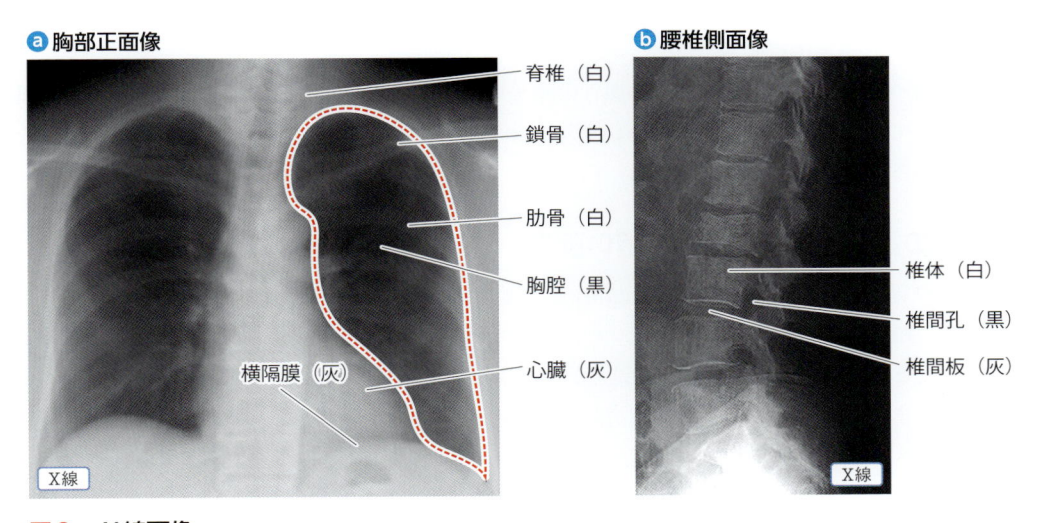

ⓐ 胸部正面像　　　　　　　　　　　　　　ⓑ 腰椎側面像

脊椎（白）
鎖骨（白）
肋骨（白）
胸腔（黒）
横隔膜（灰）
心臓（灰）

椎体（白）
椎間孔（黒）
椎間板（灰）

図2　X線画像

表1　各組織のX線吸収差

組織	骨組織	内臓組織・筋肉	肺組織・腸内ガス
吸収	高吸収	中程度	低吸収
信号	高信号（白）	中間信号（灰）	低信号（黒）

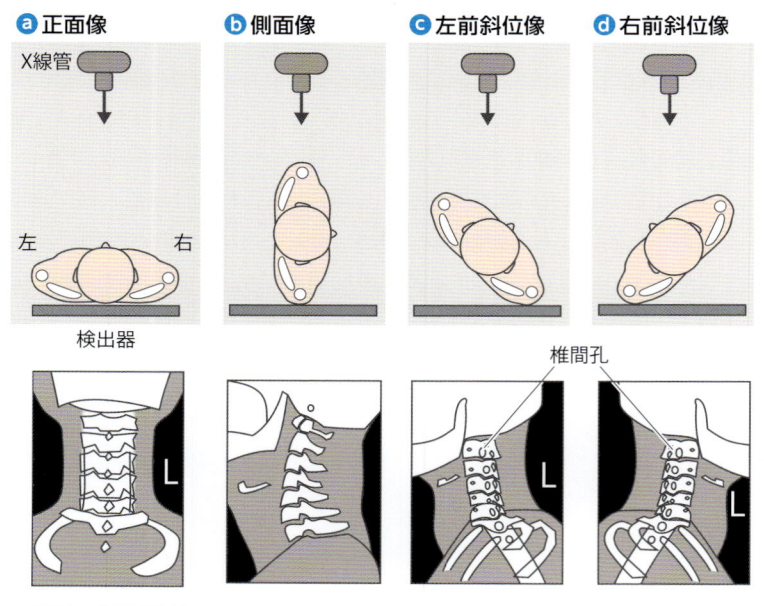

図3　撮影体位

撮影画像は，通常被写体と向かい合った方向で表示されます．

腎臓や腸管などの臓器や体内の血管の様子を観察します．X線吸収の大きいヨード造影剤を使って，流入してくる血管の流れや形状，腫瘍があれば流入する血管の場所や血管が細くなっている部分も視覚的に観察できます．

2) 画質の調節 (明るい画像と暗い画像)

　　画質の調節には，**明るさ**（ブライトネス：Brightness）と**コントラスト**（明暗の差：Contrast）を調整します．撮影現場で使っているディスプレイと診療現場で画像を観察するディスプレイの性能が違うことがあります．表示濃度の見えかたが変わりブライトネスとコントラストの調節が必要となります．適正濃度に調節するには見たい部分のブライトネスを適切な明るさに調節してコントラストの傾きを決めると一番合わせやすい濃度調節となります（図4）．このようにブライトネスやコントラストを変えた場合に画像の輝度値とディスプレイの表示値との関係を視覚的に理解していると濃度を合わせやすくなります．

3) 検出器

　　現在は，下記の検出器が使用されています．

① CR (computed radiography) システム (図5a)

　　イメージングプレート（IP）を用いてX線の透過像を記録します．照射後，画像読みとり機で処理して画像化します．

② フラットパネルディテクター (FPD) システム (図5b)

　　FPD（flat panel detector）では撮影後，瞬時に画像が表示されます．検出器の性能がよくなることで，放射線被曝の軽減を図れ，撮影から画像表示までの時間が短縮できるようになります．

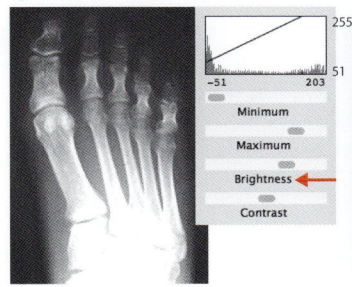

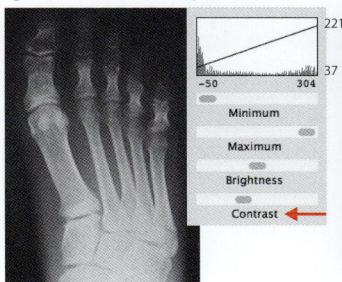

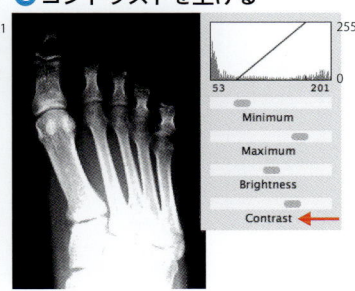

図4　画質の調節

例としてフリーソフトのImageJを用いて画像調節例を説明します．
ブライトネス：明るい（c），暗い（b）
コントラスト：明暗の差で大きいとあまい画像（d），小さいとかたい画像（e）

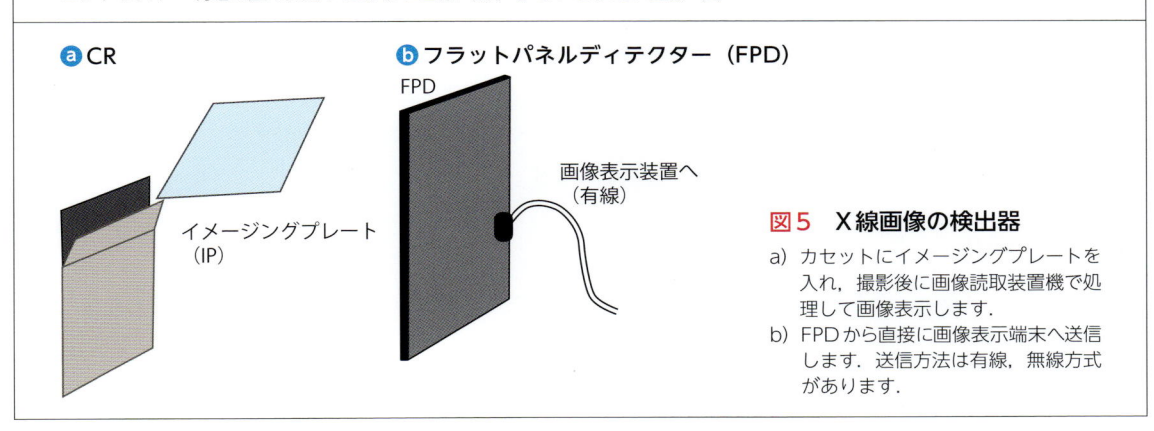

図5　X線画像の検出器

a) カセットにイメージングプレートを入れ，撮影後に画像読取装置機で処理して画像表示します．
b) FPDから直接に画像表示端末へ送信します．送信方法は有線，無線方式があります．

　CR，FPDなどは後処理として，表示画面上で観察をしたい場所の濃度調整や構造物の輪郭や骨梁などを強調するような画像処理も行えるようになっています．

4) 骨梁（骨梁線，骨梁構造）

　骨は表面を覆う**骨皮質**と内側の**海綿骨**からできています．**骨梁**は骨皮質の内側にあり網の目の繊維状になっています．この部分では骨の代謝がさかんに行われています（図6）．図6aは股関節の単純X線画像です．

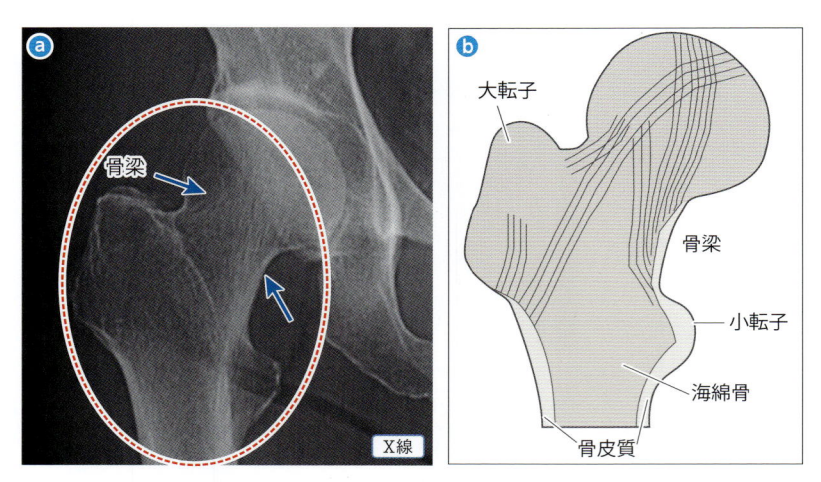

図6　骨梁像（右股関節）

⬭内の細い繊維状の構造（➡），縦向きの斜め方向に走行しています.

5) 撮影マーカー

　X線画像で使われるマークです．R（Right）は患者の右側，L（Left）は左側です（図7a）．マークの入れ方は患者と相対した向きで，最も左側にRのマークを，最も右側にLのマークが入ります（図7b）．上肢・下肢の末梢部位では，上向きの体位がうつ伏せの体位となるので，手は，手のひらを上向きにするのが仰臥位です．撮影は手のひらを下向きにし腹臥位となるためマーカー位置（外側）も逆転します．手関節と足趾も同様です（図7c, d）．検査手技で撮影部位に負荷を与えるため起立した状態で撮影することがあります．その場合は，立位または立位荷重などのマークをいれます（図7e）．今はフィルムの撮影と違って左右上下の処理は簡単に変えることができます．基本の撮影体位とマーカーの入れ方は上記に従っていますが，施設によっては統一されていない場合もあります．

6) 石灰化

　血液中のカルシウムが細胞間に沈着する現象です．**変性・壊死**した組織に起こります．

7) 透亮像

　X線画像で，何らかの原因で透明に抜けている画像部分をいいます．微細な骨折の可能性があるので，CT検査やMR検査などの精査が必要とされます．

3　特徴（何がわかるのか，わからないのか）

　X線画像でわかることは，構造の変化による**骨折**や骨の**変形**，**骨片の転位**，輝度の変化による関節腔内の**骨の炎症や変性**の有無です．また患部にストレスをかけることで，骨を支えている靭帯などの支持組織の損傷の状態が推測できます．

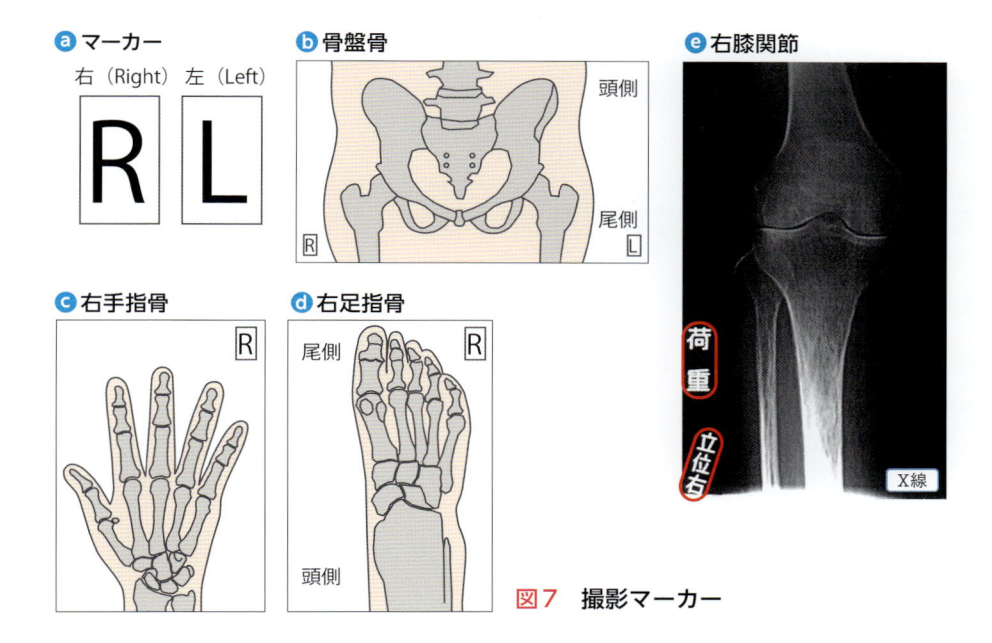

ⓐ マーカー

右（Right）　左（Left）

R　L

ⓑ 骨盤骨

頭側

尾側

R　L

ⓒ 右手指骨

R

ⓓ 右足指骨

尾側

R

頭側

ⓔ 右膝関節

荷重

立位右

X線

図7　撮影マーカー

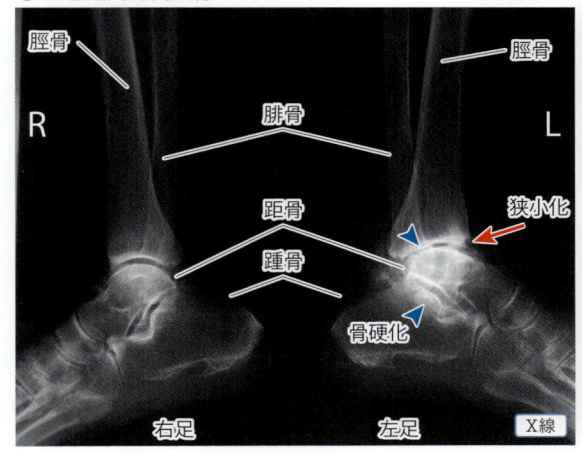

ⓐ 左右足関節側面像

脛骨

脛骨

腓骨

R　L

距骨

狭小化

踵骨

骨硬化

右足　左足

X線

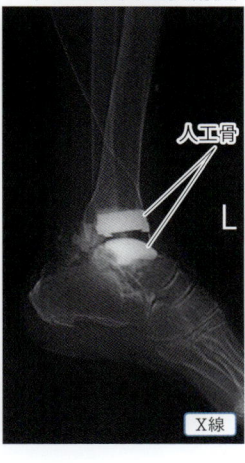

ⓑ 左足関節側面像
（人工足関節置換術後）

人工骨

L

X線

図8　関節部の炎症症例
右側に比べ左足関節部分が狭小化（→），脛骨遠位と距骨が骨硬化（▶）.

　逆にX線画像でわからないことは，入射方向を変えて撮影しても，骨などの**重なった部分の情報に乏しい**ことです．またMRI画像とは異なり，骨周囲の**軟部組織の詳細な状態が確認できない**ことです．

　例えば，脊椎の圧迫骨折の場合では側面像がわかりやすいです（**第2章-4 図3**）．椎間板が等間隔に描出されるように，撮影補助具を使って椎体の水平面を真っ直ぐにし，また入射方向から見た椎体の側面性（腹側，背側に倒れないように）に注意しながら撮影します．**図8a**は足関節部の炎症例です．左側の関節面周囲が白く変性して，関節間隙が狭小化しています．**図8b**は術後画像です．脛骨遠位端と距骨に病変部を除去して人工骨（インプラント）が置換されています．**図9**は膝関節のストレス負荷の模式図です．外反ストレス，内反ストレス負荷を

かけて側副靭帯の損傷の程度などを確認しますが，損傷部位の広がりや半月板の状態を確認するには，MRI検査を実施します．

4 どうやって見ればよいのか（並びを見よ！ 形を見よ！，図10～14）

X線画像の見かたは，下記の通りです．

- 健側の画像があれば左右（健側と患側）を比較
- 前回画像があれば今回画像と比較

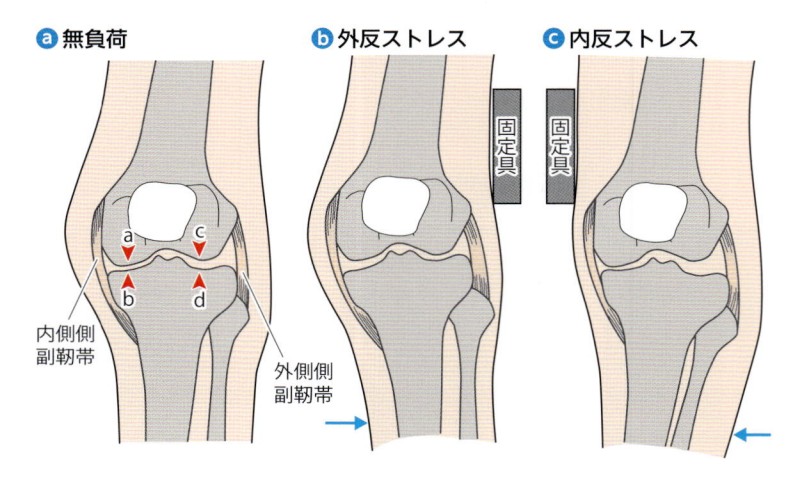

ⓐ 無負荷 **ⓑ 外反ストレス** **ⓒ 内反ストレス**

固定具 固定具

内側側副靭帯

外側側副靭帯

図9 ストレス負荷撮影
非ストレス時のaとbの間隔，cとdの間隔とストレス時のおのおのの間隔を比較する．

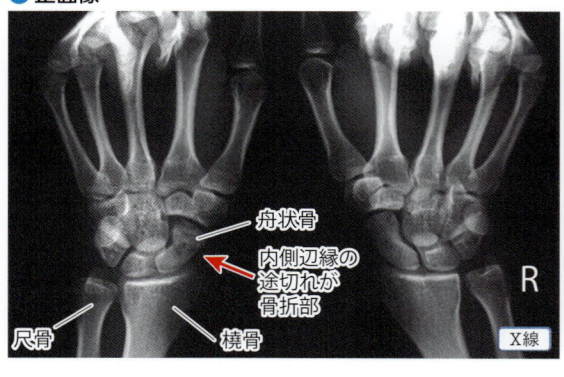

ⓐ 正面像

舟状骨
内側辺縁の途切れが骨折部
尺骨 橈骨
R
X線

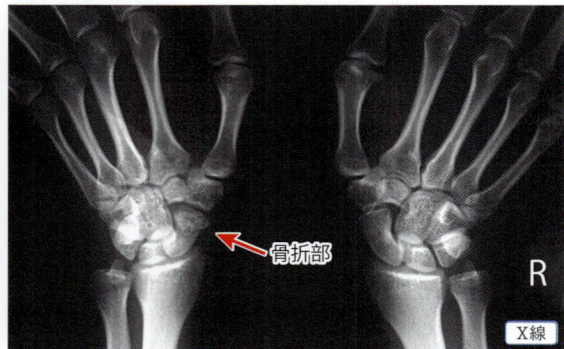

ⓑ 尺屈像

骨折部
R
X線

図10 左舟状骨骨折

a) 手指骨の左舟状骨（→）骨折の画像です．左右の手を比較観察することで左手側に「何か変だな」と思われる骨の異常がみられます．
b) 舟状骨に力をかけるために尺骨側に手を屈曲させた画像です．こうすることで左右の舟状骨の形状の差が強調され骨折を確認できます．

☑	左右差
☐	骨の変形
☐	骨の輪郭のズレ
☐	骨梁線
☐	硬化
☐	石灰化・骨片の存在，転移
☐	透亮線
☐	骨破壊による炎症

- 関節面周辺に骨の変形がないか？
- 骨の輪郭のズレがないか？
- 骨梁線（骨梁構造）の不自然な途切れがないか？
- 骨の変性による硬化がないか？
- 石灰化や骨片の存在と，その転移がないか？
- 線状の透亮線がないか？
- 骨破壊による炎症部分がないか？

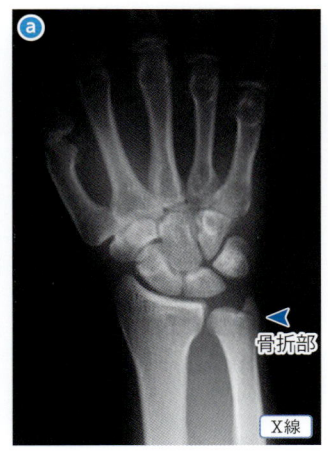

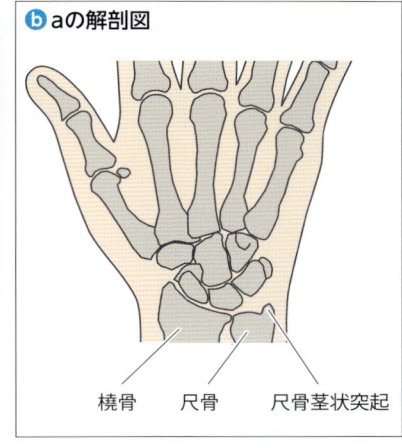

ⓐ

ⓑ aの解剖図

橈骨　尺骨　尺骨茎状突起

骨折部

X線

☐	左右差
☐	骨の変形
☐	骨の輪郭のズレ
☐	骨梁線
☐	硬化
☐	石灰化・骨片の存在，転移
☑	透亮線
☐	骨破壊による炎症

図11　右尺骨茎状突起骨折

▶ 部分が骨折部です．右の手関節にある尺骨茎状突起の骨折です．健側の画像はないですが，関節面を注意深く観察することで手関節内の尺骨側に線状の透亮像として観察できます．

ⓐ 肩関節正面像

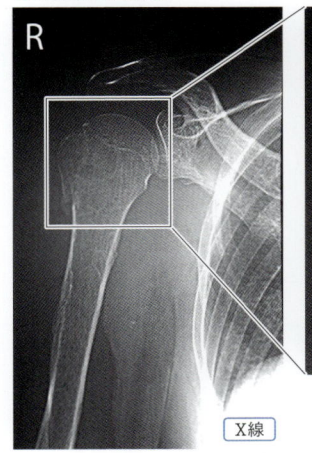

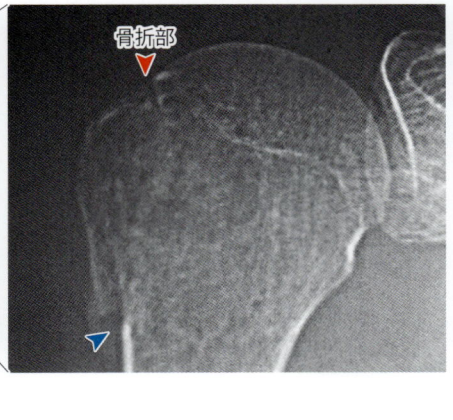

R

骨折部

X線

ⓑ aの解剖図

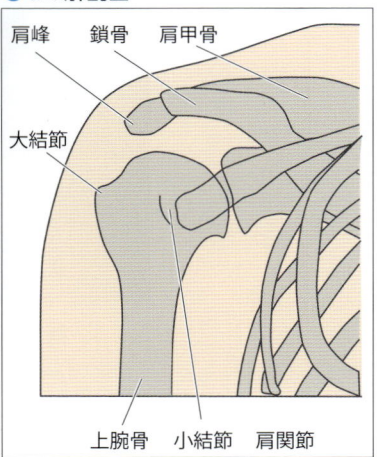

肩峰　鎖骨　肩甲骨

大結節

上腕骨　小結節　肩関節

図12　上腕骨大結節部骨折

撮影時は上腕骨大結節が接線方向になるように腕の向きを調節します．骨折部分が線状の透亮像として描出され骨皮質の輪郭のズレ（▶）も観察できます．

☐	左右差
☐	骨の変形
☑	骨の輪郭のズレ
☐	骨梁線
☐	硬化
☐	石灰化・骨片の存在，転移
☑	透亮線
☐	骨破壊による炎症

ⓐ 膝正面像

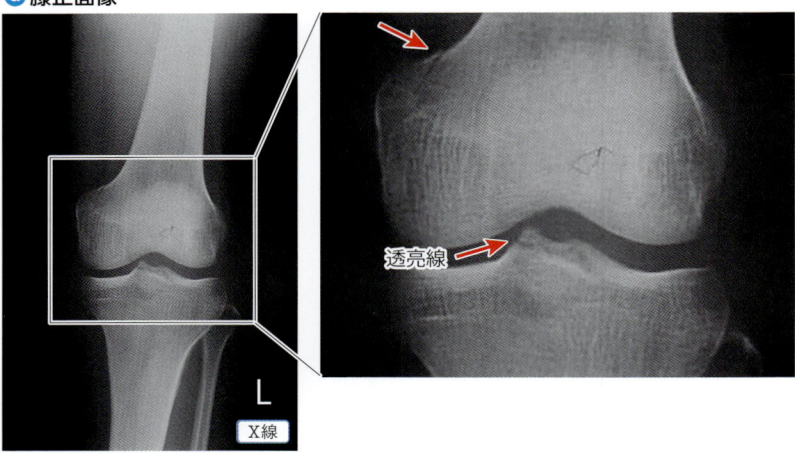

L X線

ⓑ aの解剖図

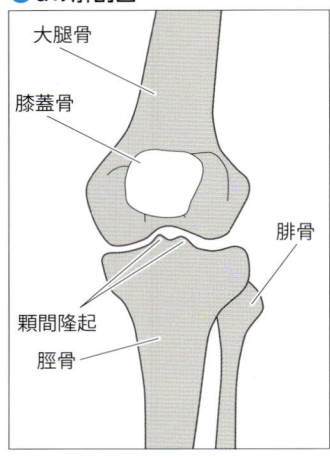

大腿骨
膝蓋骨
顆間隆起
脛骨
腓骨

図13 脛骨顆間隆起部の骨折

顆間隆起部に線状の透亮像（→），内側上顆にも同様に見られます．膝関節の脛骨側に線状の透亮像が観察できます．

☐ 左右差
☐ 骨の変形
☐ 骨の輪郭のズレ
☐ 骨梁線
☐ 硬化
☐ 石灰化・骨片の存在，転移
☑ 透亮線
☐ 骨破壊による炎症

ⓐ 正面像

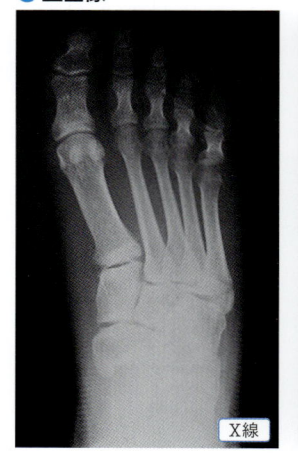

X線

ⓑ 斜位像

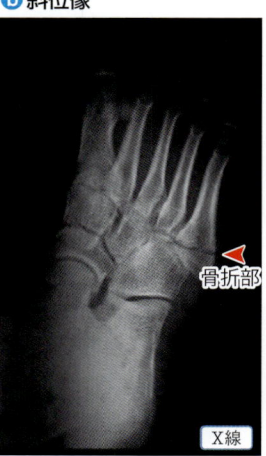

骨折部

X線

ⓒ aの解剖図

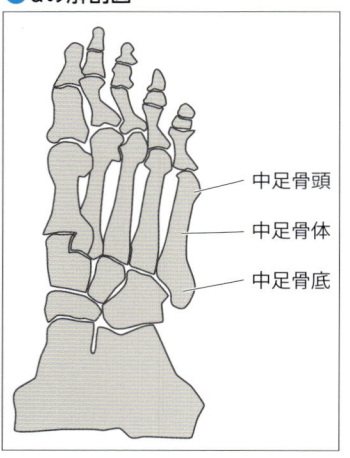

中足骨頭
中足骨体
中足骨底

図14 第5中足骨底の骨折

正面像でも確認できますが撮影角度を変えた斜位像でより明確に骨折が観察できます（▶）．

☐ 左右差
☐ 骨の変形
☑ 骨の輪郭のズレ
☐ 骨梁線
☐ 硬化
☐ 石灰化・骨片の存在，転移
☑ 透亮線
☐ 骨破壊による炎症

■ 参考文献

1）「骨軟部画像診断のここが鑑別ポイント改訂版」（土屋一洋／監，福田国彦／編），羊土社，2012
2）「X線撮影技術学（改訂2版）」（日本放射線技術学会／編），オーム社，2016

§1　X線画像

2　医師は何を見ているのか

田村裕一

Summary

- 撮影されているX線画像の撮影方向が正確なのかに注意しましょう.
- 骨組織の状態変化，インプラントの設置位置に注意し，必要に応じて過去の画像と比較しましょう.
- リハビリ中に患者が訴える症状に気づき，すみやかに主治医に相談しましょう.

1　なぜこの画像をオーダーするのか？

　　X線画像は運動器疾患の状態を調べる際に短時間に撮影でき，大多数の医療機関で撮影できるため，何らかの症状（痛み・腫れ・不安定感・動きの制限など）がある場合にX線検査を依頼します．これにより骨折・脊椎疾患・関節疾患やその進行の有無を判断します．また，治療経過が順調であるかを判断するためにも利用します．

2　医師が注意して見ているところ

　　X線画像は，骨・関節の状態を2次元的に把握できる最も一般的な画像検査です.

　　まず注意して見ているポイントは，撮影されたX線画像が**正確な方向で撮影されているのか**です．正確に撮影されていない場合，その画像の診断的価値が低下します．このため，X線画像の撮影方向の正確性が不十分な場合は再度撮影し直す場合もあります.

　　骨折の有無を見るには，患側（症状のある側）と健側（症状のない側）とを比較し，両者の違いに注意します．さらに，転位（ズレ）がわかりにくい骨折では，皮質骨や骨梁の**不連続性**に注意します（図1, 2）．治療経過中のX線画像では，骨折部の状態の変化（変形やズレが大きくなっていないか？形状に変化をきたしていないか？）に注意します．もし可能であれば，以前に撮影したX線画像と見比べることも大切です.

　　関節のX線画像では，**変性**[※1]や**破壊性変化**がないかに注意します．変形性関節症の場合，関節軟骨がすり減り関節の隙間（関節裂隙）が狭くなったり，荷重部分での骨硬化（他の部分より白っぽく見える）や，骨嚢胞[※2]・骨棘[※3]の形成がないかに注意します．関節内あるいはその

※1　変性：細胞や組織において退行変化をすること．組織の機能が阻害あるいは破壊されること.
※2　骨嚢胞：変形性関節症などの関節変性変化で見られる．軟骨損傷部から関節液が侵入し，骨溶解が起こり穴が開いてしまった状態のこと.
※3　骨棘：局所的な骨増殖性変化で，X線画像で棘（とげ）状あるいは突起状を呈するもの．形状がとがっておらずに鈍な場合も骨棘と表現される．関節の変性変化で見られることが多く，通常，関節の辺縁部・関節包・靭帯付着部に形成される.

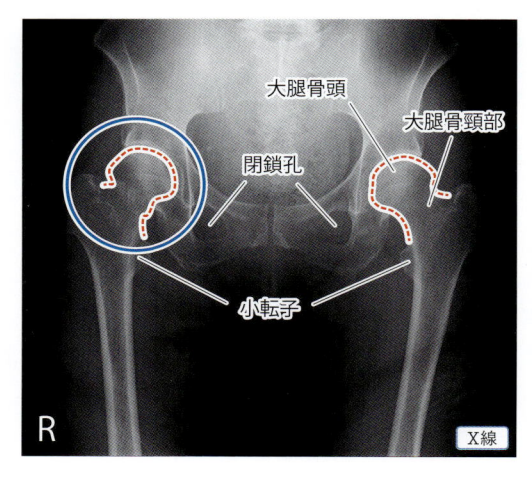

図1　両股関節正面像

正面性よく撮影されたX線画像です．左右の小転子や閉鎖孔がほぼ左右対称に見えていることに気づきましょう．もし，左右差があると正面性が悪いX線画像です．

左右の大腿骨頸部を比較すると，形状の違いがあります（〇内の大腿骨頭と大腿骨頸部の形状を比較して違いに気づきましょう）．

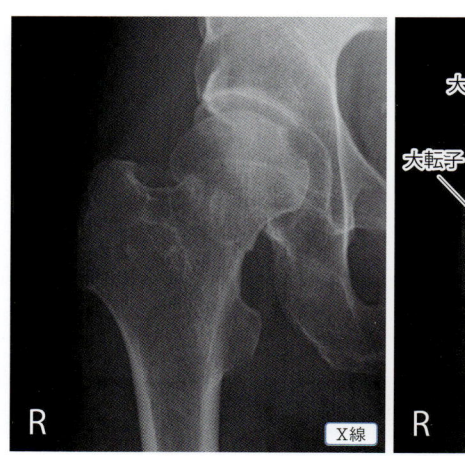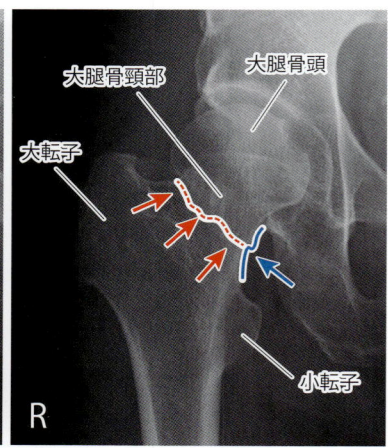

図2　右大腿骨頸部を拡大したX線画像

大腿骨頸部内側に皮質骨のズレが見られます（➡がさしている━）．また，大腿骨頸部に----に沿って骨折線が見られます．

　　周囲に石灰沈着[4]陰影がないかも，偽痛風[5]や異所性骨化[6]などを見つけるために大切です．

　　脊椎疾患などでは**椎骨の配列**（並び）に注意し，すべり[7]，側彎，生理的な彎曲の増大や消失がないかを調べます．椎骨の周囲に変性や破壊性変化がないか，椎間板腔の狭小化がないかも注意します．またX線画像は一姿勢の静止画像であり，動態撮影[8]の比較で骨の配列や形状変化にも注意します．

　　軟部組織の変化にも注意し，**腫脹**（腫れ）がないか，**異物**がないか，**腱断裂**を疑う陰影がな

※4　石灰沈着：病的に各種組織内に石灰塩が沈着した状態．沈着する組織としては軟骨・筋肉・血管・神経・腱・関節包・滑液包・皮下組織・脂肪など多岐にわたる．

※5　偽痛風：ピロリン酸カルシウムの結晶によって起こる結晶性関節炎．膝関節で好発し，X線像で膝半月板内に石灰化像をみる．

※6　異所性骨化：骨組織以外の軟部組織に骨新生をみる病態．肩・肘・股関節・膝などの大関節周囲に発生しやすい．

※7　すべり：通常，脊椎のX線画像において用いられる表現であり，上位椎体が下位椎体に対して前後，左右いずれかに転位した状態のこと．下位腰椎に見られる前方すべりであることが多い．

※8　動態撮影：前後屈あるいは左右へ側屈することにより，運動機能の観察，測定を目的としたX線撮影法である．この撮影法は，脊椎疾患や関節疾患の診断で利用され，脊椎の不安定性や関節の動揺性を評価できる．機能撮影と表現される場合もある．

いかに注意します．特定の方向に外力をかけて撮影するストレス負荷撮影（**第1章–1–1 図9**）を用いれば，関節周囲の軟部組織損傷を調べることもできます．

手術後経過中のX線画像では，**インプラント**[※9]**の位置や形状の変化**がないかを以前のX線画像と比較して検討することも大切です．

まとめると，以下のポイントに注意してみています．

- 骨折の有無
- 関節の状態
- 骨の配列
- 軟部陰影の状態
- インプラントの位置や形状の異常

3 セラピストに何に気づいて報告してほしいのか？

セラピストが通常治療にかかわる場合，手術など疾病の処置・治療後が大半だと思います．このためリハビリの際に治療を行っている部位や別の場所に新たな症状の訴えがある（痛み・腫れ・皮下出血など）場合は，骨折や治療経過の変化を生じていないかに注意し，できるだけ早期に対策を講じることが大切です．

痛みのある部位のX線画像のなかで，**新しい骨折がないか**，**骨折部位のずれが大きくなっていないか**に気づき，リハビリを継続してもよいかを主治医に相談しましょう．

X線画像のなかでは，インプラントの位置が変化していないかに気づく必要があります．インプラントのずれが大きい場合は，このままリハビリを継続してよいのか，休止すべきかの判断が必要になるため，主治医に相談する必要があります．

また，リハビリを行っていくうえで治療を受けている部分以外にも症状がある場合，異常がないかを主治医に相談し，必要に応じてX線画像を撮影してもらうように相談することも大切です．

[※9] インプラント：体内に埋め込まれる器具の総称．整形外科で用いられるものは整形外科用インプラントとよばれる．骨折治療に用いられるスクリュー・プレート・ワイヤー・鋼線・人工関節などが含まれる．

§2　CT

1　CTの基本

熊谷洋司

Summary

- CT装置ではX線と検出器を被写体の周囲で回転させ，被写体透過後のX線信号を検出器で受け，それを画像化します．
- 水のCT値を0（ゼロ）とし，X線吸収の大きい骨は高信号（白）に，X線吸収の小さい空気やガスは低信号（黒）になります．
- X線画像より微弱な吸収値の変化を捉えられることができるので，骨の微細構造の描出や淡い濃度の石灰化の検出に優れています．
- CTでは被写体の横断面を収集しているので組織の重なりがない画像が得られます．
- 筋肉や骨周囲の靭帯や腱などの支持組織では，画像上輝度の差が小さいので，組織の詳細な病態変化を描出できない場合があります．

1　基礎理論

　　CT画像は，X線画像と同様にX線を使います．X線管球と検出器を対向するように設置し，それを被写体（撮影対象物）のまわりで回転させます（図1）．被写体透過後のX線の信号を検出器で収集し，コンピューター処理をして画像化します．

　　CT画像では1画素ごとに水のX線吸収係数を基準に計算された **CT値**（HU：Haunsfield〈ハンスフィールド〉 unit）を保存します（図2）．X線画像と違い画像間のCT値の評価が可能となります．

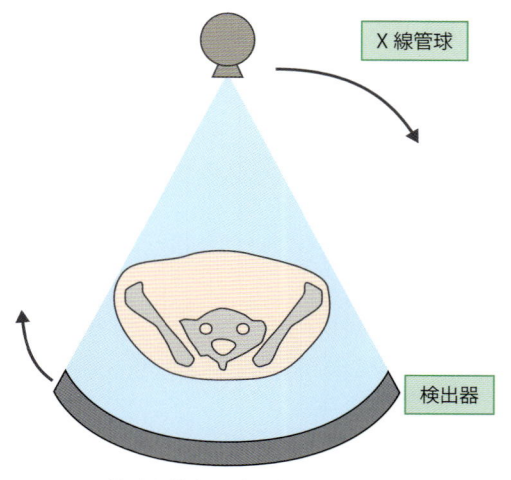

管球と検出器が同時に回転

図1　X線管球と検出器

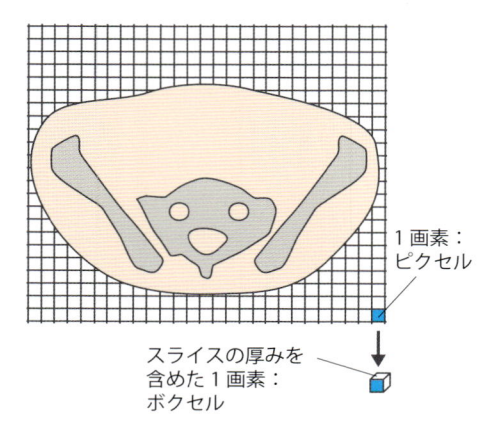

図2　CT画像
1画素ごとに水のX線吸収係数を基準に計算されたCT値が保存されます．

2 用語を覚えよう

1) 検査の種類

① 単純CT検査と造影CT検査

単純CT検査は，造影剤を使用しないで検査を実施します．出血，腹水，胸水，腸管のガスの状態，結石（胆嚢・腎臓など），胸腹部の動脈瘤や骨折などの全身状態を観察します．

造影CT検査は静脈から造影剤を入れて検査するもので，単純検査の情報に加えて，血管走行の状態やリンパ節の確認，腫瘍組織の広がりや，がんの転移なども確認できます．

② CTアンギオ検査

血管造影装置とCT装置を組合わせた装置を使って検査します．カテーテル（管）を選択的に目的血管へ挿入して造影CT検査を実施します．腫瘍への栄養血管の走行を断面像や3D画像などで正確に観察できる利点があります．

③ SPECT検査とPET検査

どちらも放射性医薬品を体内に注入してその取り込まれる様子を観察します．SPECTは，単一光子放射型コンピューター断層装置といいます．特定の臓器に集まる放射性医薬品を使って臓器への取り込みの様子と流入する血流を観察します．検出器を回転させて断層像を描出します．特に**脳の血管障害**や**心臓病の虚血性変化**の判定に用います．

PETは，ポジトロンCT装置ともいいます．がん細胞は正常細胞より糖を多く取り込む性質があります．ブドウ糖に似た糖に放射性医薬品を付けてがん細胞に集積させることで，**腫瘍部位の検出**などに使用します．PET装置にCT装置を合わせること（PET–CT）で，より正確な腫瘍の場所を特定することができます．

2) 撮影に関する用語

① 2D画像

2次元（2-dimensions）の平面画像で，X線画像，CTやMRの断層画像などをいいます．

② 3D画像

CTやMRI画像の薄い断面の平面像をコンピューター上で結合させ立体感をもたせた3次元（3-dimensions）表示可能な画像をいいます．表示手法には，VR法，MPR法，MIP法などがあります（表1）．

③ ピクセルとボクセル

CT画像1枚の1画素の最小単位をピクセルといいます．1ピクセルに1断面のスライス厚さを加えたのをボクセルといいます（図2）．ピクセルの縦横の長さを同じにして断面の厚さもピクセル1辺の同じ長さ（正立方体画素）にすることで，歪みのない正確な立体像が構築できます．

④ ヘリカルスキャンとノンヘリカルスキャン

CT装置の画像収集法として，寝台が停止しその間に管球が1回転して画像収集するノンヘ

表1　3D画像の手法と特徴

	方法	特徴
CT	VR法（図3）	表示するVR画像の上限と下限値を，CT値を基に決めている．不透明度処理などを使いCT値を画像上に反映させている．血管の色を変えることで立体感のある画像として表示できる．
	SR法（図12）	表示するSR画像の部分で閾値を決めて2値化処理をする．骨部などの表面からの立体的な観察ができる．
	MPR法（図4）	収集した平面画像を体軸方向に重ね合わせて立体画像を作成し，再度あらゆる角度の断面像を表示できる．水平断・冠状断・矢状断の情報が得られる．
MRI	MIP法（図5）	主にMRI検査での脳血管画像の表示に使われる．輝度の高信号部分のみ結合させて2次元平面に投影した画像になり，脳血管の梗塞や狭窄部位が視覚的に観察できる．

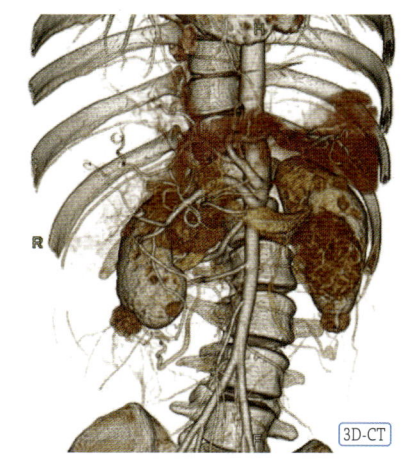

図3　VR法
手術前や血管造影検査前の腹部血管の走行を確認できます．

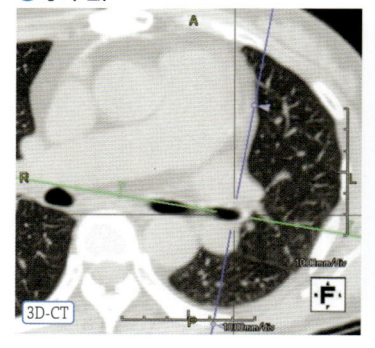
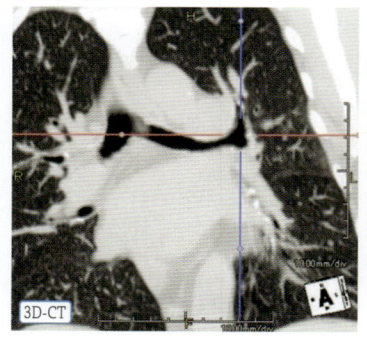
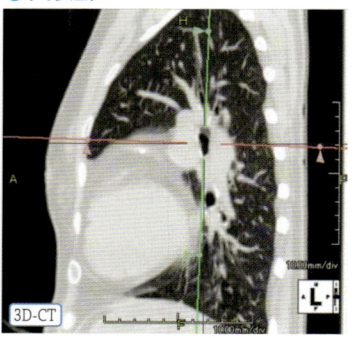

図4　MPR法
気管支鏡検査前の胸部気管支走行を確認できます．

リカルスキャン法と，管球を回転させながら寝台を一定速度で動かして画像収集するヘリカルスキャン法があります（図6）．寝台の移動速度が速くなると撮影時間は短くなります．現在では，管球の回転速度も速くなり，短時間撮影でアイソボクセル（正立方体画素）な画像収集が可能となっています．ヘリカルスキャンの利点は寝台移動とX管球の動きを同期することで短時間にスライス厚の薄い画像収集ができることです．体軸方向（寝台が動く方向）のスライス厚を細かく収集すると，3D画像表示をした際も3軸方向〔被写体断面（2軸）と撮影方向（1軸）〕に歪みのない画像が描出可能となります．撮影時の呼吸停止時間は短くなり呼吸による画像のボケも軽減できます．

⑤ スライス厚

ノンヘリカルスキャンでは画像1断面の撮影した厚さを，ヘリカルスキャンでは画像再構成をしたときの厚さをいいます．

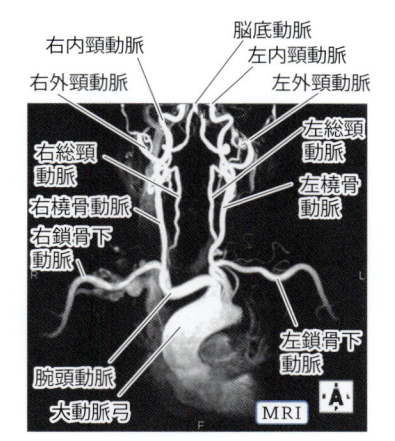

図5　MIP法

造影MRI検査で撮像した頸動脈.

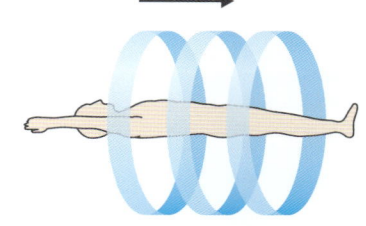

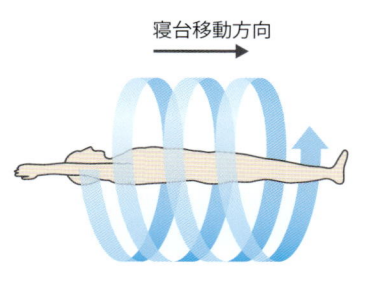

図6　CTのスキャン方法

a) 一回転撮影と移動の繰り返し.
b) 寝台移動をしながら連続撮影.

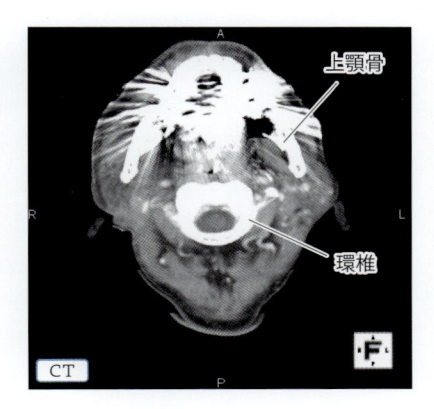

図7　入れ歯によるアーチファクト

表2　アーチファクトの種類と特徴

種類	特徴
金属アーチファクト（図7）	体内の金属により，金属部分とその周囲に画像の欠損が生じること.
モーションアーチファクト	被写体が動くことで生じる，画像を斜めや左右に横切る線状のアーチファクトのこと.
ビームハードニングアーチファクト	X線吸収係数の大きい骨で囲まれた頭部などで骨の内側が白くなり，画像中心へ行くほど濃度が濃くなること.

⑥ 分解能

分解能には空間分解能とコントラスト分解能があります．空間分解能とは，どれくらい細かい形状が検出でき，ボケない画像として表示できるかの程度をいいます．またCTの輝度値は水を0としてX線吸収係数に依存します．コントラスト分解能とは，その決められた輝度値（CT値）の差で各組織間の微弱な輝度の変化を画像表示できるかの程度をいいます．

⑦ アーチファクト

信号あるいはデータの歪みを指します．アーチファクトには，表2のような種類があります．

⑧ X線吸収係数（X線減弱係数）

透過物質の密度に相応したX線の吸収係数で，密度が大きい物質ほどX線吸収係数は大きくなります．

3 特徴（何がわかるのか，何がわからないのか）

CT検査の特徴は次の通りです．

できること	できないこと
・外傷が原因の骨折や頭蓋内出血の有無を確認できる ・撮影時間（体動による影響の少ない）が短いので画像情報が得られる ・ヨード造影剤を使用し血管などの循環器系疾患の確認，腫瘍性病変やその転移の確認ができる	・単純CT検査では頭蓋内の組織，小骨盤腔内の臓器，上下肢関節部分の靭帯や腱などは判別しにくい

4 どうやって見ればよいのか（並びを見よ！ 形を見よ！）

1) ウインドウ幅とウインドウレベル

CT画像ではX線が被写体を透過後の吸収値を収集します．X線画像と同様に輝度の表示は，組織の吸収が大きければ高信号（白）に，吸収が小さければ低信号（黒）になります．CT画像の値は臓器ごとにある幅をもって固定値をとります（図8）．肝臓は50〔HU〕，筋肉は40〔HU〕前後です．骨や石灰化は100〔HU〕以上の高信号で表示され，胸部の肺組織などは−100〔HU〕以下の低信号として表示されます．

CT画像の画像表示には図9に示すように，**ウインドウ幅**（WW）と**ウインドウレベル**（WL）を使います．CT画像の場合，表示部位がとり得るCT値の最大最小値にウインドウ幅を合わせ，その中心値にウインドウレベルを合わせることで適切な画像表示ができます．表示条件には図10のように筋肉や内臓組織を表示する通常の条件，空気が多い部分の組織を表示する肺野条件，骨の皮質や内部構造の状態を詳細に描出できる骨条件の3つがあります（図10d）．

2) CT撮影について

CT検査での運動器の撮影範囲は，脊椎・骨盤骨・股関節以外はほとんどの場合は患側撮影になります．これらの部分は輪郭が小さいので，撮影中心に患部を置き，小さな撮影範囲を設定することで微細な骨の変化が検出できます．CT画像の水平断（原画像）で患側部位を観察するときは，体軸方向の前後に画像を動かし骨や臓器の連続性に注意しながら見ることで，異常部分の判断がしやすくなります．

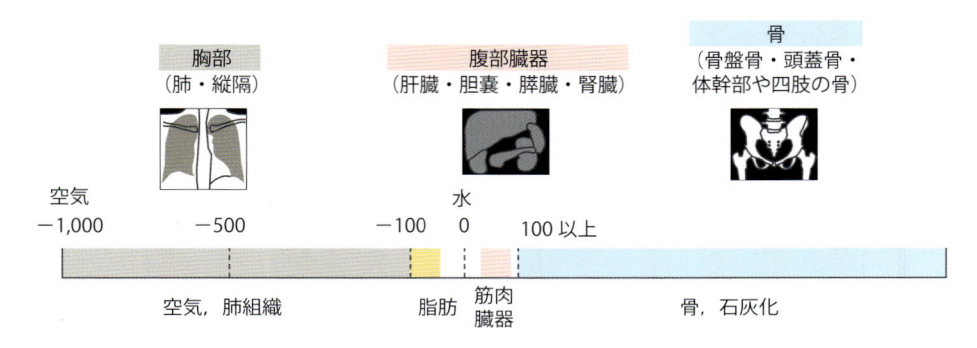

図8　各組織のCT値

3) CT画像の見かた

　CT画像は他のモダリティ画像に比べ圧倒的に画像枚数が多くなります．VR法・MPR法で処理した3断面画像（水平断・矢状断・冠状断）などを観察することで立体的な位置関係が把握できます．

　図11aは頸椎を骨条件で表示した画像です．骨よりCT値が高信号の骨化部分があり，脊柱管前方の神経が圧迫されている状態が観察できます．**図11b**はそのMPR処理画像です．MPR画像処理をすることで容易に体軸方向への広がりを把握することができます．**図12**はCT–SR処理とX線画像の比較例です．**図12a，b**とも同一症例画像ではないのですが，**図12a**画像は骨折部を容易に観察できますが，**図12b**画像は小骨盤腔内の腸管ガスの影響で骨の輪郭が判断しにくい画像となっています．

　X線撮影では痛みの程度により撮影体位設定が困難な場合があります．CT検査では痛みの

ⓐ 表示条件

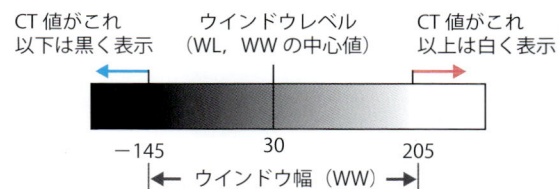

CT値がこれ以下は黒く表示　　ウインドウレベル（WL，WWの中心値）　　CT値がこれ以上は白く表示

−145　　　30　　　205

←　ウインドウ幅（WW）　→

図9　筋と脂肪の表示条件

胸部CT画像（WL：30，WW：350）．この表示条件で筋組織と脂肪組織が観察できます．骨の辺縁は白く高信号になります．

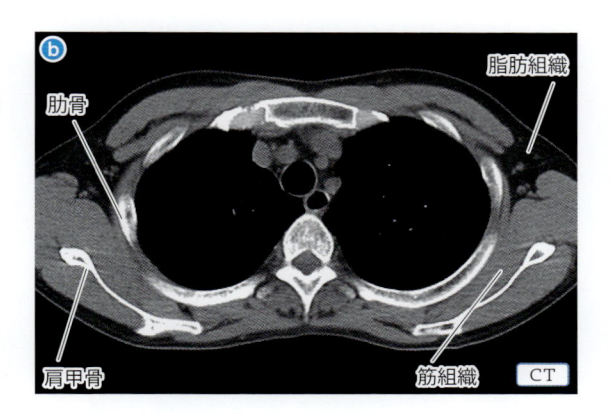

ⓑ 脂肪組織／肋骨／肩甲骨／筋組織／CT

ⓐ 筋肉や各臓器を観察する場合

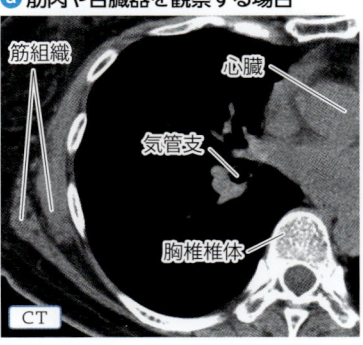

筋組織／心臓／気管支／胸椎椎体／CT

ⓑ 空気を多く含む組織を観察する場合

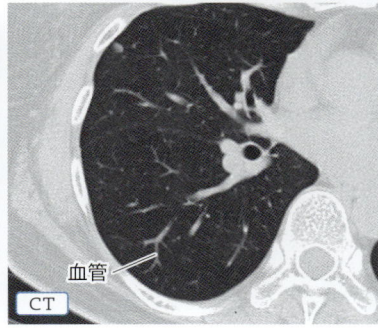

血管／CT

ⓒ 骨の微細構造を観察する場合

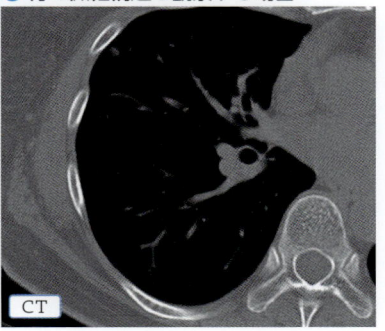

CT

ⓓ 胸部CTの撮影条件と描出箇所

	WL	WW	描出箇所
通常条件（造影剤投与なし）	30〜50	200〜300	頸部・体幹部（図10a）
肺野条件	−550	1,800〜2,000	肺の気管や末梢血管（図10b）
骨条件	300	2,000	骨折や小さな骨片，淡い石灰化（図10c）

図10　胸部CTの各組織での表示条件

a）通常条件，b）肺野条件，c）骨条件，椎体や関節部分の形状が詳細に観察できます．

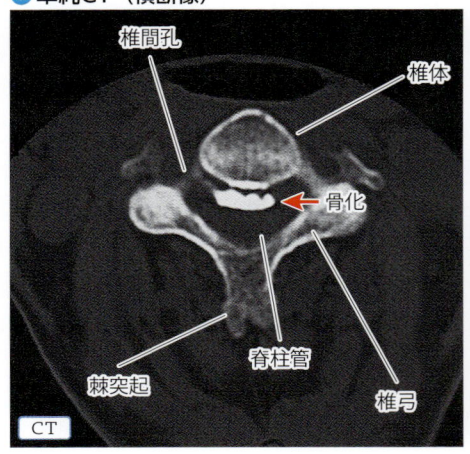

ⓐ 単純CT（横断像）

椎間孔
椎体
骨化
脊柱管
棘突起
椎弓
CT

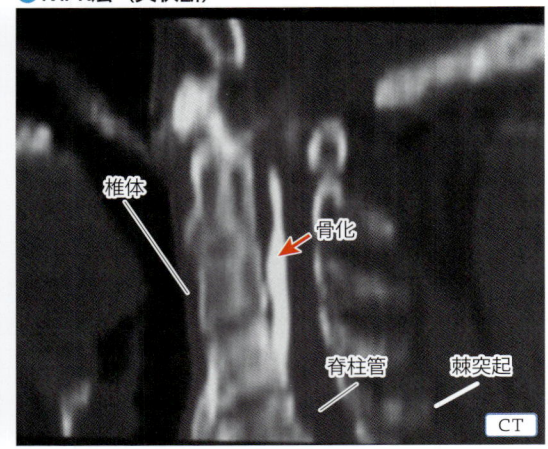

ⓐ MPR法（矢状断）

椎体
骨化
脊柱管
棘突起
CT

図11　頸椎CT画像

後縦靭帯部分に骨化（➡）.

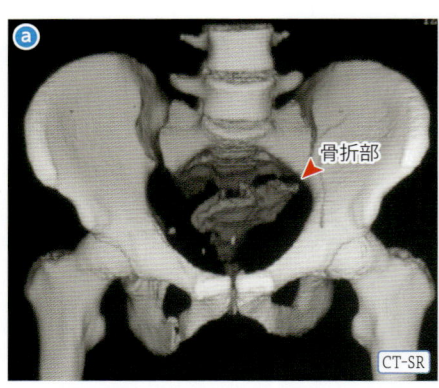

ⓐ
骨折部
CT-SR

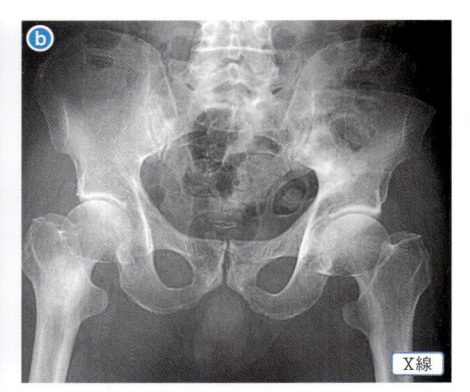

ⓑ
X線

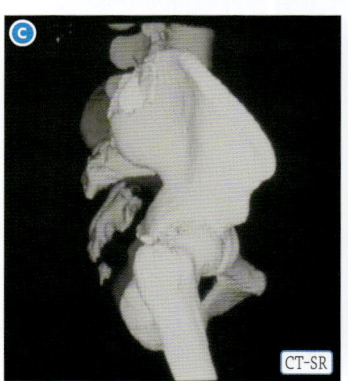

ⓒ
CT-SR

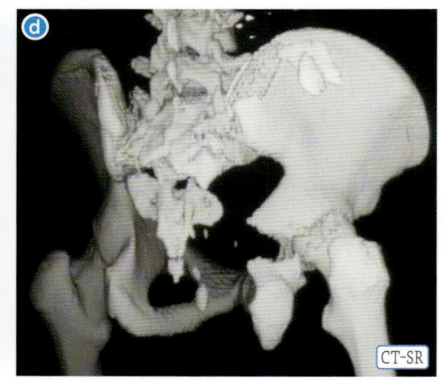

ⓓ
CT-SR

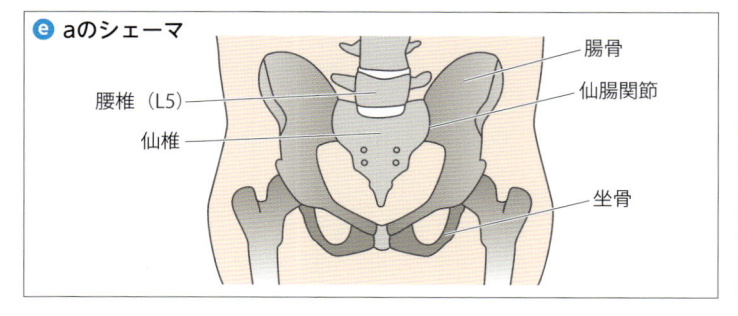

ⓔ aのシェーマ

腰椎（L5）
仙椎
腸骨
仙腸関節
坐骨

図12　骨盤骨画像

CT検査は撮影ポジショニングが容易なので痛みの少ない体位設定で短時間撮影が可能となります．撮影後，SR・VRやMPR処理することで患部を多方向から立体的に観察できます．

少ない体位で撮像し後処理で図12aのような画像を作成すれば容易に患部を観察できます。SR画像では観察角度を変えることで，骨折部がどのような向きに転位しているか，骨片などの存在を確認できます（図12c, d）。CT撮影の場合，X線の被曝も考慮に入れることが必要となります。

■ 参考文献

　1）「CT撮影技術学 改訂2版」（日本放射線技術学会/監，山口 功，他/編），オーム社，2011
　2）「低線量肺がんCT検診の知識と実務 改訂2版」（肺がんCT検診認定機構/監，山口 功，他/編），オーム社，2013

§2　CT

2　医師は何を見ているのか

田村裕一

Summary
- 病変部分やインプラントの3次元的状態をさまざまな画像表現法を用いて理解しましょう.
- 骨組織とその周辺組織の状態を把握しましょう.

1　なぜこの画像をオーダーするのか?

　X線画像では3次元的な状態がわかりにくいときにCT検査をオーダーします. 例えば骨折の転位状態, 骨折線の状態, 椎骨周囲の骨棘や靱帯骨化[※1]の状態, インプラントの設置位置などをより詳しく理解するためです.

2　医師が注意して見ているところ

　CT画像は運動器の形状を**3次元的に理解する**ための便利な画像検査です.

　医師は, CT画像（3次元マルチスライスCT画像）が開発される前は, 頭のなかで多方向から撮影したX線画像を3次元的にイメージして治療に活用していました. しかし, CT画像の登場により, 複雑な形状の骨組織（椎骨, 骨盤や関節）をさまざまな3次元画像表示方法を用いて視覚化することが可能となり, X線画像の撮影方向（正面像・側面像・斜位像・軸射像など）で見ることのできない方向の3次元画像や内部断面像を注意深く観察することができるようになりました. この3次元画像表現方法には, MPR法, SR法, VR法などがあります.

1) MPR法

　MPR法では, 見たい領域を多断面に再構成し, 関心部位と周辺組織との位置関係をより詳細に知ることができます. これにより, **骨折部位の空間的状態**（骨片の転位や骨折線の走行）, **骨組織の内部断面の状態**（皮質骨の厚みなど）, インプラントやスクリューの**設置位置**を詳細に知ることができるため, これらに注意して見ています（図1）.

2) SR法, VR法

　SR法やVR法では, 見たい部分を抽出して立体的に見ることができます. この方法により, X線画像ではわかりにくい骨折部位の空間的状態（骨片の転位や骨折線の走行）などを**見やす**

[※1]　靱帯骨化：靱帯組織が骨組織に変化すること. 脊椎の前縦靱帯, 後縦靱帯, 黄色靱帯でみられることが多い. 脊椎の骨化した後縦靱帯が肥厚して神経組織を圧迫し神経症状を呈する後縦靱帯骨化症などが有名である.

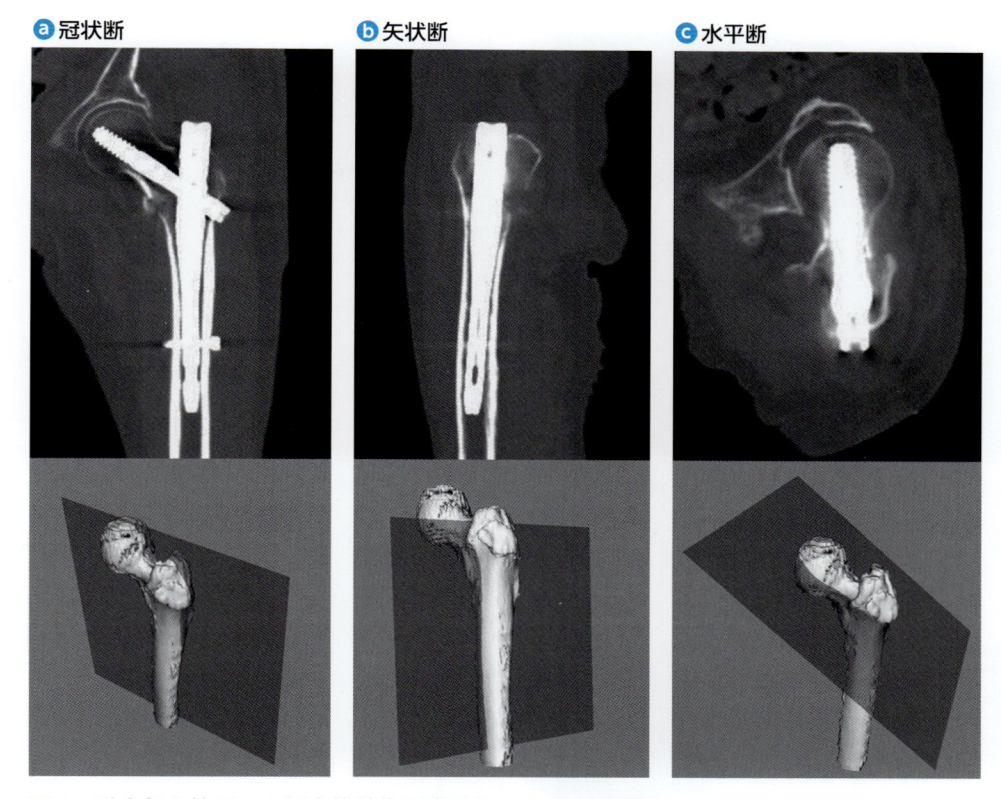

ⓐ冠状断　**ⓑ矢状断**　**ⓒ水平断**

図1　髄内釘を使用した観血的整復固定術後 CT の MPR 画像

a)　大腿骨骨幹部と大腿骨頸部の中央を通る平面で切った冠状断像
b)　大腿骨骨幹部の中央を通る平面で切った矢状断像（aの平面と直交する平面）
c)　大腿骨頸部の中央を通る平面で切った水平断像

a, b, cはそれぞれの CT 画像の下図シェーマ内の平面で切りとった断面像にあたります．この画像表示方法によりインプラントの設置位置を容易に確認できます．

　　　い方向から見ることができます（図2）．さらに造影検査後の CT 画像では，血管と病変部の関係も見ることもできます（図3）．

　　　以上より，以下の点に注意して運動器 CT 画像を見ています．

- 骨折部の3次元的な状態はどうか？（骨片の転位，骨折線の走行など）
- 骨組織の状態はどうか？（皮質骨の厚みや変性による変化など）
- 病変部位と周辺組織（血管や臓器）との関係はどうか？
- インプラントの設置位置はどうか？

3　セラピストに何に気づいて報告してほしいのか？

　　　セラピストが目にすることが多い運動器 CT 画像は，手術後のものが大半になると思います．手術後の CT 検査では，手術内固定材^{※2}や人工関節などのインプラント設置位置の変化に特に気を配る必要があります．

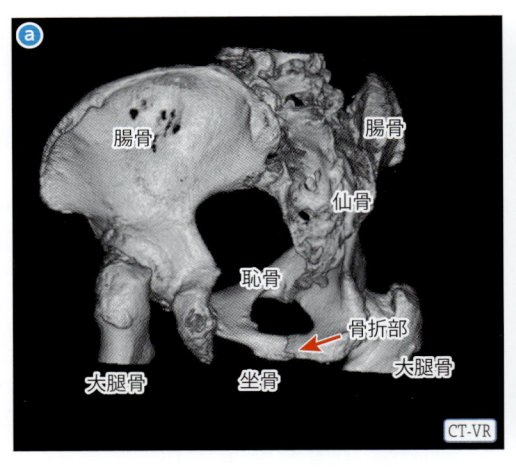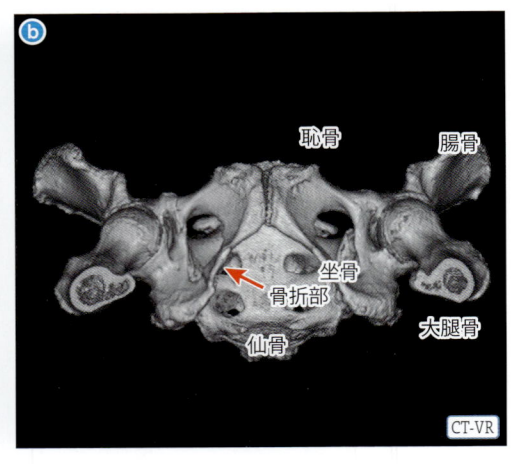

図2　骨盤骨折（右坐骨骨折）のCTのVR画像

a) 骨盤を左斜め後方から見た画像です.
b) 骨盤を下から見上げる方向で見た画像です. いずれもX線画像では見ることができない方向の画像で, 右坐骨骨折が容易にわかります（➡）.

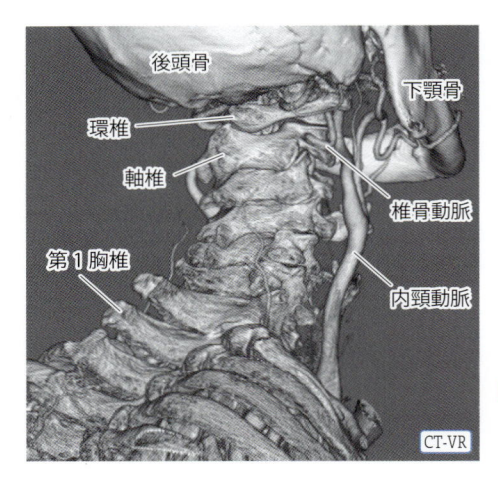

図3　頸椎部造影CTのVR画像
頸椎とその周りを走行する血管との位置関係がよくわかります.

　観血的整復固定術※3 などの場合, 固定したインプラント周囲の骨折の**整復固定状態を把握しておく**ことも術後のリハビリを計画するうえで大切です. この情報を把握することで, リハビリ時にどのような動きに注意すべきかを理解することができます. 治療経過を観察するために, 骨癒合が進行しているのか？ 遅延しているのか？ 変形が進んでいるのか？ 変化していないのか？ を知ることも大切です.

※2　内固定材：手術の際に用いられる骨, 関節, 脊椎を体内で直接固定する材料のこと. スクリュー, プレート, ワイヤーなどがある. インプラントとほぼ同じ意味である.

※3　観血的整復固定術：手術的に骨折部を展開して転位した骨折を整復しプレート, スクリュー, ワイヤー, 鋼線, 髄内釘などで直接内固定する骨折治療法のこと. 骨接合術とよぶこともある.

§3 MRI

1 MRIの基本

熊谷洋司

Summary

- MRI検査は強い磁石のなかに人体を入れて電磁波を照射し，そこから放出される電磁波を収集する検査手法です.
- MRI画像は，骨や周囲の支持組織の状態を詳細に観察できます.
- MRI画像には組織間でのT1緩和の回復の差を輝度で表示するT1強調像とT2緩和の減衰の差を輝度で表示するT2強調像があります.
- T1強調像，T2強調像は緩和の差を画像に描出しているので，同一画像上での組織間の輝度の変化に注意しながら観察することが必要です. また，正常な組織の状態（形状や輝度）を見慣れておくことが重要です.
- T1強調像では低信号部分や，脂肪以外の高信号部分に注意します. T2強調像では脂肪以外の中〜高信号に注意します.

1 基礎理論

1) 原理

　　MRIは磁石と電磁波を使い核磁気共鳴現象を利用して断面像を得る手法です. 強い磁石内に人体を入れ，電磁波（**RF**）**パルス**を照射します（図1）. 電磁波の照射を止めると，人体から逆に照射した電磁波と同じ周波数（**共鳴周波数**）の信号が放出されます. 放出された信号をアンテナ（**受信コイル**，図2）で受けます. 信号の強度に相応した電流が受信コイルの中を流れ，これを電気信号として取得し数学的な処理をすることで断面像が表示されます. また，体内から放出された電磁波を室外に出さないように，または外部から電磁波を受けないように，MRIの検査室内の壁面には電磁波シールドが設置されています.

　　では強い磁石と電磁波の環境下で人体はどのような作用を受けているのでしょうか. 人体の大部分は水と脂肪で構成されています. そのため人体内には水素原子核（プロトン）が他の元素より圧倒的に多く存在しています. MRI検査では，強い磁石内で電磁波を照射したときのプロトンの動きを観測しています. 人体をMRI装置内に入れると，以下のような状況が生じます.

(1) プロトン自身も自転（スピン）していますが，強い静磁場のなかではスピンと同時に静磁場の影響を受けてコマが回転するような歳差（首振り）運動をします（図3）.

(2) 強い磁石の影響でプロトンは静磁場に順方向（α群）を向くものと，逆方向（β群）を向くものとに分かれます. 順方向群は低いエネルギー状態で，逆方向群は高いエネルギー状態で存在します（図4）.

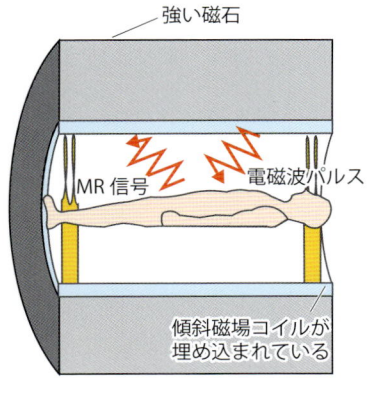

強い磁石

MR信号　　電磁波パルス

傾斜磁場コイルが
埋め込まれている

図1　MRI装置

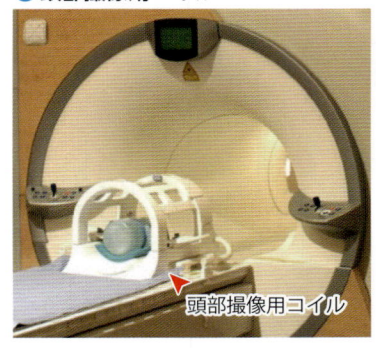

❶ 頭部撮像用コイル

頭部撮像用コイル

❷ 体幹部用コイル

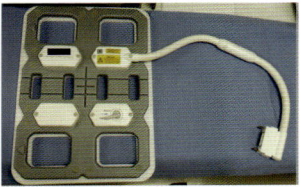

❸ 表面コイル

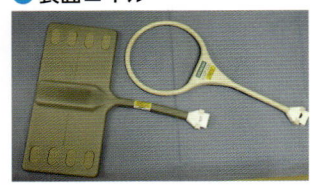

図2　MRコイル

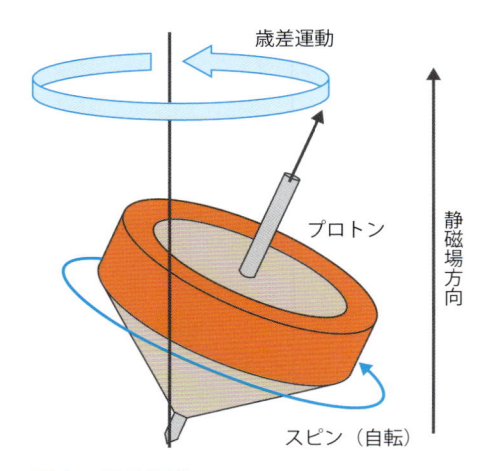

歳差運動

プロトン

静磁場方向

スピン（自転）

図3　歳差運動
プロトンは静磁場中，スピンと歳差運動をしています．

（3）順方向群は逆方向群に比べて少しプロトンの数が多くなっています（図4）．このとき，プロトンの束の方向（磁気モーメント）は静磁場に沿って順方向を向いています．

　　人体がはじめて磁石内に入ったときは前述の（1）〜（3）の状態を保っています．この状態が強い静磁場のなかに存在するプロトンにとって安定したエネルギー状態となり，これを**熱平衡状態**といいます．この状態でRFパルスを照射すると個数の少し多い順方向群のプロトンが電磁波によるエネルギーを吸収して逆方向に向く状態となり，順方向群，逆方向群のプロトンの数が同一となります（図5）．電磁波を切ると，プロトンは照射した同じ周波数の電磁波を放出しながら熱平衡状態に戻ります．これが強い磁石内のプロトンに電磁波を照射したときの動きです．MRI装置内ではこの操作を繰り返して信号を収集し画像化します．

2) T1とT2

　　実際には，励起パルス照射後，プロトンは静磁場方向に対して垂直になるまで倒されます．MRI信号は（1）静磁場に沿った方向と，（2）静磁場に垂直な方向との2つを観測します．電

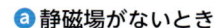
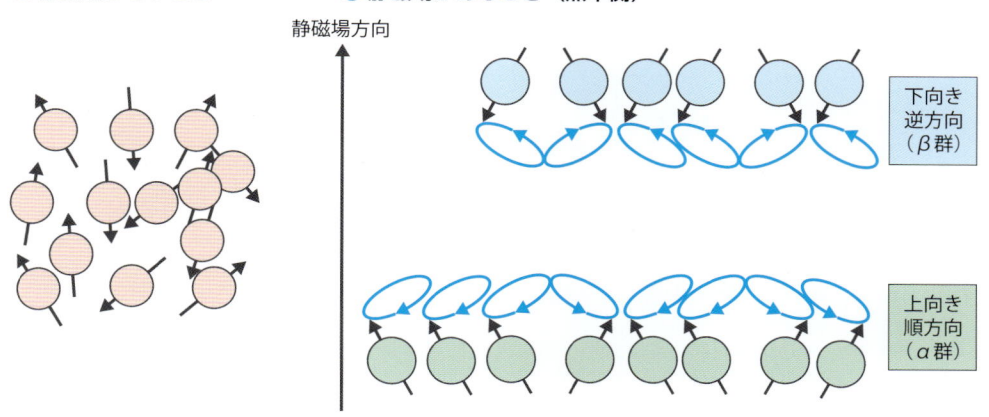

ⓐ 静磁場がないとき　　**ⓑ 静磁場があるとき（熱平衡）**

静磁場方向

下向き
逆方向
（β群）

上向き
順方向
（α群）

図4　プロトン（水素原子核）の状態

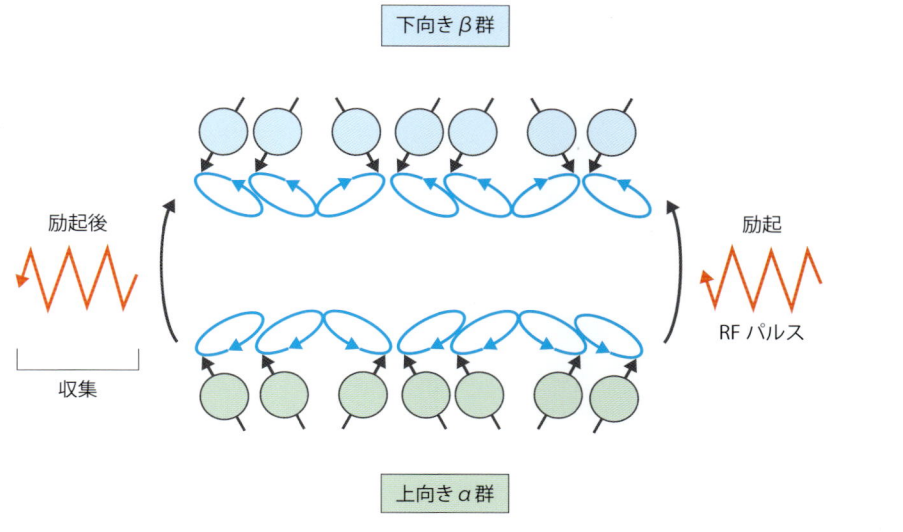

下向きβ群

励起後

収集

励起

RF パルス

上向きα群

図5　RFパルスを励起

RF パルス励起後，静磁場順方向のプロトンの一部が静磁場逆方向のプロトン群に移行します．

　磁波を切った直後，(1) の信号はゼロになり（図6b），(2) は最大値となります（図6c）．プロトンは照射した同じ周波数の電磁波を放出しながら静磁場方向に沿った平行な方向に戻ります．(1) の信号では，磁気モーメントが静磁場方向に沿って順方向になり，熱平衡状態に戻る回復の様子（T1回復）を観測します（図6b）．(2) の信号は静磁場方向に垂直な平面上で回転する1束のまとまった磁気モーメントの信号として観測します．おのおののプロトンは，それが存在する環境（高分子の近くにあるものは分散しやすい）によって垂直な平面上での回転速度が違います．時間の経過とともにエネルギーが消失し熱平衡状態に戻る過程で体の磁気モーメントが分散して消滅します．(2) では，この減衰する様子（T2減衰）を観測します（図6c）．

　水分子が高分子につながっている環境にあれば，エネルギーが早く消失します．T1回復，T2減衰過程の時間が早く（T1，T2緩和時間は小）なります．水分子などが多く存在している環境にあればエネルギーは徐々に失われていきます．T1回復，T2減衰過程の時間が遅く（T1，

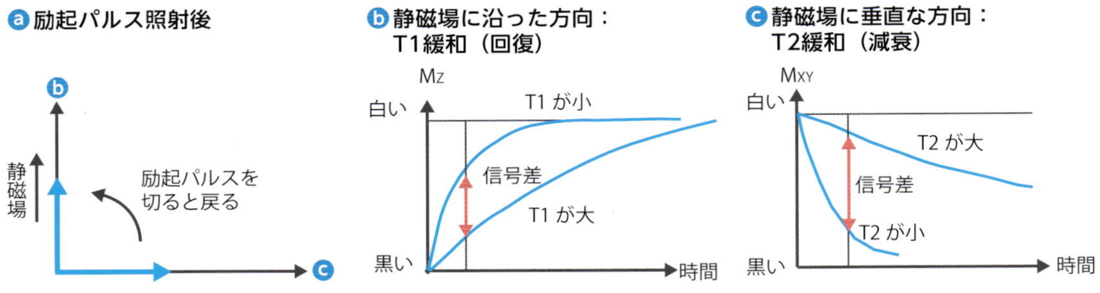

ⓐ 励起パルス照射後

静磁場

励起パルスを
切ると戻る

ⓑ 静磁場に沿った方向：T1緩和（回復）

M_z

白い

T1 が小

信号差

T1 が大

黒い

時間

ⓒ 静磁場に垂直な方向：T2緩和（減衰）

M_{XY}

白い

T2 が大

信号差

T2 が小

黒い

時間

図6　緩和（回復，減衰）と輝度の差
a) プロトンは励起パルス照射すると静磁場に対して垂直となりますが，切ると平行な方向に戻ります．
b) エネルギーを放出しやすいほど高信号となります．脂肪は高信号，水は中〜低信号．
c) エネルギーを放出しやすいほど低信号となります．水は中〜高信号，水の少ない組織ほど低信号．

T2緩和時間は大）なります．基本的には，組織間のT1回復する速さの差（図6b）を画像に反映させたのがT1強調像で，T2減衰する速さの差（図6c）を反映させたのがT2強調像です．水成分を含まない空気や腸管のガス，骨皮質などはプロトンが存在しないので両者とも低信号に表示されます．

2　用語を覚えよう

① 単純MRI検査と造影MRI検査

単純MRI検査は，ガドリニウム造影剤を使用しないで検査を実施します．T1強調像，T2強調像，拡散強調像などの撮像法で検査部位を観察します．造影MRI検査では単純検査の情報に加えて，主に造影剤のT1短縮効果を利用した検査法で，腫瘍性病変の検出および判定に用います．

② プロトン（水素原子核）

陽子1個のことです．MRI検査での検査対象です．水や脂肪にたくさん含まれています．水分子には2つのプロトンがあります．それらは相互に作用して局所的に磁場が発生し，緩和を促進させます．

③ 振幅と周波数

振幅は波の振動の大きさの最大値を示します．周波数は1秒間に同じ波の変化が何回あったかの回数をいいます．単位はヘルツ（Hz）です．

④ RFパルス

メガヘルツ領域の高周波をいいます．このパルスを強い静磁場内にある人体に照射してプロトンの動きを制御します．RFパルスは強さやその目的に応じて呼び名が変わります．熱平衡状態からの90度パルスを**飽和パルス**といいます．熱平衡状態から180度傾けるパルスを**反転パルス**といいます．スピンエコー（SE）法では，静磁場に垂直な平面上の信号を読みとる際にプロトンの位相を揃えます．このときの（180度）パルスを**収束パルス**といいます．

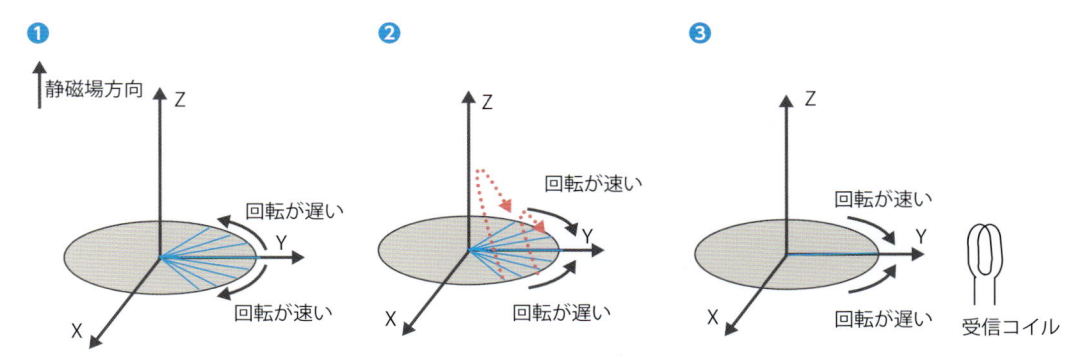

図7 スピンエコー法の信号収集

1) 90度RFパルス後しばらくすると位相が揃わなくなります.
2) X軸方向に180度の収束パルスをかけると位相は逆転して, 速い回転分は遅い回転分を追いかけるようになり, 位相が揃ってきます.
3) 位相が揃ったところで信号を収集します.

⑤ TR時間

　励起パルスをかけ, プロトンが熱平衡状態に戻り, 次の励起パルスをかけるまでの時間です. TRが短いとT1緩和を強く反映した画像となります.

⑥ TE時間

　励起パルスからエコー信号が観測される中央までの時間をいいます. TEを長めにすることでT2緩和を強く反映した画像となります.

⑦ 受信コイル

　プロトンからのエコー信号を受けるアンテナです. 現在では複数のコイルを受信コイル内に内蔵し, それらの信号を同時に受けて高速に撮像する手法が使われています.

⑧ 磁気モーメント

　プロトンは磁場がないときはバラバラであらゆる方向を向いています. 外部から磁場を加えられると原子核は静磁場に対してある角度をもって同じ方向を向き, 全体的に原子核の集まった1束の方向をもった磁石として観測されます. これを巨視的な磁気モーメントといいます.

⑨ 磁場の不均一性

　MRI装置内に被写体がないときは磁場の均一性は保たれています. プロトンを含む物質が入れば, プロトン自身も局所磁場の発生源となり, 装置内の磁場の均一性が保たれなくなります.

⑩ スピンエコー法とグラディエントエコー法

　スピンエコー法は, RFパルスをかけプロトンを90度倒し静磁場に垂直な平面上で180度（収束：RF）パルスをかけて位相を揃わせた後, エコー信号を得る撮像法です（図7）. TR時間・TE時間を変えることでT1強調像, T2強調像, プロトン密度強調像などが得られます. ほかに傾斜磁場コイルの極性を反転させることで信号を収束する撮像法もあり, これをグラディエントエコー法といいます. TR時間・TE時間が短く設定でき, 励起パルスの角度を90度以下に設定することで, 撮像時間も短縮できます.

⑪ FLAIR 法 (画像)

　静磁場方向に180度パルス（反転パルス）をかけてT1回復を待ち，水成分がゼロのときに信号を収集する撮像法です．脳脊髄液には高分子な組織からの緩和の影響を受けない水分子を多く含んでいます．その水信号を抑制することで，脳室に接した部位近くの脳実質部分の梗塞病変や虚血病変などの検出を容易にします．ちなみに，同じように静磁場方向に180度パルスをかけて脂肪成分がゼロのときに信号収集し脂肪を抑制する撮像法はSTIR法です．

⑫ FSE 法

　Fast spin echo法の略で，1回のTR時間に複数の収束パルスをかけ複数回のエコーを得る撮像法です．撮像時間の短縮が図れますが，T2強調像では脂肪が高信号となります．

⑬ S/N (SNR)

　signal（信号）と noise（雑音）の比率を示します．S/Nが小さいとザラついた画像となります．雑音信号が多い（S/Nが小）と，組織の形状や輝度が評価できない画像となります．信号強度を評価するのに使います．

⑭ 加算回数

　1回の撮像では信号強度が小さく組織間の輝度差を観測できないときに，複数回の撮像を行います．その回数を加算回数といいます．撮像時間も延長します．

⑮ 誘導電流

　90度パルスをかけ静磁場に垂直な面上を回転する信号を受信コイルで観測したときにコイル内では電流が生じます．回転する信号は，受信コイルから見ると，磁石を出し入れしている状態と同じになります（図8）．コイル内には誘導電流が流れ，MR信号として収集します．

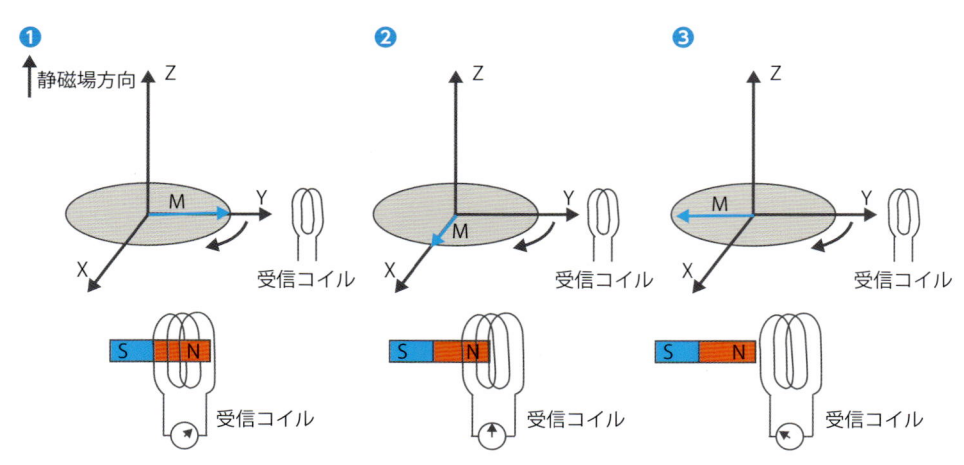

図8　誘導電流
磁気モーメント（M）が平面上を回転することで，1本の磁石をコイルに近づけたり遠ざけたりするのと同じ状態となり，受信コイルの中に電流が流れます（電磁誘導）．

3 特徴（何がわかるのか，何がわからないのか，表1）

1) T1強調像，T2強調像

表2には各撮像法での各組織の輝度を示します．

T1強調像は，TR：500〜600〔msec〕，TE：10〔msec〕程度です．図9aに膝のT1強調像を示します．T1強調像は，脂肪組織，脂肪を含んだ骨髄は高信号となり，解剖学的な構造を把握するのに有利です．筋組織は中程度の信号になります．関節軟骨（軟骨）は中〜低信号に，関節液は低信号になります．

T2強調像は，TR：4,000〔msec〕程度，TE：100〔msec〕前後です（図9b）．水を含んだ組織ほど高信号になります（図9b）．筋組織や軟骨は中〜低信号になります．関節液は高信号になります．図10は膝の関節面を拡大した画像です．T2強調像では関節軟骨と関節液の分離

表1 見たい所見とその検査法

見たい所見	行う検査
関節部位の損傷	主に単純検査のみ．損傷による炎症があればT2強調像で中〜高信号な部位を検出．関節近傍の骨の挫傷はT1強調像で低信号，T2強調像では高信号（脂肪抑制併用）．関節軟骨の損傷はT2*画像（脂肪抑制か水励起法）で検出．撮像方向も矢状断，冠状断，水平断の3方向を撮像．
滑膜病変	関節包内の滑膜細胞の増殖の程度を判断するのに造影検査を実施．関節リウマチなどの症例では，単純検査で骨への炎症の範囲を見るために使用し，T1強調像や脂肪抑制のT2強調像を撮像しその後に造影検査を実施．造影は脂肪抑制のT1強調像で撮像．
腫瘍性病変	腫瘍性病変の場合，T1・T2強調像を撮像後，腫瘍の伸展範囲を見るには広いFOVのSTIR法を撮像（中〜高信号），囊胞性のものなのか（脂肪抑制T2強調像で高信号），血液成分が含まれているのか（新鮮な血液であれば脂肪抑制T1強調像で高信号）などを判定．造影検査では栄養血管などの同定や周囲組織への浸潤などをみる．主にT1強調系の脂肪抑制で撮像．

表2 各強調像での輝度

	T1強調像	T2強調像	T2*強調像	プロトン強調像
靭帯，腱板，半月板	低信号	低信号	低信号	低信号
筋肉，関節軟骨	低〜中程度	低〜中程度	高信号	中程度
関節液	低〜中程度	高信号	高信号	中程度
骨皮質	低信号	低信号	低信号	低信号
骨髄	高信号	高信号	低信号	中〜高信号
見かたのポイント	・水成分は低信号となる． ・骨折や骨挫傷が骨髄の高信号のなかに低信号として良好に描出される． ・脂肪や新鮮な血腫は高信号となる． ・水成分が低信号となるので関節液と関節軟骨部分との区別がつきにくい． ・マジックアングルアーチファクトが出現する．	・水成分が高信号となる． ・炎症や損傷による漏出液は高信号として描出される． ・水励起法付加で関節軟骨部分の描出に最適． ・脂肪が高信号になるので脂肪抑制を付加する場合もある．	・水成分が高信号に強調されるので半月板や靭帯内の損傷部分が高信号に描出される． ・関節軟骨も高信号に描出される． ・脂肪抑制付加で骨挫傷部分が高信号に検出できる． ・マジックアングルアーチファクトが出現する．	・信号強度が高く，T1・T2緩和の影響を受けない． ・脂肪抑制のプロトン密度強調像は骨挫傷・靭帯・線維軟骨（半月板）の損傷の検出に最適． ・マジックアングルアーチファクトが出現する．

全画像で低信号の組織は水成分（プロトン）が少ないです．骨髄でT1，T2とも高信号は，脂肪組織を含んでいる場合が多いです（T2の場合はFSE法で脂肪が高信号になります）．

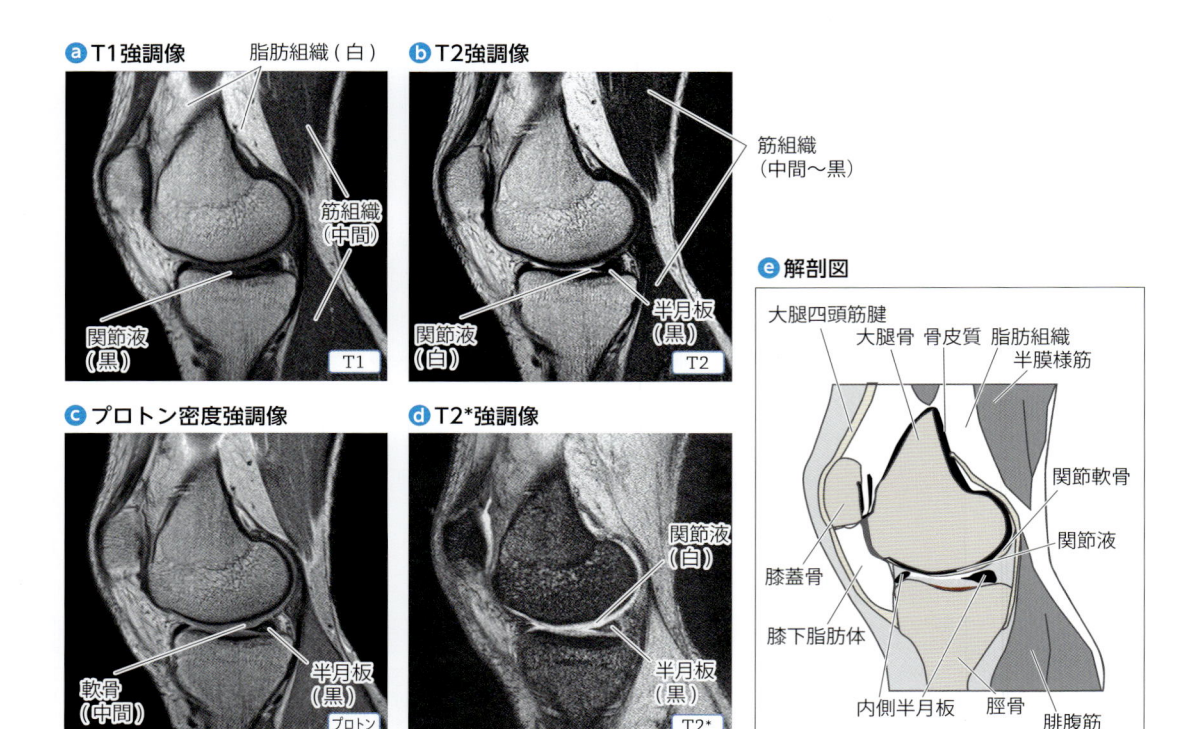

図9 膝関節のMRI画像（正常像）

が良好に描出されています（**図10b**）．正常な靱帯，腱板，半月板などは水成分がないので低信号になります．運動器のMRI検査では靱帯，腱板や軟骨などが検査対象となります．T1強調像やT2強調像では緩和曲線（**図6**）の傾斜に基づく輝度で表示されます．軟骨内の水分子は高分子の組織が近くにあり，エネルギーを吸収されやすいプロトンが存在する軟骨では緩和時間が短くなることが予測されます．軟骨内の水成分に注目するとT1強調像では低信号だったのが高信号寄り（中程度の信号）に，T2強調像では高信号だったのが低信号寄りになると考えられます．軟骨を含め関節腔内のT1強調像やT2強調像ではよく似た信号となり組織間のコントラストが判別しにくい画像となります（**図9a，b**）．それゆえ軟骨，靱帯や腱板を判別するにはT1・T2緩和の影響が少ない画像が必要となります．

2) プロトン密度強調像

プロトン密度強調像は，プロトンが存在する量を画像に反映しているので高分子からの緩和に影響されにくい画像となり，軟骨と半月板との評価が容易となります（**図9c，図10c**）．

3) T2*強調像

図9d，図10dは**T2***（ティーツースター）**強調像**です．T2強調像は，プロトンの横緩和の減衰のみを反映させた画像ですが，T2*強調像はT2緩和（減衰）に外部磁場の不均一性（乱れ）の影響も含めた画像です．T2*減衰はT2減衰より早く無信号になります．T2*強調像の撮像法は前述で説明した撮像法（SE法）と異なりGRE法を使います．1回のエコー信号ではS/N

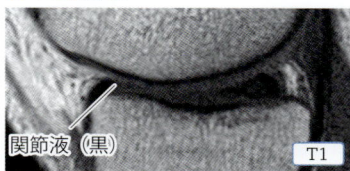
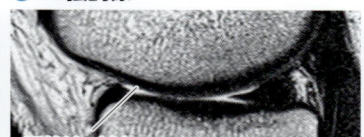
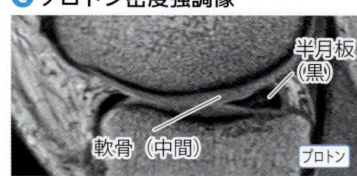
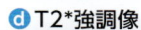
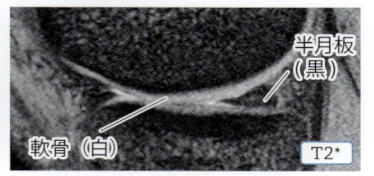

ⓐ T1強調像

関節液（黒）　T1

ⓑ T2強調像

関節液（白）　T2

ⓒ プロトン密度強調像

半月板（黒）

軟骨（中間）　プロトン

ⓓ T2*強調像

半月板（黒）

軟骨（白）　T2*

ⓔ 解剖図

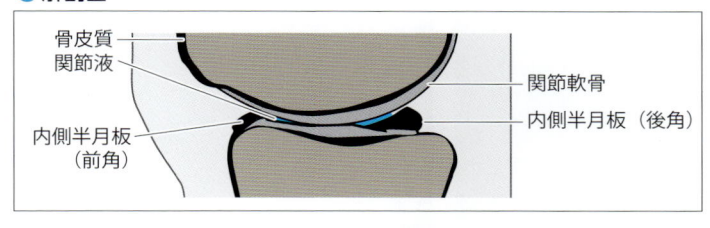

骨皮質
関節液
内側半月板（前角）
関節軟骨
内側半月板（後角）

図10　膝関節部の拡大MRI画像（正常像）

が低く水の信号も低いので複数回のエコーを収集し合成することで軟部組織や軟骨のコントラストがよい画像となります．

　T2*強調像では，水を高信号に強調する画像となります（**図10d**）．T2*強調像の輝度は，ほかの3画像に比較して軟骨部分が高信号になります．半月板は水成分がほとんどない組織なので低信号になりますが，T2*強調像では半月板が損傷し，少しでも炎症や変性があれば，そのなかに高信号を呈する画像となります．

4) 脂肪抑制法

　MRIでは各撮像法に付加して脂肪抑制法を使います．T1強調像では早期の出血や血腫などはT1緩和に影響して緩和時間が短くなり高信号を呈する画像となります．脂肪抑制法では，この高信号の部分が脂肪成分か血液成分かの判定に使います．T2強調像では現在は撮像時間の短縮のため高速撮像法を使いますが，1回のTR時間に信号収集のための180度パルスを複数回照射して，それごとに信号を収集します．その影響で脂肪信号が落ちきれなくなり高信号として表示されます．そこで，T2強調像は脂肪成分を抑制することで脂肪か，水成分や体液を含む嚢胞成分かの判定に使います．

　脂肪抑制法には**表3**のものがあります．

表3　脂肪抑制法

方法	長所	短所
STIR法（緩和時間の差を利用：STIR-T2強調像）	磁場不均一の影響がなく均一に脂肪を抑制できる．大きな撮像範囲，体の形状が不均一などに影響されない，脊椎・上下肢，頸部などの部位に使われる．	脂肪と同じT1緩和時間の組織も同様に信号抑制がかかる．全体的にS/Nが低下するので，加算回数を増やすため，撮影時間がかかる．
CHESS法（共鳴周波数の差を利用）	S/Nの低下を起こすことなく脂肪抑制が可能．	磁場の不均一の影響を受けやすく，抑制ムラが画像上に出る（図11）．
水と脂肪の位相差を利用する方法	脂肪と水が同量で含まれる境界面の判断に適する．	—
水を選択的に励起する方法	水を選択的に励起するため，脂肪による抑制ムラが少なくなる．膝関節や肩関節にも使用される（図12）．	撮像時間の延長

ⓐ STIR-T2強調像

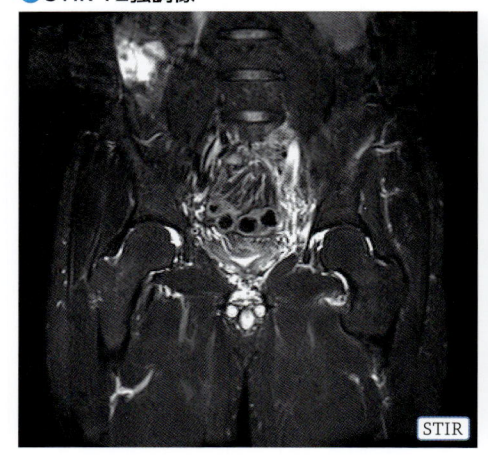

ⓑ 脂肪抑制T1強調像（CHESS法）

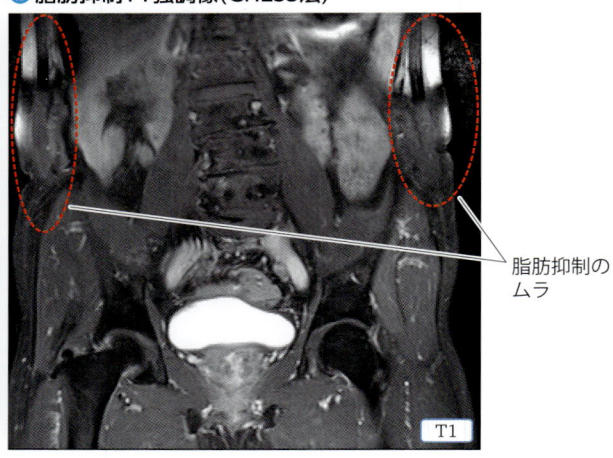

脂肪抑制のムラ

図11　脂肪抑制法

a）STIR法では骨の骨髄部分まで脂肪抑制されています．
b）CHESS法では両腹壁付近の脂肪抑制のムラが目立ちます（ガドリニウム造影剤により膀胱部分が高信号になっています）．

ⓐ T2強調像

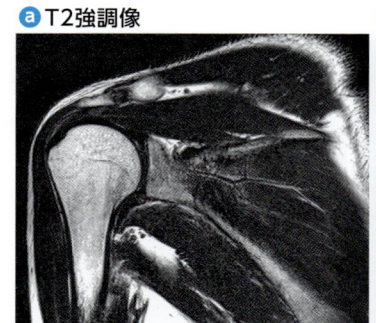

ⓑ 水励起T2*強調像

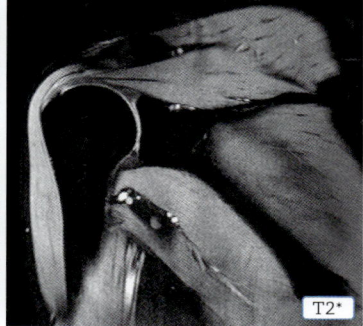

ⓒ 解剖図

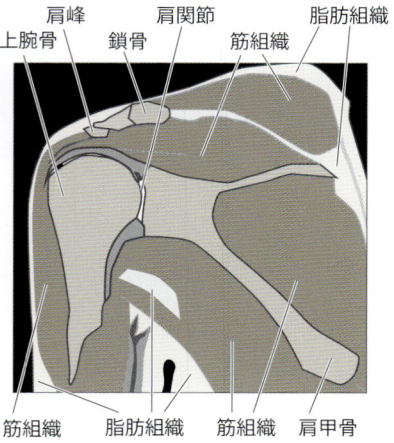

肩峰　肩関節　脂肪組織
上腕骨　鎖骨　筋組織

筋組織　脂肪組織　筋組織　肩甲骨

ⓓ 斜位冠状断

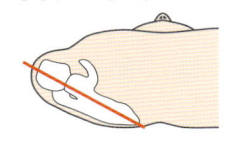

図12　肩関節斜位冠状断（正常像）

4 どうやって見ればよいのか（並びを見よ！ 形を見よ！）

1) 見かたのコツ

病的疾患が起こると形態や，各撮像法の画像にコントラストの変化が生じます．まずは正常なMRIの組織の形状や，各撮像法での組織のコントラストを見慣れておくことがMRIを理解するうえで大切なこととなります．退行変性により水分が減少すること，逆に炎症により水分が増加することも理解しておきましょう．例えば，正常な脊椎の場合，T2強調像では椎間板は中〜高信号となります（図13b）．椎間板が変性して髄核やそれをとりまく線維輪が破綻すると，椎体間が狭小化し椎間板が後方の脊柱管を圧迫するため，高信号だった椎間板が中〜低信号になります．椎体の場合では，一部がT1強調像で低信号化しT2強調像ではより中〜高信号になることで，骨折や炎症の所見を呈する画像になります．

2) アーチファクト

MRI画像においてもCT画像同様にアーチファクト（偽像）があります．撮像空間を電磁波の周波数で位置情報を決めて電気的に収集しているので，静磁場の均一性を崩すような物質があると，その部分が無信号化や，組織の形状が歪み周囲が高信号を呈する画像となります．MRI画像でのアーチファクトでよく見かける代表例を表4にあげます．

3) 異常の見つけかた

MRIの場合，撮像条件を考えてからでないとどの部分が異常なのか答えは出ません．異常な部位を見つける前に撮像画像名（シーケンス名）を考えます．それほどシーケンスごとに画像の見えかたが違ってきます．撮像画像と対応した正常組織のコントラストを理解しておくことは重要です．見慣れてくると撮像条件を見なくても画像の区別ができるようになります．そのためには正常組織のコントラストを覚えておくことです．MRI画像を見分けるうえでの大きな

ⓐ T1強調像

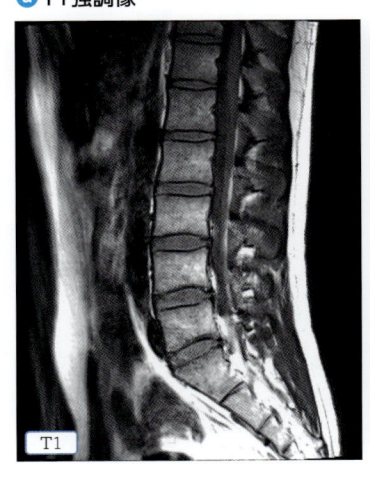

ⓑ T2強調像

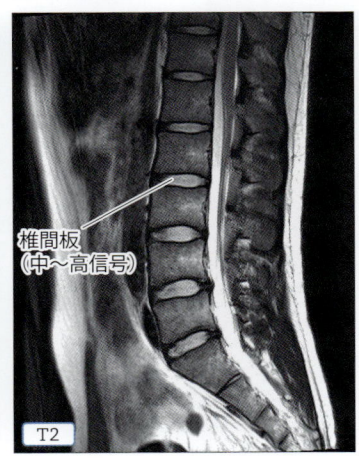

椎間板
（中〜高信号）

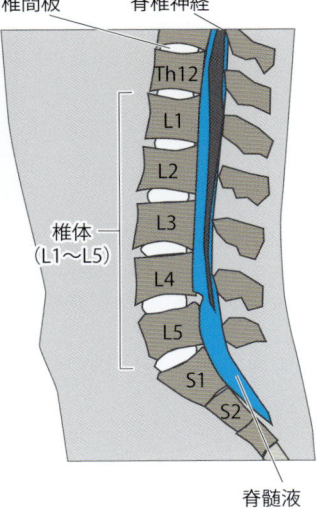

図13 腰椎のMRI画像

表4　アーチファクトとその特徴

種類	特徴
金属アーチファクト（MR 対応チタンなど，図14）	金属部分の周辺部も画像の歪みが出現し，黒く表示される．撮像断面方向によってはスライス方向に歪んだ画像として表示される．
化学シフトアーチファクト（図15）	脂肪成分と水成分のプロトンにおいて，脂肪のプロトン共鳴周波数が低周波数寄りに変化する．
魔法角アーチファクト（図16）	静磁場方向に対して55度前後にある，本来無信号の靭帯や腱などの一部分が高信号になる．
血流によるアーチファクト（図17）	同一撮像内に血管があると撮像方向によっては血管の拍動によるゴーストが画像上に出現することがある．
体動によるアーチファクト	患者が体を動かすことで画像にボケが生じる．痛みをできるだけ軽減するような体位で検査を実施することも大事．

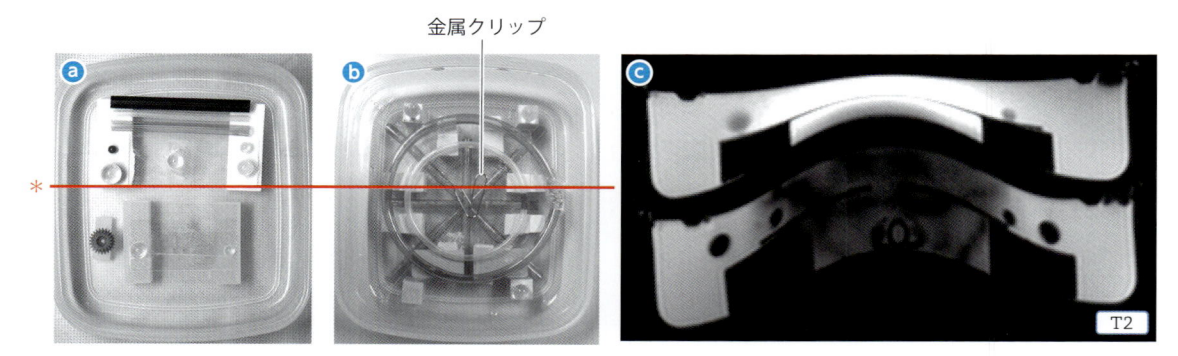

図14　金属アーチファクト

bの模型の中に金属クリップを入れます．bの模型の上にaを重ね，a，b模型の中に中性洗剤を入れてT2強調像（水が高信号）で撮像しました．
cは＊の断面の画像．中心部分の画像が上下に歪んでいます．

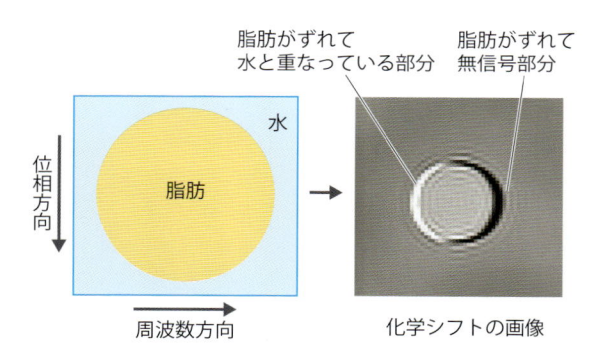

図15　化学シフトアーチファクト

脂肪分子を取り巻く電子の影響で脂肪内のプロトンの共鳴周波数が低くなり脂肪と水との輪郭が重なりません．

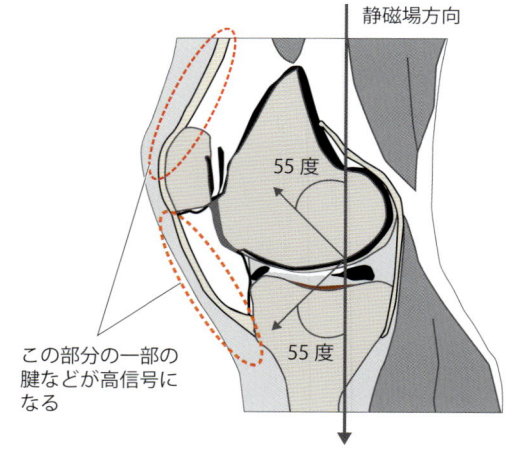

図16　魔法角アーチファクト（マジックアングル）

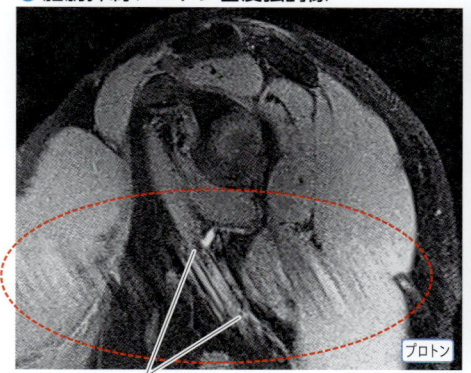

ⓐ 脂肪抑制プロトン密度強調像　　**ⓑ T1強調像**

この血流部分が原因

図17　血流によるアーチファクト
a) 血管の流れの影響によるアーチファクト（⬭）．
b) 目立ちませんが脂肪組織上にも血流によるアーチファクト（⬭）が出現しています．

違いは水が低信号か高信号になるかです．水がある場所は，骨盤内だと膀胱ですし，腹部だと何らか原因で拡張した胆嚢や総胆管や膵管，また腎盂や脊髄液などです．頭蓋内では脳室内の脊髄液です．運動器の画像ではMRI原理の基本である「プロトンのない組織は信号がない」ことも同様の意味です．急がば回れ，まずは画像の隅に書かれている撮像名，撮像条件などを参考にして画像を比較しながら，組織のコントラストを見慣れていくことです．その臓器の構造と生理学的な役割や特徴にも注意して，画像断面の連続性にも注意しながら手前から奥の方向に，またその逆方向に画像断面を何度も繰り返しめくりながらコントラストに注意して観察することが大切です．PTの方，これからPTを目指す方，MRI画像は奥が深いですが，正常や異常の区別がつく程度に見慣れてくると医療画像により興味が湧いてきます．そうなったらしめたものです．

　最後に，画像提供に御協力をいただきました，大阪府立成人病センター（現 大阪国際がんセンター）MR室一同様に深く感謝いたします．

■ **参考文献**

1）「決定版 MRI 完全解説 第2版」（荒木 力／著），学研メディカル秀潤社，2014

2）「膝MRI 第2版」（新津 守／著），医学書院，2009

3）「MR用語解説集・コンパクト新版」（日本磁気共鳴医学会用語委員会／編），インナービジョン，2010

§3　MRI

2　医師は何を見ているのか

田村裕一

Summary

● 撮影条件の異なるMRI画像の病変部の輝度変化に注意しましょう.

● 筋組織の萎縮や変性（脂肪変性）に注意しましょう.

● 病変部とは異なる部位にある無症候性のMRI画像所見にも注意しましょう.

1　なぜこの画像をオーダーするのか？

　MRIは，軟部組織損傷，X線画像で骨折の診断が難しい転位のない骨折が疑われる場合，腫瘍性病変や感染性病変が疑われる場合，腰部脊柱管狭窄症・椎間板ヘルニアや脊髄症といった脊椎脊髄病疾患が疑われる場合に依頼します．一般的に骨組織の異常よりも軟部組織の異常を調べるために利用されます．

2　医師が注意して見ているところ

　MRIは一般に骨組織よりも軟部組織の描出に優れており，運動器疾患では主に**関節・骨髄・筋組織・神経**の状態を調べるために利用します．まずはじめに医師は，異なる撮像条件で病変部の見えかたがどのように異なるか（**輝度変化**）に注目します（図1）．つまり，いろいろな撮影条件（T1強調，T2強調，STIRなど）の画像において，病変部の輝度変化を観察し，その部分の性状が出血などによるものなのか，関節水腫[※1]のような水分を多く含むものなのか，あるいは充実性[※2]の腫瘍病変なのかを判断します．

　運動器疾患の診療では，脊椎疾患・感染性病変・腫瘍性病変・スポーツ外傷などでMRI画像を多く利用し，診断の難しい骨折（転位のない骨折）にも利用されます．

　脊椎のMRI画像においては，椎間板の変性や形状の変化，神経への圧迫所見，椎体内の骨髄の変化，椎間関節の変形や関節水腫の有無，椎骨周辺の筋萎縮，筋肉内の炎症や血腫の有無，脊柱管内の靭帯肥厚[※3]や靭帯骨化の有無などに注意します（図2）．例えば椎体骨折の場合，X線画像では形状の変化がほとんど見られない初期の骨折などでは，輝度変化や病変部の広がりに注意します．腰痛などの症状がある場合，椎間板や椎間関節の変性変化，関節水腫の存在，傍脊柱筋の萎縮の有無にも注意します．

※1　関節水腫：関節腔内に液性浸出液が溜まっている状態．いわゆる関節に水が溜まること．
※2　充実性：固形の成分で構成されている状態のこと．
※3　靭帯肥厚：靭帯組織が腫瘍形成によらず肥大すること．

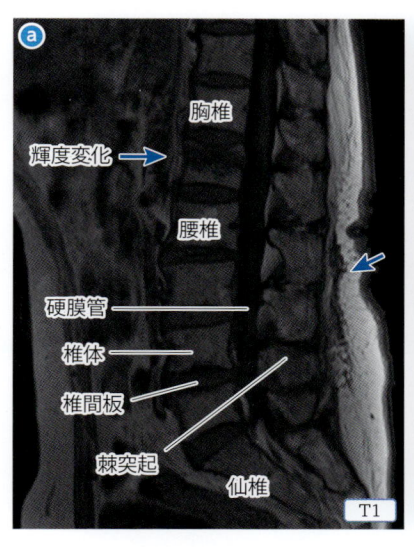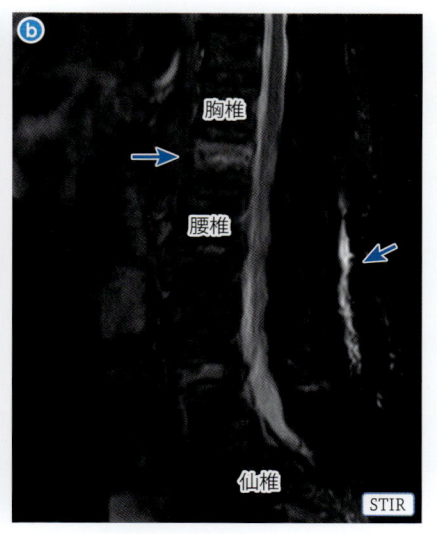

図1 第1腰椎圧迫骨折のMRI画像
第1腰椎椎体内と背部に輝度変化（➡）が見られます．

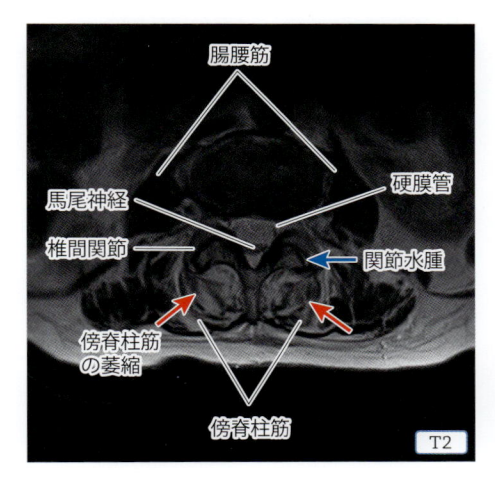

図2 腰椎MRI画像水平断
左椎間関節に軽度の関節水腫が見られます（➡）．両側
の傍脊柱筋の萎縮見られます（➡）．この画像では，脊
柱管狭窄や椎間板膨隆は見られません．

　関節のMRI画像では，靭帯や半月板などの軟部組織損傷や形状の異常，骨挫傷[4]や骨壊死[5]の有無，関節液の貯留状態などに注意します．

　初期の大腿骨頸部骨折などで，X線画像やCT画像で転位や骨折線が明らかではないが骨折が疑われる場合にMRIを使用することで骨折の診断に至る場合もあります．

　では以下に運動器MRI画像を見る際に注意しているポイントを示します．

- 関節の状態（靭帯・半月板や関節液の貯留はどうか？）
- 骨髄の状態（浮腫・出血・壊死病変や腫瘍性病変はないか？ 骨折はないか？）

※4 骨挫傷：外傷などより受ける外力で骨の内部が損傷を受けること．骨折とは異なる．
※5 骨壊死：血流障害により骨および骨髄が壊死に陥ること．症候性と特発性があり，大腿骨頭・上腕骨頭などに好発する．

- 神経の状態（脊柱管狭窄[※6]，椎間孔狭小化[※7]などがないか？）
- 筋組織の状態（変性や萎縮はどうか？ 血腫，膿瘍[※8]，石灰化[※9]巣，腫瘍性病変はないか？）
- 骨組織の周辺臓器の状態

3 セラピストに何に気づいて報告してほしいのか？

　運動器MRI画像においてセラピストに注目してもらいたい部分は，**筋組織・軟部組織の状態**です．リハビリを行っていくうえで，筋萎縮がどの程度あるのか，どの部位にあるのか，筋肉内出血や血腫はないのかを把握し，日々の治療に活用すること大切です．また，撮像されている運動器MRI画像全体をよく観察して，今のところ無症状ですが画像変化を示している部分を把握しておくことも大切です．

　脊椎MRI画像などにおける椎間板の膨隆や変性変化，脊柱管や椎間孔狭窄，椎間関節水腫や関節周囲の骨嚢胞形成などがリハビリを行っていく途中で腰痛や下肢痛に関係してくることがあります．このような場合には，積極的に主治医へ報告し，リハビリプランの変更を検討していくことも大切です．

[※6]　脊柱管狭窄：脊柱管が，靭帯の肥厚・関節の変性・椎間板の膨隆などにより狭くなること．先天的に脊柱管が狭い，発育性脊柱管狭窄とよばれるものもある．

[※7]　椎間孔狭小化：椎間孔が周辺組織の変性により，骨棘・靭帯肥厚・椎間板膨隆などにより狭くなること．

[※8]　膿瘍：急性あるいは慢性の限局性感染にみられる膿の限局性集積のこと．

[※9]　石灰化：生理的または病的に生体内の組織内にCa塩類が沈着すること．

§4　エコー

1　エコーの基本

工藤慎太郎

Summary

- 超音波エコーは超音波の組織への反射から，身体の構造と機能をみる装置です．
- 筋肉は黒く，結合組織は白く映ります．
- 水分が多いと黒く映ります．
- ドプラは血流を確認します．
- エラストグラフィーモードは組織の硬さを反映します．
- エコーの動態評価で深層筋の機能が推測できます．

1　基礎理論

1) 超音波エコーとは

　ヒトの聞こえる音の周波数域は，20 Hz〜20 KHz といわれています．超音波エコーで用いられる周波数は通常 2 MHz 以上の高い周波数であり，ヒトが聞こえる音波を超えています．そのため，超音波とよばれます．

　体育館とグラウンドのような場所で声を出したときに同じような大きさで声を出しても，グラウンドでは声が通らない経験はないでしょうか？ 音（音波）は空気を伝わって（伝播），空気とは異なる壁に当たると，壁の表面（境界面）で反射し，エコーとして戻ってきます．この戻ってきたエコーをわれわれは音として聞いています．グラウンドのような広い場所では音が反射してエコーとして戻ってきにくいため，音が聞きとりにくくなります．

2) 音響インピーダンス

　超音波エコーでは，超音波を生体内に伝播させ，組織の硬度の違う部位（境界面）で反射して戻ってくるエコーの情報から，画像を作成しています．つまり境界面で反射して返ってくるエコーの大きさ（大きいほど強く反射している）と時間（早いほど，伝播する距離が浅い）により，画像の白・黒と深さが決定します．そのため，生体内において，反射の起こりやすい組織を知る必要があります．反射の起こりやすさは**音響インピーダンス**の差が影響します．音響インピーダンスとは物質がそれぞれもっている音の伝播特性を表す数値です（表1）．各組織の音響インピーダンスの差が大きいほど，反射が起こりやすくなります．

表1　生体組織の音響インピーダンス

組織	音響インピーダンス
水	1.50
血液	1.62
脂肪	1.35
筋	1.68
骨（頭蓋骨）	7.80

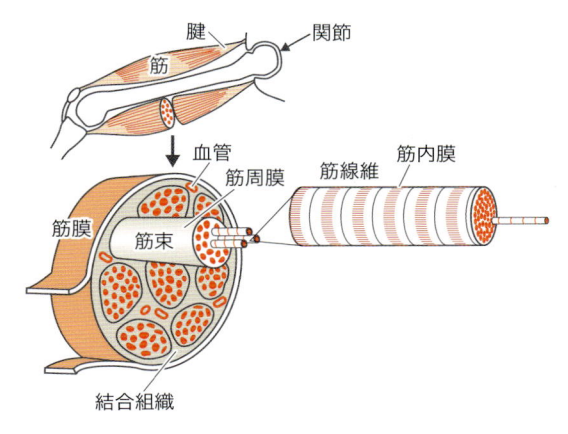

図1　筋組織

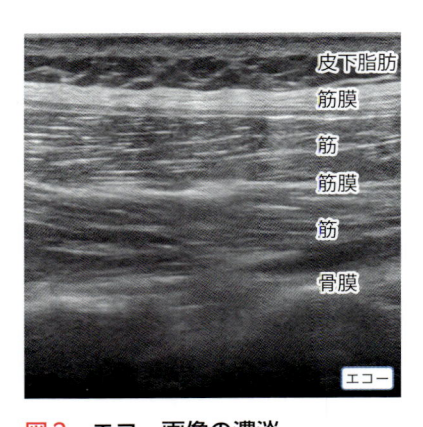

図2　エコー画像の濃淡
皮下脂肪は暗く（黒く），筋膜や骨膜など結合
組織の多い組織は明るく（白く）映ります．

　例えば筋は1.68，骨は7.8程度の音響インピーダンスが生じ，筋と骨の境界面には6.12という大きな音響インピーダンスをもっているため，骨と筋の境界線は高い輝度で映ります．

　また筋組織を考えると，筋線維（muscle fiber）は筋周膜とよばれる結合組織に覆われ，筋束（fiber bundle）を構成します（図1）．さらに筋束が集まり，筋上膜や筋膜とよばれる結合組織に覆われます．この結合組織は主に，細胞外基質（細胞外マトリックス）とよばれるゲル状の物質（水分）と，細胞外線維とよばれる線維とこれらを生成する細胞からなります．この細胞外線維の最もよく知られているものが膠原線維です．骨の表面を覆う骨膜と筋膜はともに結合組織であり，膠原線維の密度は異なりますが，基本的な構成は同じです．そのため，筋膜と筋実質の境界面も音響インピーダンスの差が生まれ，反射が起こりやすくなります．筋実質内においても筋線維と筋周膜の間で反射が起こり，筋線維束は白く映ることになります（図2）．

　また境界面が広く，滑らかなほど，反射が起こりやすくなります．運動器では筋や骨に加えて，靭帯や神経，血管を観察します．いずれの組織も表面は結合組織性の被膜に覆われますので，エコー画像は構造物を白く輪郭してくれています．

2　用語を覚えよう

1) 周波数

　周波数とは1秒間に発生する信号（音波）の数です．周波数が高いほど，表層の描出に優れ，周波数が低いほど深層の描出に優れています．周波数はプローブによっておおむね決まっており，運動器では，10 MHz以上の**高周波プローブ**を使用していることが多いです．

2) プローブ

　プローブにはいくつかの種類があり，撮影対象によりプローブを使い分ける必要があります．運動器では，リニア（直線型）プローブ，コンベックス（曲線型）プローブを使用することが多いです（図3）．**リニアプローブ**は周波数帯が10 MHz以上の周波数体のものが多く，体表

ⓐ リニアプローブ（表層用）

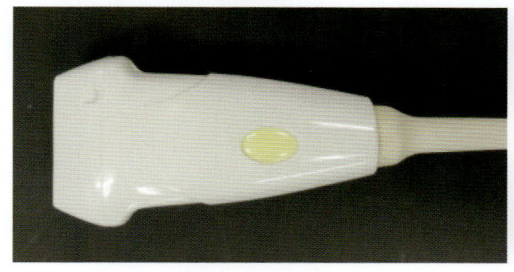

ⓑ コンベックスプローブ（深層用）

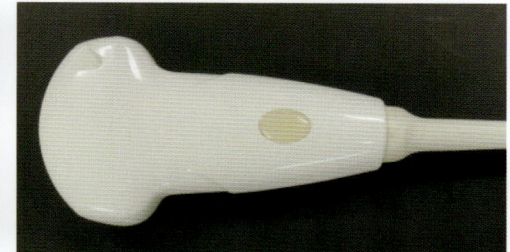

図3　プローブラインナップ

ⓐ リニアプローブ像

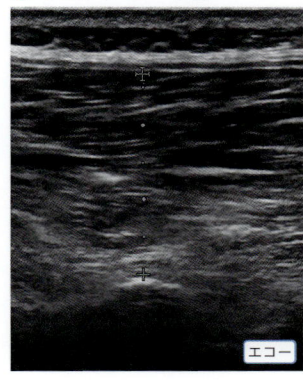

ⓑ コンベックスプローブ像

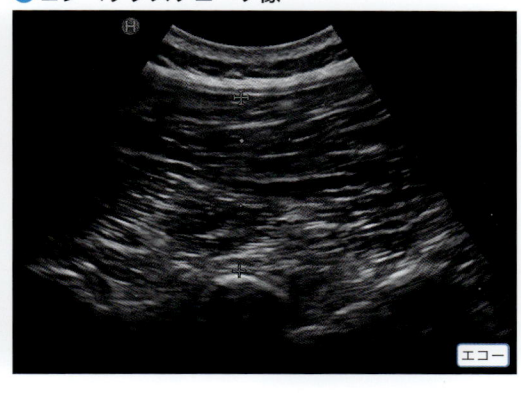

図4　リニアプローブ
　　　とコンベックス
　　　プローブの違い

多裂筋のエコー像.

から3〜5cm程度までの深さに存在している組織を見るのに適しています（**図4a**）. **コンベックスプローブ**は周波数帯がプローブによって異なりますが，リニアプローブより一般的に周波数が低く，5〜10cm程度までの深さの部分が確認できます. 肩関節や股関節はコンベックスプローブの方がきれいに確認できることが多いです（**図4b**）. また，大腿部や腰部の筋収縮を確認するときもコンベックスプローブの方が見えることもあります.

3) 走査

エコー画像を撮影するために，プローブの位置や向き，角度を変えることを**走査**とよびます.

長軸走査：撮影対象もしくは撮影部位の長軸に沿ってプローブを当てる走査（**図5**）
短軸走査：撮影対象もしくは撮影部位の短軸に沿ってプローブを当てる走査（**図6**）

筋や腱の**断裂部位**などを見る場合には撮影対象に対する長軸走査で走査した方が断裂部位は確認しやすくなります. また筋や腱の**形態**や筋間の**滑動性**などを確認する場合には短軸走査の方が確認しやすいこともあります. そのため，長軸走査と短軸走査を組合わせて検査していくことが多いです.

4) モード

超音波エコーの撮影にはいくつかのモードがあります. それぞれのモードの特徴は**表2**の通りです.

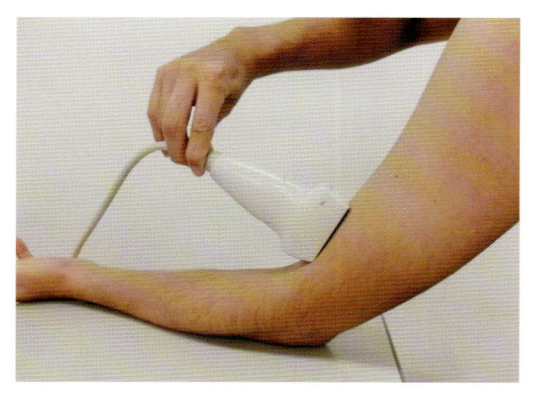

図5 長軸走査
上腕の長軸に平行にプローブを当てています.

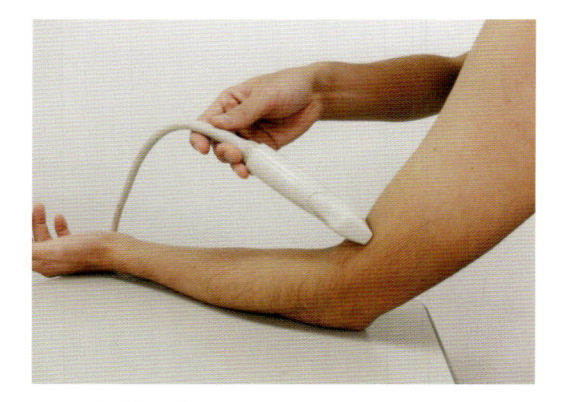

図6 短軸走査
上腕の長軸に垂直にプローブを当てています.

表2 各モードとその特徴

モード	特徴
Bモード (Brightness)	組織の形態を輝度（白黒）で表現します. 形を見るのに適しています. 関節運動や筋収縮による形態変化もBモードで動画記録できます.
Mモード (Motion)	組織の厚みの変化などの動きを観察するのに適しています.
カラードプラモード	血流の有無や流速を計測できます（図7）.
エラストグラフィーモード	組織の硬さを計測できます（図8）.

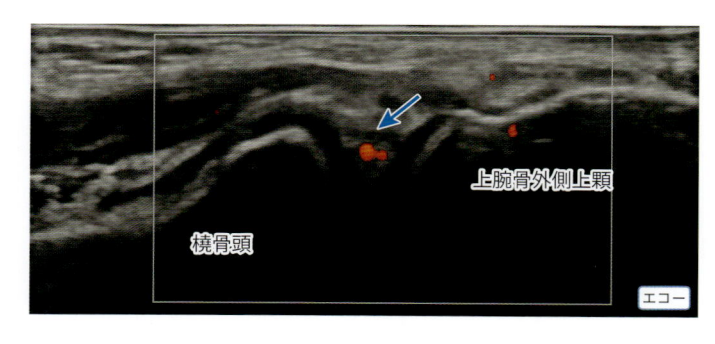

図7 カラードプラモード
カラードプラモードでの肘滑膜ヒダ（➡）の観察.
赤い血流が滑膜ヒダ内に認められ，炎症が疑われます.

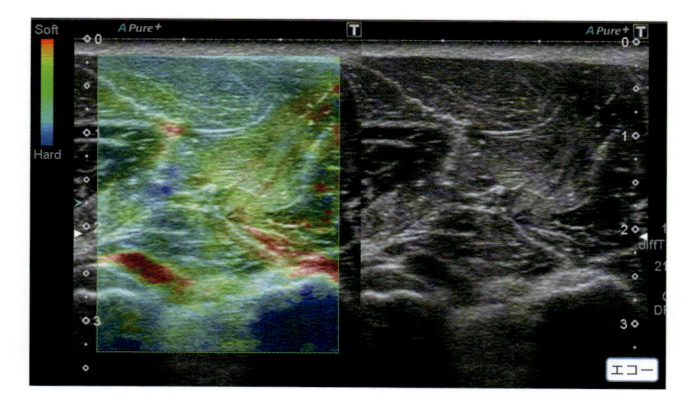

図8 エラストグラフィーモード
前腕屈筋群のエラストグラフィー像（左）と同部位のBモード画像（右）. 赤いほど柔らかく，青に近いほど硬いことを示します.

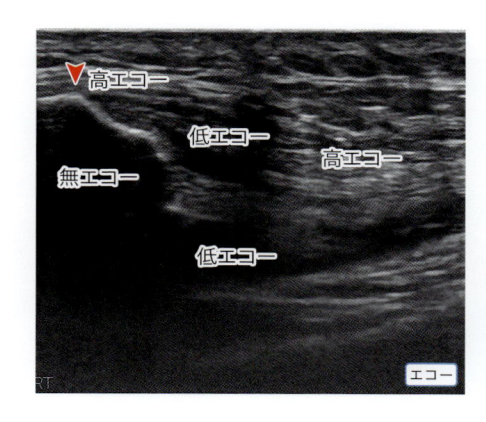

図9　エコーレベル

黒い部分を低エコー，白い部分を高エコーとよびます．骨膜（▶）は線状の高エコーに写り，その深層は超音波が届かない（骨膜で反射される）ため無エコーとなります．

5) エコーレベル（図9）

Bモードで生体組織から得られたエコーの輝度をあらわす用語をエコーレベルといいます．

> **無エコー**：周囲に比べて何も映っていないように，真っ黒に映っている状態
> **低エコー**：周囲に比べて暗く（黒く）映っている状態
> **等エコー**：周囲と同等程度の明るさ（白さ）で映っている状態
> **高エコー**：周囲と比べて明るく（白く）映っている状態

3 特徴（何がわかるのか，何がわからないのか）

　超音波エコーは技術革新により，筋や靭帯・腱，骨・神経，血管などのほぼすべての運動器が観察可能です．プローブを当てるだけで，ほぼ**無侵襲**に，運動器のエコー画像が**リアルタイム**にモニターに描出されます．またX線やCTとは異なり，放射線被曝もないため，何度でも撮り直しが可能になります．しかし，リハビリ分野でエコーが他の画像モダリティーに勝る点は**動きが観察できる点**にあります．

　一方，いくつかの欠点も存在します．それは，痛みや機能障害の原因が把握しきれていない場合などは病変を**見落としてしまう可能性がある**ことです．MRIは患者が特に訴えていないような微細な損傷を見つけることができますが，超音波エコーはプローブを当てたところ以外に病変があった場合に見逃してしまいます．また**定量的な評価も難しい**ことがあります．足関節捻挫後にエコーを当てると，前距腓靭帯の深層から腫脹が生じることがあります．それにより靭帯損傷があるということはわかりますが，それを数値で示すことが難しいのが現状です．

　以上の点をふまえて，超音波エコーは計測者の計測スキルや観察者の解剖学的知識の正確さにより，**判断に差が出てしまうこと**が問題になります（表3）．

表3　超音波エコーの利点と欠点

利点	欠点
・ほぼ無侵襲	・全体像が把握できない
・可搬性	・検査者のスキルに依存する
・リアルタイム性	・定量的評価が困難
・時間がかからない	
・動きが見れる	
・何度でも撮れる	

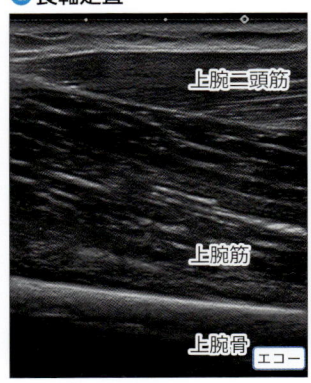

ⓐ 長軸走査

上腕二頭筋

上腕筋

上腕骨

エコー

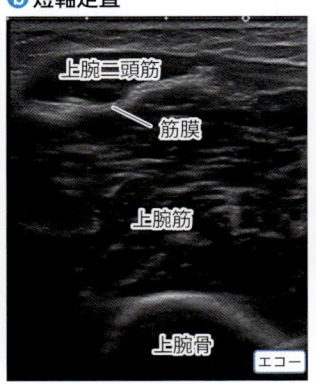

ⓑ 短軸走査

上腕二頭筋

筋膜

上腕筋

上腕骨

エコー

図10　筋組織の見えかた

a) 上腕筋の太い筋線維束（高エコー）が見えやすいです.
b) 上腕二頭筋を覆う筋膜（高エコー）が分かり，筋の形がわかりやすいです.

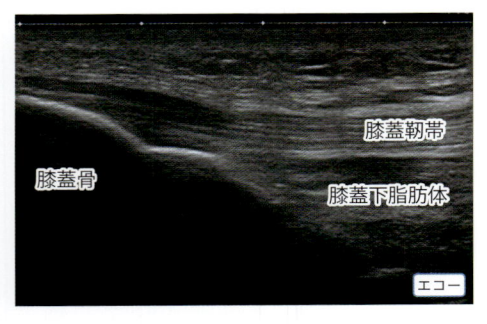

膝蓋骨

膝蓋靭帯

膝蓋下脂肪体

エコー

図11　靭帯・腱の見えかた

靭帯・腱は連続した線状高エコーの集積が見えます.

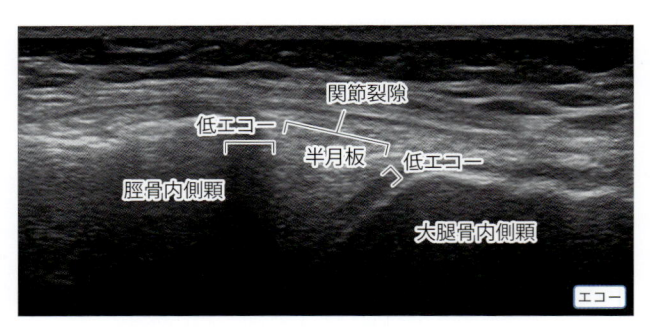

関節裂隙

低エコー

半月板

低エコー

脛骨内側顆

大腿骨内側顆

エコー

図12　骨・関節の見えかた

関節裂隙が確認でき，関節面には水分を多く含む軟骨があるため，低エコーになります.

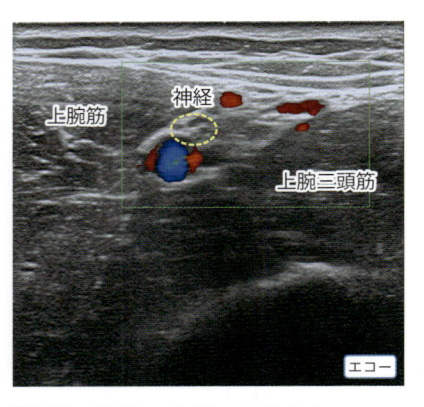

上腕筋

神経

上腕二頭筋

エコー

図13　神経・血管の見えかた

神経は血管と伴走します. 血管はドプラで色がつき，動脈が拍動しているためわかりやすくなっています. 血管の周囲で神経（◎）を認めます.

1) 各組織の見えかた

各組織をエコーで観察し，見えかたを確認してみましょう.

- 筋組織（図10）
- 靭帯・腱（図11）
- 骨・関節（図12）
- 神経・血管（図13）

4　どうやって見ればよいのか（並びを見よ！ 形を見よ！）

1) 筋萎縮（色）

筋萎縮は筋断面積や厚みのほかに，筋輝度で評価できます. 筋萎縮が生じると，筋内の脂肪や結合組織が増加するために，筋実質が**白っぽく**なります（図14）.

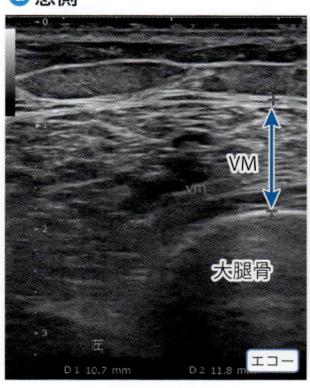
ⓐ 患側

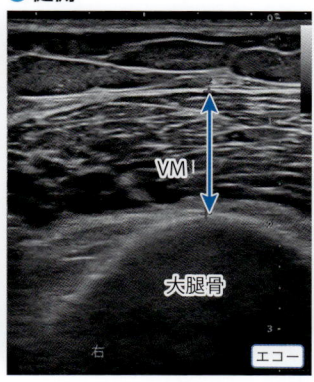
ⓑ 健側

図14　筋萎縮
患側は健側と比べ，内側広筋（VM）が高輝度になって，厚みも薄くなっています．

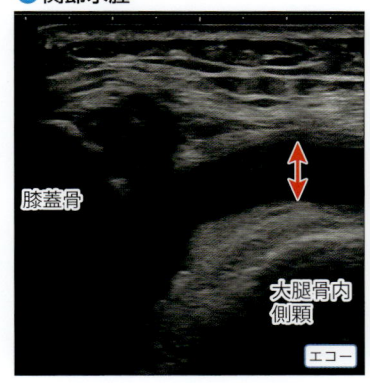
ⓐ 関節水腫

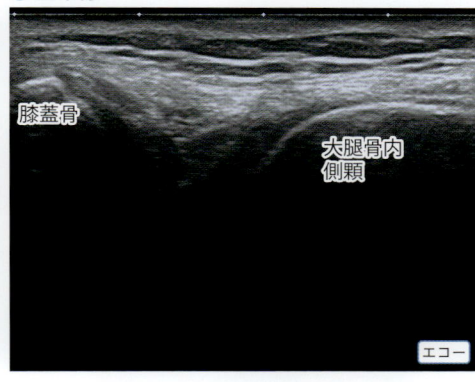
ⓑ 正常像

図15　関節水腫
a) 大腿内側顆と膝蓋骨の間に低エコー像（◆▶）を認めます．
b) 同部位の正常像．

2) 関節水腫（形）

　超音波エコーにおいて，水分は透過性が高いため，低エコーに写ります．正常の関節においても関節内には滑液が存在しますが，靭帯損傷や軟骨損傷において関節水腫が生じると，通常では確認できない範囲に**低エコー像**が確認できます（図15）．

3) 骨折（形，血流）

　超音波エコーにおいて，骨は線状の高エコーに骨膜が描出されます．正常の骨の形態をイメージしながら，線状高エコーの連続性を確認します（図16a，b）．

　さらに，骨が修復する際には，骨折部に血管が侵入するため，ドプラモードで血流の有無を確認します（図16c）．

4) 腱断裂・腱炎（形）

　筋線維束が筋内の高エコーとして確認できます．筋実質部の損傷がある場合には，高エコーの連続性が絶たれ，**低エコー**に映ることがあります（図17）．また腱炎がある症例では，腱を覆う腱鞘やパラテノンに水腫が生じる場合やドプラモードで**血流**が生じる場合があります（図18）．

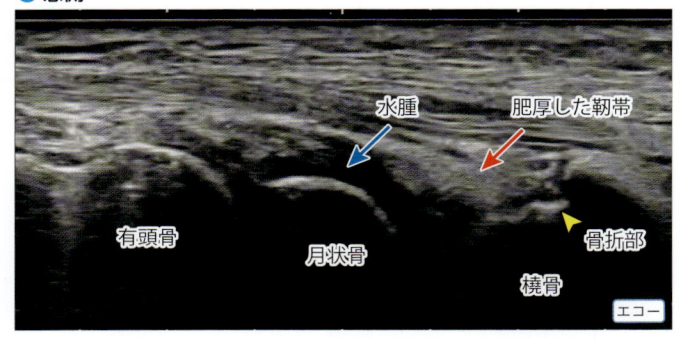

ⓐ 患側

水腫 / 肥厚した靭帯

有頭骨 / 月状骨 / 骨折部 / 橈骨

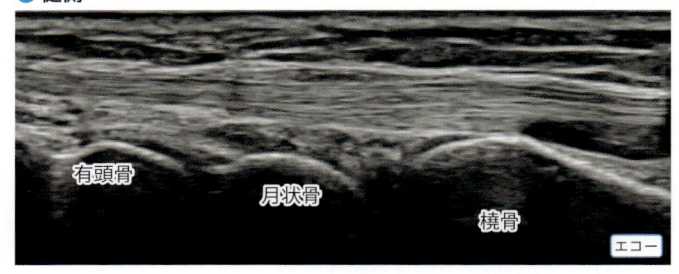

ⓑ 健側

有頭骨 / 月状骨 / 橈骨

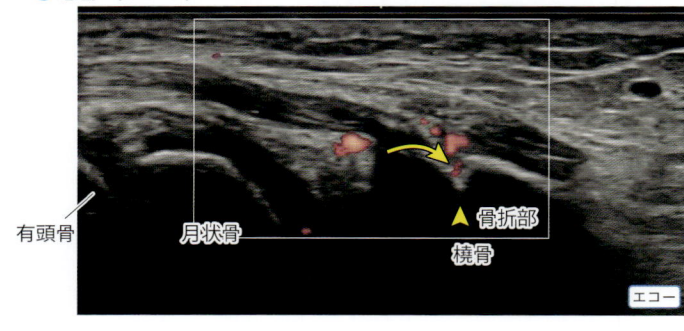

ⓒ 患部（ドプラ）

有頭骨 / 月状骨 / 骨折部 / 橈骨

図16　骨折

橈骨遠位端骨折の骨折部のエコー画像．
a) 患側では，橈骨の形状が不整です（▷）．また，背側橈骨手根関節の靭帯が肥厚（→），水腫を認めます（→）．
c) 骨折部のドプラ画像．骨折部（▷）へ血流（⇨）が入っているのがわかります．

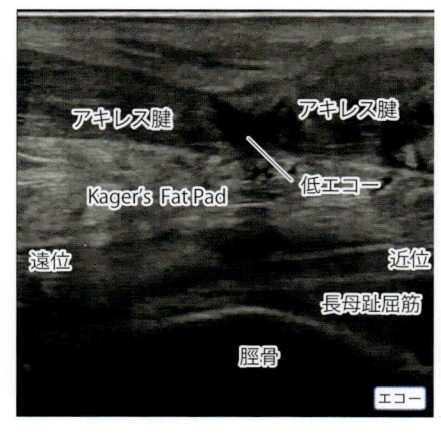

アキレス腱 / アキレス腱 / Kager's Fat Pad / 低エコー / 遠位 / 近位 / 長母趾屈筋 / 脛骨

図17　アキレス腱断裂

近位から遠位へ連続したアキレス腱部に低エコー像を認めます．

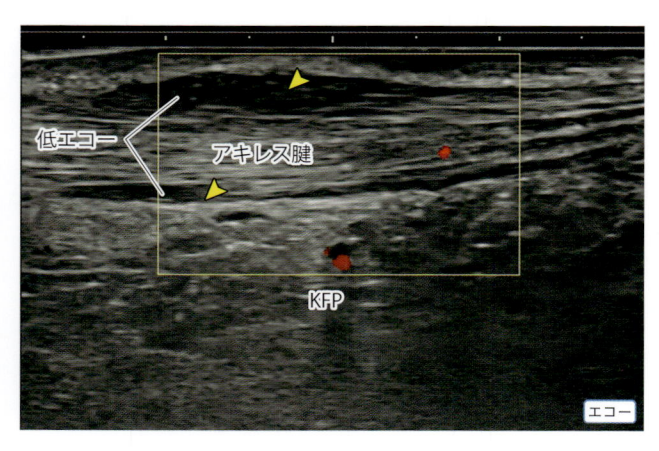

低エコー / アキレス腱 / KFP

図18　アキレス腱炎

アキレス腱の周囲に水腫と考えられる低エコー像（▷）を認め，ドプラモードで血流を認めます．

5) 末梢神経障害 (形)

　　神経が持続的に圧迫を受けると，偽神経腫が生じることがあります．そのような場合は左右の神経の太さや厚みを確認します（図19）.

6) 動態評価

　　超音波エコーは，MRIやCTと比較して，簡便に動かしながら撮影できる点が大きな利点です．ここではリハビリで問題になるものの，従来は評価しきれなかった筋や関節運動の検査を紹介します.

① 側腹筋群，多裂筋の厚みの変化 (図20, 21)

　　側腹筋群のうち，腹横筋や多裂筋は体幹の動的安定化機構として重要視されていますが，これまで臨床においてその機能は計測できませんでした．側腹筋や多裂筋の厚みと筋活動は相関関係にあると報告されています．そのため，超音波エコーは簡便に深層の組織の厚みを検査することができます.

② Kager's fat pad (図22)

　　Kager's fat pad（KFP）はアキレス腱と長母趾屈筋の間に介在する脂肪組織です．この脂肪組織は足関節底屈運動時にアキレス腱と踵骨の間に入り込みます．また，KFPを前方から後方に圧迫することでも同様の動態を示すことが知られています．このような脂肪組織の動態に関しても観察が可能になります.

ⓐ 患側

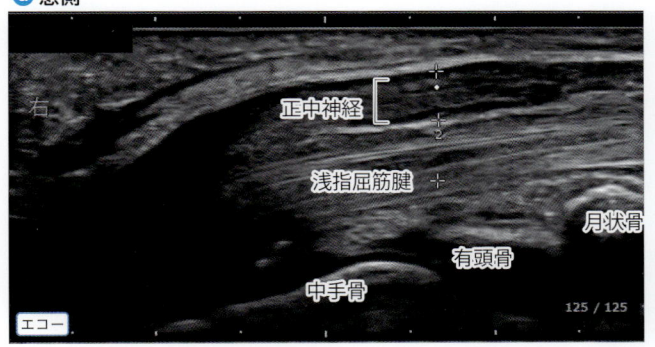

ⓑ 健側

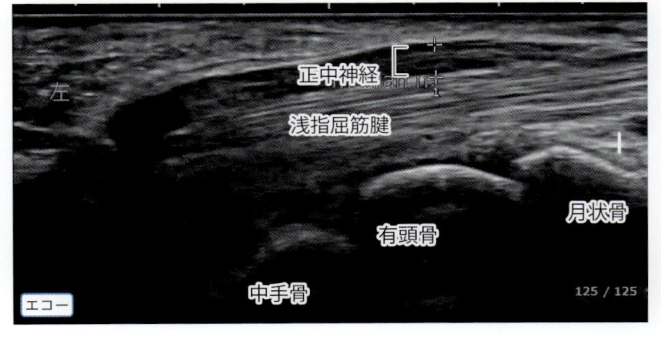

図19　手根管症候群
正中神経のエコー画像，患側は慢性的な圧迫により神経が肥厚しています.

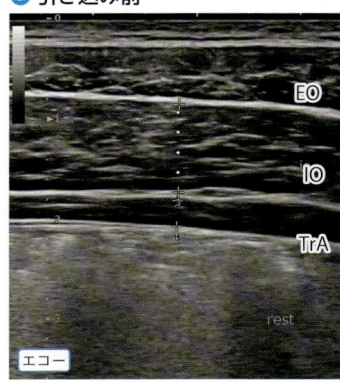
ⓐ 引き込み前

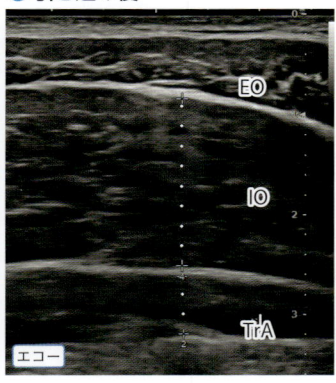
ⓑ 引き込み後

図20　ドローインの側腹筋群

腹部の引き込みを行った際の側腹筋群の筋厚変化を示し，ICとTrAが厚くなっていま（EO：外腹斜筋，IO：内腹斜筋，TrA：腹横筋）．

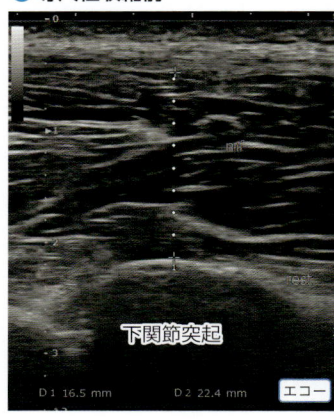
ⓐ 等尺性収縮前

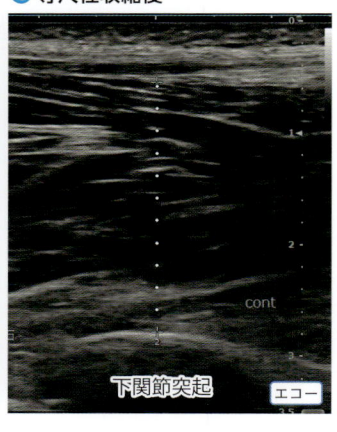
ⓑ 等尺性収縮後

図21　多裂筋の等尺性収縮

腹臥位にて多裂筋の等尺性収縮を行った際の筋厚変化を示し，多裂筋が厚くなっています．

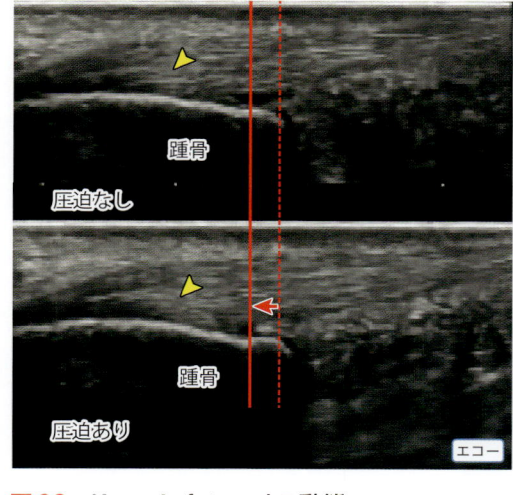
ⓐ 健側

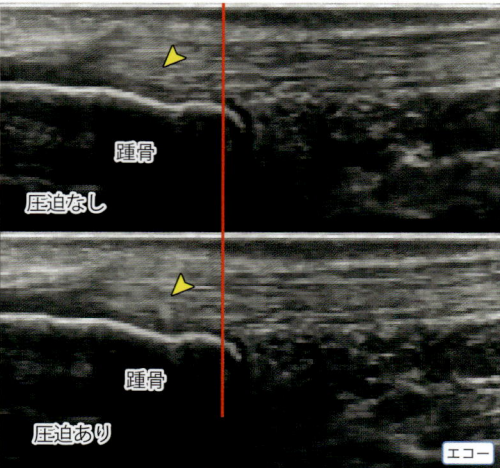
ⓑ 患側

図22　Kager's fat pad の動態

a) 正常では，Kager's fat pad を深層から圧迫することでアキレス腱（▷）と踵骨の間にKager's fat pad が入り込みます（➡）．

b) 患側ではKager's fat pad の入り込みが見られません．

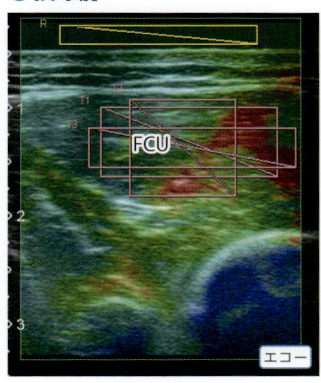

ⓐ 投球前

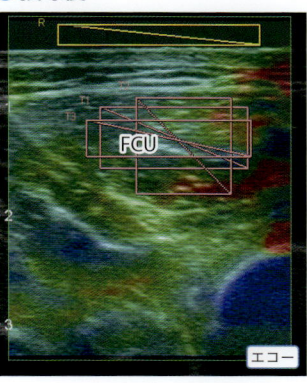

ⓑ 投球後

図23　投球前後の前腕回内屈筋群の硬度

投球前後の尺側手根屈筋（FCU）のエラストグラフィー像．投球後はFCUの赤い領域（柔らかい領域）が少なくなっています．

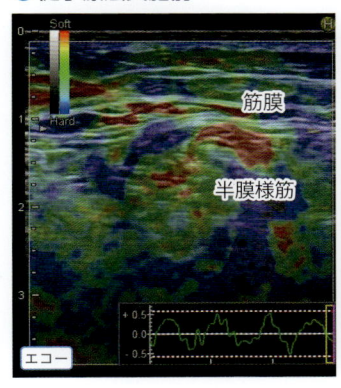

ⓐ 徒手療法実施前

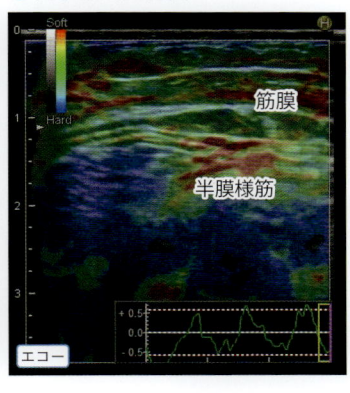

ⓑ 徒手療法実施後

図24　徒手療法実施前後のエラストグラフィー

徒手療法実施前後のエラストグラフィー像．徒手療法実施前に比べて，徒手療法実施後では筋膜や皮下組織の青い領域が減少しています．

③ 柔軟性（エラスト）

　超音波エコーは，組織の硬度を評価することもできます．例えば，投球において，前腕回内屈筋群は使いすぎにより筋の硬度が高くなります．従来の組織硬度計では，筋の配置が細かく，計測が不可能であった前腕回内屈筋群なども超音波エコーのエラストグラフィーモードでは組織別の硬度が計測できます．このような機能を用いることで，投球前後の筋硬度の変化は可視できます（図23）．また徒手療法の前後を撮影することで，自分たちの徒手療法でどの組織の硬さが変化したのかも確認できます（図24）．

　リハビリの領域での超音波エコーの利用は欧米では2006年くらいからrehabilitative ultrasound imaging（RUSI：ラッシー）として報告されています．主に体幹筋の機能評価に用いられていましたが，近年の画像技術の高度化に伴い，四肢においても積極的に用いられてきています．治療前後の比較や治療中の確認など，一人ひとりのセラピストによる超音波エコーのメリットを活かした臨床応用が期待されます．

■ 参考文献

1）工藤慎太郎：超音波画像診断装置の特徴．「運動療法の「なぜ？」がわかる超音波解剖」（工藤慎太郎／著），pp1-5, 2014

2）中村辰三：超音波工学の基礎「入門運動器の超音波観察」（日本超音波軟組織学会／編著），pp2-20, 2008

3）Jacobson JA：序論「運動器の超音波診断」（別府諸兄，中島浩志／監訳），pp1-14, 2010

§4　エコー

2　医師は何を見ているのか

田村裕一

Summary

- 軟部組織（腱・靭帯・筋肉など）損傷部が動きのなかでどう変化するかを注意しましょう.
- 筋肉内血腫や筋損傷，筋萎縮や筋組織の動きに注意しましょう.
- 軟部組織内の血流評価に用いるカラードプラで局所の状態を把握しましょう.

1　なぜこの画像をオーダーするのか？

　足関節捻挫や靭帯損傷，腱周囲疾患（腱症や腱炎・腱周囲炎），筋損傷や筋肉内血腫，軟骨損傷，不完全骨折，ガングリオンなどの腫瘍性疾患などの診断にこの検査を利用します．腱の滑走状態や関節の不安定性など局所の動態評価が必要な場合にも有用です.

2　医師が注意して見ているところ

　超音波エコーはX線画像やCT画像と異なり放射線被曝することのない超音波を用いた低侵襲な画像検査です．検査機器もコンパクトで，場所の制限を受けずに外来診察室などでも使用でき，運動器疾患の補助診断や神経ブロック[※1] の画像支援[※2] として広く活用されています.

　CTやMRIなどの画像検査は，体の広範囲な部分を撮影できますが，超音波エコー検査は超音波が到達できる範囲に限定されるため，体表から離れた深部の画像診断には不向きで，体表に近い局所診断に有用です．検査自体は検者（医師）がプローブを用いて見たい部分を見ることができますが，プローブの位置や方向により画像が変化するため，正確な診断をするには十分な解剖学的知識と経験が必要とされます．このため，超音波エコーでどの部位が見ているのかをしっかりと把握することが大切で何を見ているかを理解できるための**基準**（**ランドマーク**）となる部位（どこの骨なのか？）に注意することが大切です．そのうえで，医師が注意して見るものは，主に体表から超音波が到達可能な骨表面までの領域にある**軟部組織**（腱・靭帯・関節軟骨・骨膜・神経・筋組織など）です.

　超音波エコー検査はこれまでは乳幼児股関節脱臼や肩関節の診断に利用されていましたが，超音波機器の高性能化・小型化に伴い，靭帯損傷，筋・腱断裂，血腫，不完全骨折，軟骨損傷

※1　神経ブロック：局所麻酔薬を神経鞘内に注入して，選択的に神経遮断する方法．通常ブロックで使用する針が神経鞘内にあることを確認して局所麻酔薬が注入される．限局した領域の痛みの診断・治療に用いられる.

※2　画像支援：X線透視装置やエコー装置を用いながら，神経ブロックや手術を行うこと．これにより，手技の正確性や安全性を向上させることができる.

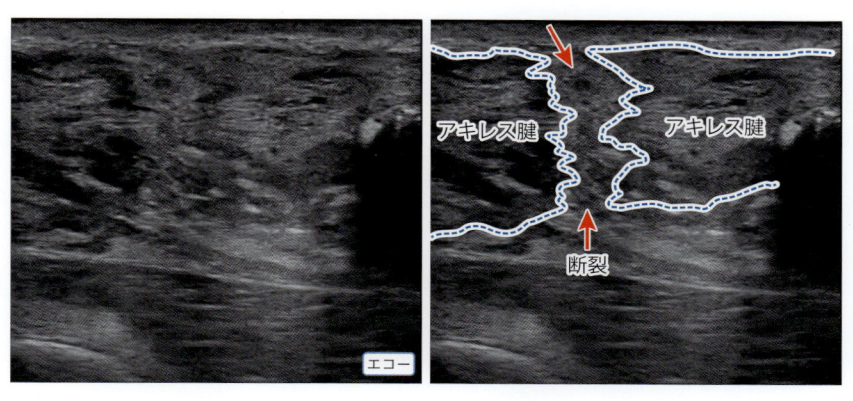

図1　アキレス腱断裂のエコー画像
➡の示す部分でアキレス腱断裂が認められます．

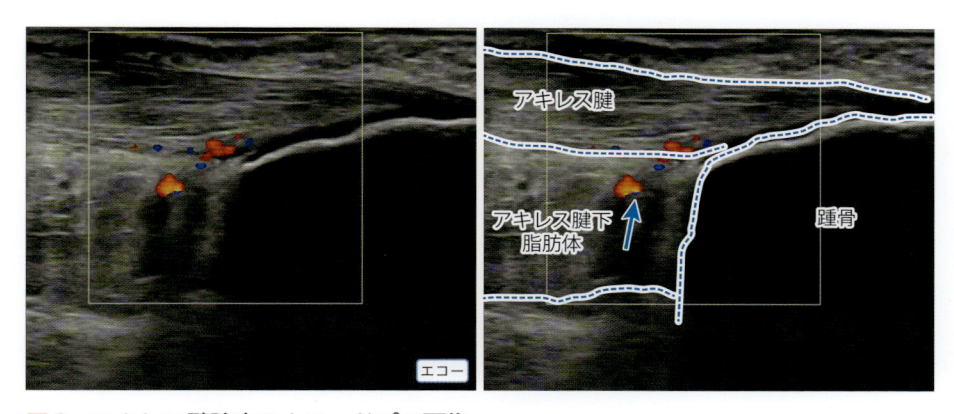

図2　アキレス腱障害のカラードプラ画像
アキレス腱の付着部近くに血流増加（➡）が見られます．

や軟部腫瘍の診断に利用されてきています．

　靭帯損傷や腱損傷などの診断では，損傷部が不全損傷か完全損傷なのかに注意します．

　足関節捻挫や靭帯損傷の診断においては，過去にはX線ストレス撮影が多く利用されてきましたが，超音波エコー検査の発達により過度のストレス負荷をかけずに関節の不安定性や靭帯損傷の状態を評価できるようになっており，患部に愛護的に負荷をかけつつ（患者の症状の強さを聞きながら動かすなど）検査することができます．

　筋肉内血腫の診断には，どの部分に血腫（無エコー域[3]として描出される）があるか観察し，血腫の周囲に筋断裂などの原因となる軟部組織損傷がないかを注意してみます．

　アキレス腱障害では，断裂部位の状態だけでなく，カラードプラを用いて腱内部の血流を観察し治癒経過をみることが可能となっています（**図1，2**）．

　関節リウマチにおいても，骨びらん，滑膜の肥厚や滑液貯留をみるだけでなく，カラードプラを利用して滑膜の血流を評価し疾患の活動性にも注意を注ぎます．

---

[3]　無エコー域：超音波の所見でエコー（来た方向にもどる反射音波のこと）が見られない領域のこと．音響インピーダンスの変化のない液体中では超音波反射が起こらない．画像上黒く描出されるためecho free spaceともよばれる．

では，以下に超音波エコー画像で注意して見ているポイントを示します．

- 腱，靭帯，腱鞘の肥厚，筋萎縮や筋肉内血腫などの軟部組織の状態
- 骨表面や軟骨損傷の状態
- 検査部への負荷や関節の他動運動による軟部組織の変化
- 関節や腱周囲の腫瘍性病変の有無（ガングリオンや滑液嚢腫など）
- 滑膜組織や腱組織の血流の状態

3 セラピストに何に気づいて報告してほしいのか？

　軟部組織内の異常に気づくことが大切です．超音波エコー検査は筋断裂や筋損傷，筋肉内血腫などリハビリに直接関係する外傷をみることに優れており，医師と連携して利用していきましょう．

　特に放射線被曝を生じないため，**放射線取扱資格を有さずとも利用できます**．したがって，セラピストもこの検査を自ら施行し，通常の診療に活用することが可能です．今後リハビリを行っていく際に積極的に利用されていくことが期待される有用な検査です．

第 2 章

骨折の見かた

この章では，運動器のなかでも経験する機会が多い骨折について学びます．

骨折画像は，受傷前の情報，整復後の情報，経過からの情報がそれぞれ重要です．また過去の画像と比較する場合においても，最新画像と前回の画像の変化を見るだけではなく，整復直後と最新画像との比較をしなければなりません．

骨折部位を確認する以外にも，受傷時の転位や圧潰の程度から，どのような外力で発生したかを判断し，骨の安定性がどの程度まで得られるか，軟部組織の損傷がどの程度まで及んでいるかなどの情報から危険を予知し，リハビリ上のリスク管理や2次的合併症となる疼痛や癒着管理に生かしましょう．

〈加藤紀仁〉

1　骨折と運動療法の関係

加藤紀仁，河村廣幸

Summary

- 骨折のリハビリでは，骨折部位やその形状をX線画像で確認し，再転位しないよう骨折部にストレスのかからない持ちかたや抵抗部位を考え運動療法をすることが重要です．
- X線画像を見ると骨折線から受傷時の状況や骨粗鬆症の程度が推測できます．また斜骨折や螺旋骨折では転位のリスクが高くなります．
- 固定法はギプスのように外から固定する外固定と骨に直接内固定材を取り付ける内固定があり，それぞれ運動療法が異なることを理解しましょう．
- MRIとCTからは3次元的な損傷や骨以外の問題がわかります．

　骨折とは，骨の連続性が途絶えた状態を指し，過大な**外力**や**繰り返しのストレス**により生じます．骨折が起こると**骨折部周辺にも損傷**が起き，**炎症**を生じます．

　外固定や手術による内固定で整復がなされ，骨折部が正しい位置に近づけられると，そこから自己修復能にしたがい骨折端部が修復期に入ります．

　いわゆる**仮骨形成**といわれる時期で，この時期は線維芽細胞や軟骨芽細胞により骨折部にぼんやりと連結がはじまり，骨芽細胞により多くの仮骨が形成されます（この時期の骨は構造的に脆弱です）．仮骨を経て**リモデリング**（再形成）が行われ，骨皮質が強固な構造に変わり癒合していきます（図1）．

1　骨折線からどう考える？

1) 外力の方向・大きさ

　臨床においてさまざまな**骨折線（骨片）**の骨折に遭遇することと思います．受傷時の画像からは，**骨折時の損傷程度**が確認できます．さらに受傷時の**外力の方向・大きさ**が推測できます．画像情報は，**配慮すべき力の方向**や**再骨折しやすい運動**を理解するためにも重要です．

　骨折の外力は「長軸に対し垂直方向から外力がかかれば，基本は三角形の第三骨片が発生する（図2）」，「長軸方向であれば平担な圧潰（図3）」となり，交通事故や転落などの大きな外力がかかれば，転位もより大きくなることを理解しておきましょう．

　第三骨片が生じると骨癒合すべき部位が2カ所となります．一般には骨片の数が多いほど重症度（骨癒合の部位）が増え，骨片が関節周囲にできた場合は関節拘縮や偽関節になる危険性も高いことをふまえておきましょう．

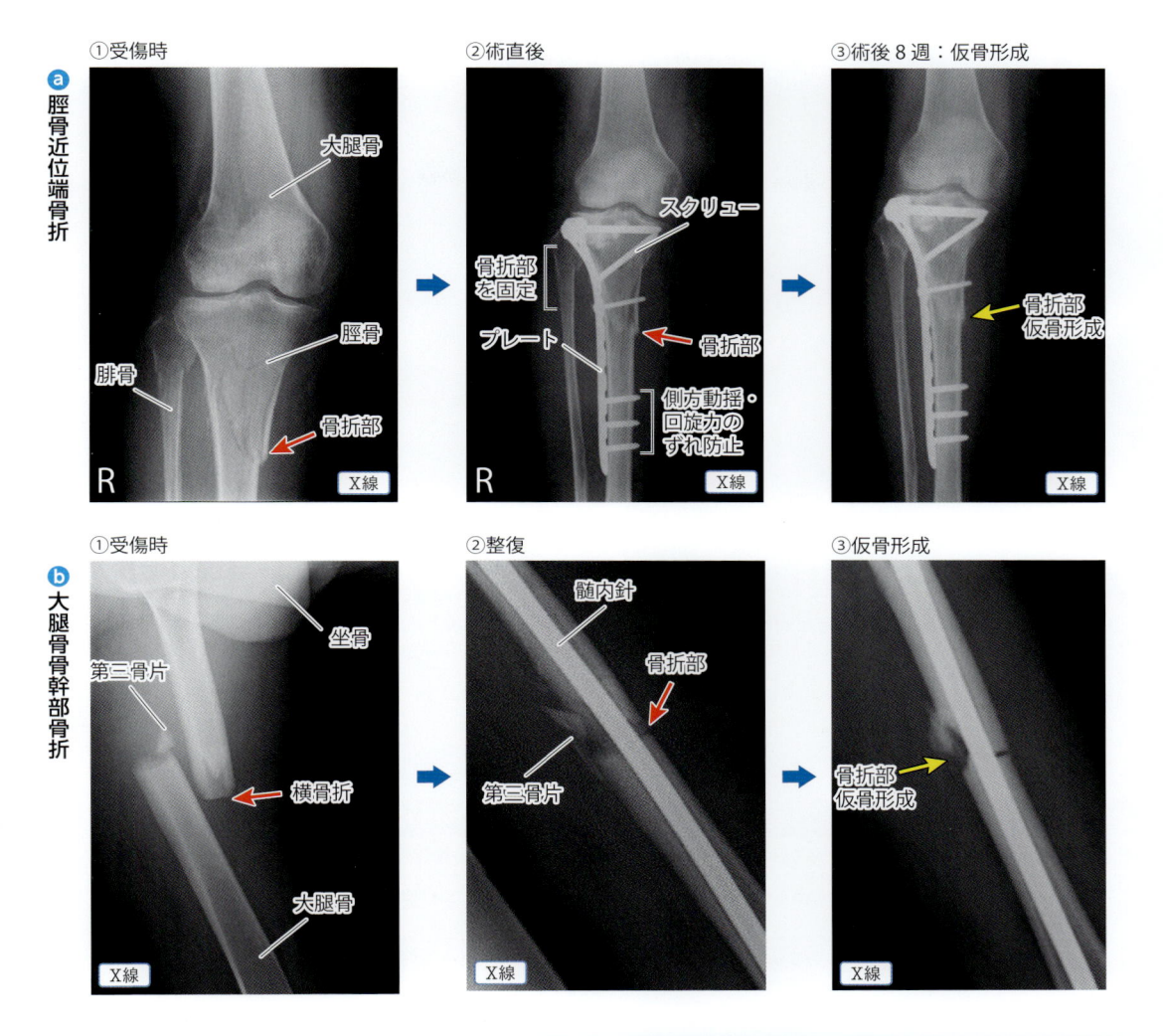

a 脛骨近位端骨折

①受傷時

大腿骨 / 脛骨 / 腓骨 / 骨折部 / R / X線

②術直後

スクリュー / 骨折部を固定 / プレート / 骨折部 / 側方動揺・回旋力のずれ防止 / R / X線

③術後8週：仮骨形成

骨折部仮骨形成 / X線

b 大腿骨骨幹部骨折

①受傷時

坐骨 / 第三骨片 / 横骨折 / 大腿骨 / X線

②整復

髄内針 / 骨折部 / 第三骨片 / X線

③仮骨形成

骨折部仮骨形成 / X線

	チェックリスト	図1a	図1b
①受診時	外力の方向・大きさ	脛骨内側からの外力が加わり，脛骨上端からの骨折部に半円を描くように骨折線が見られる．	大腿骨骨幹部に後方から外力が大きく加わり，横骨折と第三骨片を認める．
	周囲軟部組織の損傷	関節面（軟骨部分にも骨折が及ぶ）に損傷を認める．	転位が大きく，骨折部の短縮や骨片も認めることで，大腿部の筋損傷が多くなる．
②術直後	整復法	スクリューの数が多い→術後に多くの操作をした→抵抗量に配慮	髄内釘で固定されたが第三骨片が存在するため，回旋ストレスに注意する．周辺の損傷も大きく，骨癒合が遷延してくる可能性がある．
③術後	仮骨形成	あり	あり
	異常な転移	なし	なし
リハビリ	−	骨折部を両手で挟むように持ち，ずれるような負荷をかけない（**図7**）．	骨折部を挟むように持ち，筋力増強時は骨折の近位部で行う（**図8**），筋損傷や出血による周辺組織の癒着も予想し行う．

図1　骨折の治癒過程

a）脛骨近位端骨折，b）大腿骨骨幹部骨折．
①受傷時の画像より外力の方向や大きさを考え，転位の大きさから周囲軟部組織の損傷度合を確認します．
②術直後の画像からは整復の方法を確認します．
③術後の経過からは，仮骨形成や異常な転位の有無を確認します．

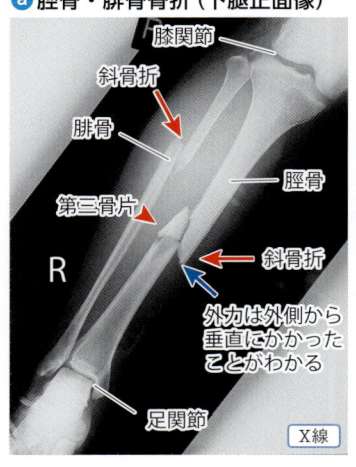

ⓐ 脛骨・腓骨骨折（下腿正面像）

膝関節
斜骨折
腓骨
第三骨片
R
脛骨
斜骨折
外力は外側から垂直にかかったことがわかる
足関節
X線

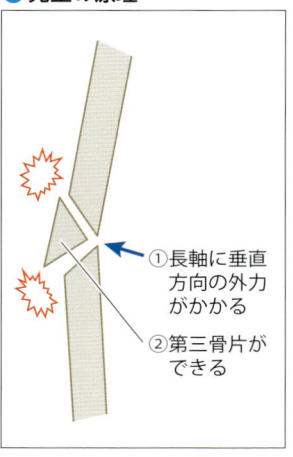

ⓑ 発生の原理

①長軸に垂直方向の外力がかかる
②第三骨片ができる

図2　第三骨片とその発生原理

a）X線画像では，脛骨骨幹部に第三骨片が見られ，腓骨も斜骨折を生じています．

b）三角形の第三骨片は長管骨に対し側方から垂直に力がかかったことを示しています．斜骨折もこのような外力により生じている可能性があり，本来三角に折れるはずの部分が折れ残り，ストレスを受けて脆弱になっている可能性があることを考えておきます．

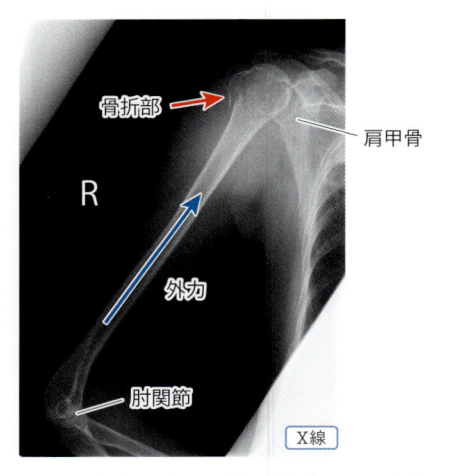

骨折部
肩甲骨
R
外力
肘関節
X線

図3　上腕骨陥入骨折（上腕骨正面像）

陥入骨折は骨の長軸方向に力がかかっていたことが容易に想像がつきます．しっかり陥入した場合，骨折部が比較的安定していることもよくあり，その場合はリハビリも積極的に行えます．

表1　骨折線の形状

形状	定義	リハビリの注意点
横骨折	骨折線が骨軸に対し直角にあるもの	側方のストレスに弱いため，筋力増強時に注意する．
斜骨折	骨折線が，骨軸に対し斜めにあるもの	荷重により剪断力が生じやすいため，荷重量増大や筋力増強時に注意する．
螺旋骨折	骨折線が骨軸に対し螺旋にあるもの	回旋ストレスに弱いため，あらゆる方向に注意．荷重や筋力増強のみでなく，術後固定力自体が弱くなる．
粉砕骨折	骨折部が粉砕し骨片が多数あるもの	骨癒合が困難になりやすく，損傷が周辺の組織にも及んでいることが多い．筋力増強や荷重時期の遷延化，拘縮に至ることも少なくない．

2) 骨折線の形状

　　また，骨折線の形状もさまざまなものがあります（**表1**）．特に**斜骨折**（**図4**）は**荷重により剪断力が生じやすい**ため，問題が発生しやすく荷重量の増大や筋力トレーニングに配慮します．螺旋骨折（**図5**）は，回旋ストレスや垂直荷重など**あらゆる方向の力に弱い**ため，内固定が行われた場合でも頻回に画像を確認し，可動域運動や筋力トレーニング・荷重歩行などを慎重に行います．

　　強力な外力により生じる**粉砕骨折**（**図6**）は，多数の骨片に分かれたことによる骨癒合の困難さに加え，骨折部周辺の軟部組織の出血や筋の損傷，関節内であれば，靭帯や関節包・滑液包など関節構成体にも損傷がおよび，**癒着**や**著しい疼痛**が発生しやすく，**拘縮**が長期にわたります．また近い将来，**関節症**が起こりうる可能性なども考えておきましょう．

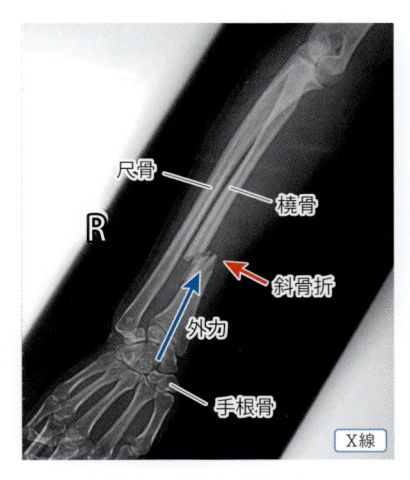

図4　斜骨折（前腕背側面）

斜骨折は長軸方向に力がかかった際，骨折部にズレの力がかかりやすいので，荷重は慎重に行います．

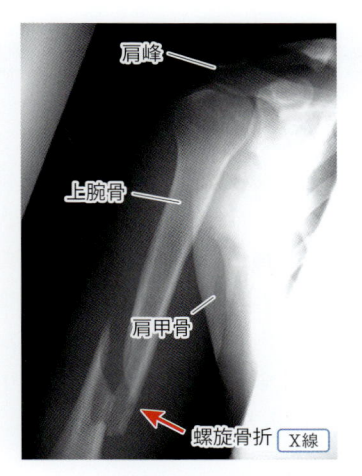

図5　上腕骨螺旋骨折（肩関節斜位像）

螺旋骨折は力学的に脆弱で，他の骨折型よりも運動によるストレスに注意します．特に回旋ストレスがかかる内外旋運動は，骨癒合が確実になるまでは中枢部を把持し，骨折部を挟んで力をかけるようにします．

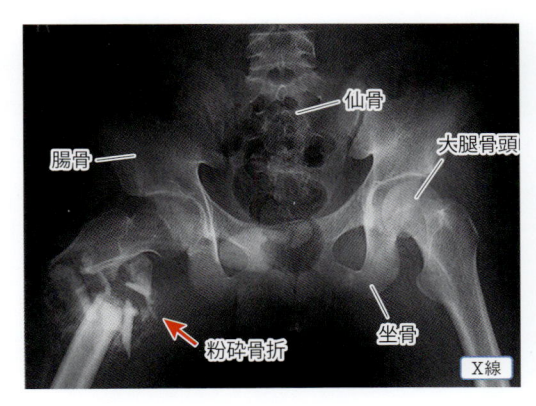

図6　粉砕骨折（股関節正面像）

粉砕骨折では完全な整復は望みがたく，筋力低下や疼痛・拘縮などの合併症が長期あるいは終生にわたり残存することが多いです．

> **memo　常識のウソ**
>
> 骨折のリモデリング後，外形が元より膨らんで癒合する場合が少なくありません．これは見た目には強度が強固になったようにみえ"骨折すると骨は丈夫になる"と言われる所似となります．しかし実際にはそれほど強いわけではありません．骨癒合の完全修復（骨膜修復が行われ，骨皮質までの修復）まで1〜2年はかかります．結果，骨折の修復は受傷前の骨形状と全く同じになるというより，可能な限り受傷前に近づける方法であるということを理解しておきましょう．

　　図1aのような術後の骨折のリハビリは，術翌日から開始されます．

　　図1a-②では骨折線が脛骨近位に見られ，やや外側・前方に転位していますが，骨折部位を配慮した持ちかたはどうすればいいでしょうか？　基本は骨折部に力がかからないように**"骨折部を挟んで持つ"**ことが前提です（図7）．ただし図1aの症例では，内固定のプレートが脛骨外側から行われているため，内側へ向かう（内反）の抵抗には強くなっていますが，外側への抵抗には脆弱さが残っています．そのため，下肢をベッドに下ろす介助などの際には，下腿側を引っ張りすぎない配慮が必要となります．

3　抵抗をかける位置はどう考える？

　　骨折のリハビリは，**"骨折部より近位側に抵抗をかける"**ことが原則となります．たとえ内固定により固定性が良好であっても，骨癒合が得られるまでは抵抗に対する強度も万全でないと考えましょう．

　　実際，可動域運動や筋力トレーニングの際には，より近位部を把持し，抵抗をかける量（代償が出るまでは行わないこと）や抵抗の位置（抵抗の位置により回旋力がかからないよう，かつ遠位への抵抗は配慮すること）には配慮します（図8）．

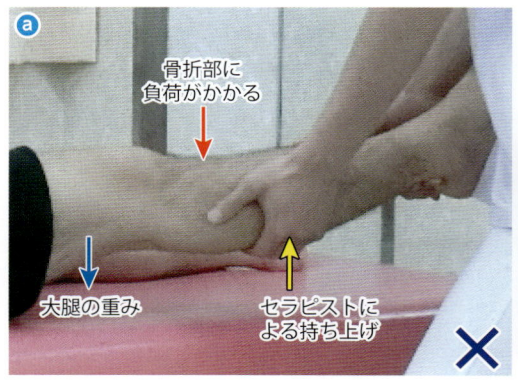 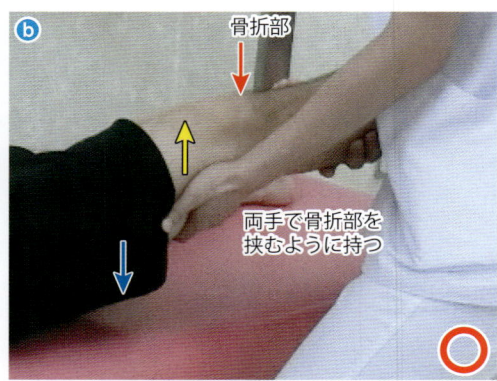

図7　骨折肢の持ちかた
図1aのような脛骨近位部骨折では，aのように下腿遠位部のみを保持すると骨折部に負荷がかかります．
bのように骨折部を両手で挟むように持ち骨折部にズレるような負荷がかからないようにします．

4 内固定の方法からどう考える？

　内固定を**観血的整復固定術**（**ORIF**）といいます．これは整復が困難な場合や不安定な骨折において，手術により内固定材を入れ整復固定することです．内固定の利点は，術直後よりある程度強固な固定性が得られることから転位のリスクが軽減でき，可動域運動や筋力トレーニング，早期歩行などの**早期リハビリが開始できる**ことです．

　主な内固定には**プレート・スクリュー**を用いたもの，**髄内釘・鋼線**によるものなどがありますが，骨折のリハビリを行うには各固定材料の利点欠点を理解し，リハビリ実施期間に，2次的な問題が起こらないよう配慮しましょう．

　術後，固定性が良好であっても，それぞれがどの方向にも強固というわけではありません．例えば，**図1a-②**ではプレート固定が行われ，横止めスクリューが6本あることがわかります．この横止めスクリューの上部3つは骨折部を固定しているものですが，下部3つのスクリューは側方動揺・回旋力のずれが起こらないよう固定されています．スクリューの数が多いということは，固定力を得るために術時に多くの操作が必要であったと考えることもできますので，**抵抗量**には配慮が必要です．

1) プレート作用とスクリュー固定

　プレートはラグスクリューで固定した部分に曲げ力や回旋力を保護するために用いる中和（保護）プレート，その他に圧迫プレート・支持プレート・ロッキングプレートなど多くあり，固定部位の大きさや形状に合わせて使用します（**表2**）．

　支持プレートを使用する場合は，癒合が得られる期間まで**骨転位の危険**が残ると考え，荷重時の疼痛やコツコツ音のような異音がないか，また転位による短縮が生じていないか**脚長差を定期的に測定**しておくようにしましょう．

　圧迫プレート付近の固定性は得られても，対側側は引き離す力（離開力）がかかり，固定として好ましくありません（**図9b**）．

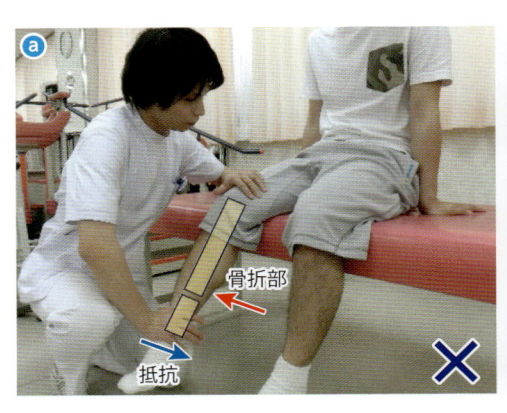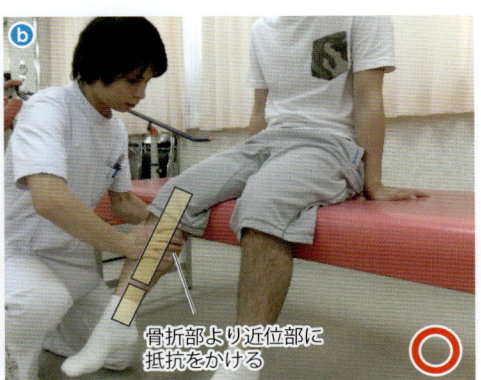

図8　抵抗のかけ方（膝関節伸展）

a) 悪い例：骨折部を跨いで抵抗をかけると再骨折しやすいです．
b) 良い例：骨折部より近位部に抵抗をかけ，負荷がかからないように配慮します．

表2　プレートの種類

種類	使用部位	作用
圧迫プレート	・横骨折 ・斜骨折（2骨片）	ねじ穴と圧迫プレートの併用で骨折部を引き寄せる（図9a）.
支持プレート	・骨幹部骨折 ・骨端部骨折	荷重による圧迫力で骨折部が転移しないよう変形を防ぎつつ固定する（図10）.
ロッキングプレート	・橈骨遠位端骨折 ・膝関節周辺骨折	彎曲させたプレートと多くのネジ穴で不動にする. 骨に沿って固定しないことで血流障害を防ぐ作用がある.

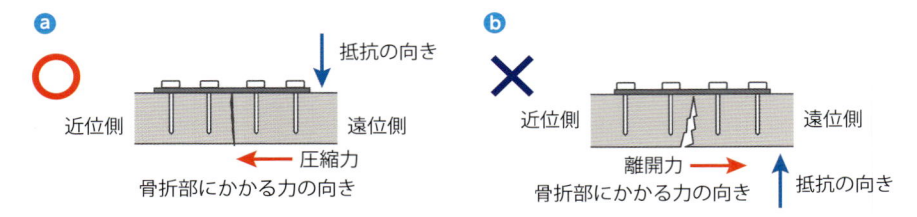

図9　圧迫プレート固定と抵抗のかけかた

aではプレート固定側からの外力では骨折部にかかる力は圧縮力となり安全ですが，bではプレート固定側と反対からの外力では骨折部にかかる力が離開力となり，骨折部を引き離す力となるため抵抗部位に注意が必要です.

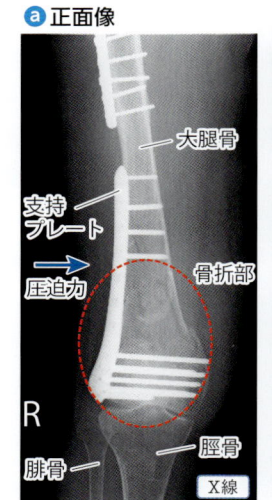
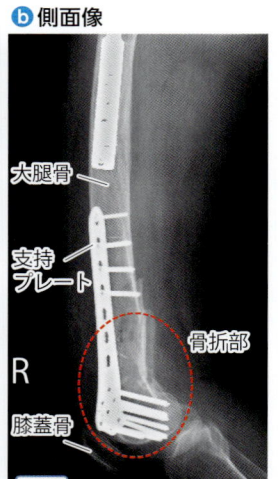

図10　大腿骨顆部骨折術後の支持プレート（大腿骨～膝関節）

このプレートでは，垂直方向の荷重，あるいは内反方向の力に対し骨折部に圧迫力がかかることがわかります. しかし，外反方向の力がかかると骨折部が離開する力となります.

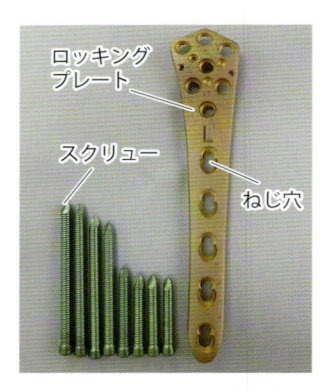

図11　ロッキングプレート

　　ロッキングプレート（図11）は，プレート自体にたくさんのねじ穴があり彎曲させた形状をしています. これは，プレートとスクリューの間を不動にする固定作用と骨に沿って固定しないことから，骨との間に隙間がつくられ，骨膜への圧迫を減少させ血流阻害を少なくできる利点があります. しかしプレートが厚く，**筋や靭帯の滑走を妨げる**ことがあり，可動域制限や骨

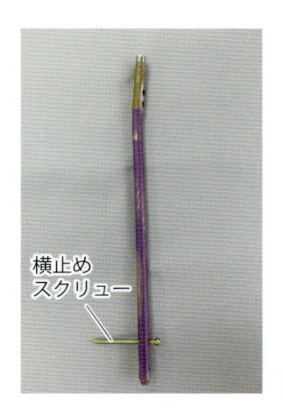

横止め
スクリュー

図12　髄内釘

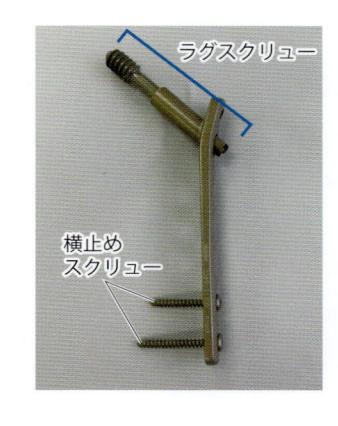

ラグスクリュー

横止め
スクリュー

図13　γネイル

γネイルのラグスクリューは固定することもできますが，荷重することによりスライドし骨折部に圧迫力がかかるようにすることもできます．

癒合に必要な微細な動きをも止めることや，骨自体が弱いと固定力に勝てずに骨折部が転位してくる欠点があります．

> **point**
> ・骨癒合を促進するには荷重刺激がよいといわれていますが，骨折の隙間の距離も重要です．隙間をきっちり埋めると微細な荷重刺激がかかりにくくなるため，あえて約4 mmの隙間をつくって固定します．
> ・ラグスクリューとは，荷重をすると固定した骨折部に圧迫力がかかるスクリューのことをいいます．

> **pitfall　物理療法の注意**
> 金属固定材料を使用している場合，極超短波（マイクロウェーブ）は金属に熱をもつ特性のため，火傷のリスクがありますので，使用は禁忌となります．

2) 髄内釘固定

　髄内釘（**図12**）は大腿骨などの骨幹部の骨折に主に用いられ，大腿骨側もしくは膝関節側から骨髄に刺入し固定します（**表3**，**第2章−3 図9**）．髄内釘自体には回旋に対する固定力は乏しいため，回旋を阻止するためにも横止めスクリューで，固定力を高めています．

　また**γネイル**（**図13**）は大腿骨頸部外側骨折に用いられる髄内釘で，こちらも横止めスクリューと固定後にピストン刺激が促せる骨頭側のラグスクリューとの組合わせで骨癒合を促進します（**第2章−3 図6**）．もしも横止めスクリューを実施していなければ，**回旋位にずれ**が生じることが考えられます．

3) 鋼線（ワイヤー）固定

　Kワイヤーとよばれる鋼線を用い，指や下腿遠位部など**小さい骨折部の固定**に用います（**表3**）．ただし，Kワイヤーの刺入方向によっては，**関節運動を阻止してしまう場合**があり，その場合はワイヤーを外した後に可動域訓練が許可されます．

　そのほかの問題点として，術後腫脹が軽減するにつれて，ワイヤー先端が徐々に皮膚から**突出**してくることがあります（**図14**）．その場合は，主治医に相談し，リハビリに制限が必要か確認します．

表3　髄内釘とワイヤー

種類	使用部位	作用
髄内釘（図12）	大腿骨などの骨幹部骨折	髄内釘と横止めスクリューの組合わせで強固な固定ができることで，早期の運動が可能となる．
γネイル（図13）	大腿骨頸部外側骨折	横止めスクリューとラグスクリューの組合わせで骨癒合を促進する．
Kワイヤー	指や下腿遠位部骨折など小さい骨折部	引っ張り強さと弾力性のあるキルシュナー鋼線を用い，骨癒合を促進する．

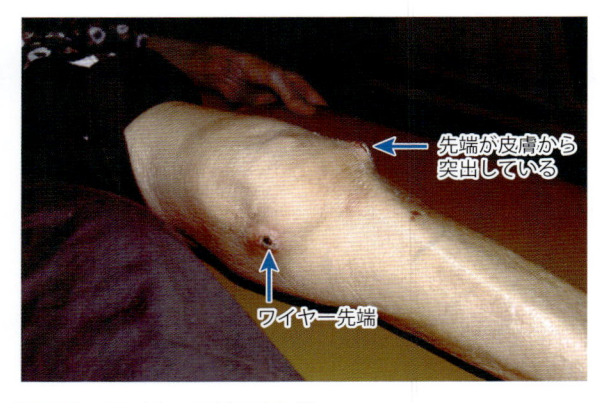

図14　ワイヤー刺入部の創

❶術前（右膝関節側面像）　❷ワイヤー固定後（側面像）　❸ワイヤー固定後（正面像）

図15　膝蓋骨骨折

8の字固定は，屈伸運動で骨片同士がつく方向に力が働きます．

　膝蓋骨骨折では tension band wairing といい，2本のKワイヤーとソフトワイヤーを併用して，8の字にする接合法がよく用いられます（図15）．この固定法は，関節運動を繰り返すことで近位と遠位を引き寄せるように働き，癒合を促進します．しかし，膝蓋骨の構造上，早期に強力な大腿四頭筋の収縮や深屈曲を行うと，骨折部の離開が生じるため，癒合状況に合わせ，膝伸展運動や屈曲角度の負荷量を決定します．

　肘頭部の横骨折でも，膝蓋骨骨折のように2種類のワイヤーを用いるツークガリング法で固定します．この場合も，早期の強力な上腕三頭筋運動や肘90度以上の屈曲は控えつつ，屈曲を中心とした関節運動で骨癒合を促進します．

　ワイヤーは，ほかにも大結節や大転子の骨折で用いられ，プレートなどで固定力が至らない場合に巻きつけるように使用します．このとき，**早期から肩や股関節の外転運動を行うとワイヤーが切れてしまう危険性**があるため（図16），負荷量には十分注意する必要があります．

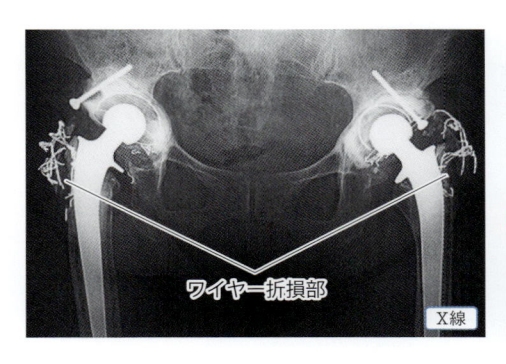

図16　人工股関節と大転子骨折（股関節正面像）

人工股関節全置換術の際に，大転子を一度切離した後にワイヤー固定したもの．両側でワイヤーの折損が見られます．ワイヤー固定は必ずしも強固とはいえず，外転筋力が強く働くと折損を生じます．

ⓐ 完全骨折

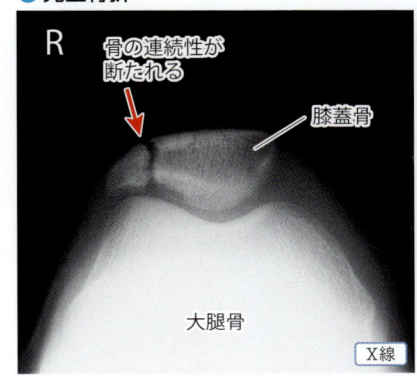

R

骨の連続性が断たれる

膝蓋骨

大腿骨

ⓑ 不完全骨折

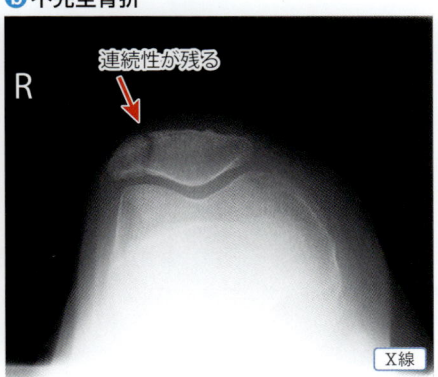

R

連続性が残る

図17　膝蓋骨骨折（膝蓋骨軸射像）

bは骨折線が貫通していません．

5　骨折の程度（完全・不全）からどう考える？

　完全骨折は骨の連続性が断たれているのに対し，**不全骨折**は一部の骨梁が連続しなくなったが骨の連続性は残っているもので（図17），いわゆる「ひび」がこれにあたります．

　骨折の程度で考えると不全骨折の方が軽傷といえますが，リハビリにおいては**保存治療**（ギプスなどの外固定）とすることが多いため，**荷重制限を守れなかったり**，運動においても**回旋ストレスや抵抗位置が不適切**な場合には，不全骨折にずれが生じ**完全骨折へと移行**します．その場合，転位が増大すれば手術が必要になる危険があることからも，不全骨折では内固定が行われている完全骨折よりも，負荷量をより慎重に考える必要があります．

6　骨粗鬆症とリハビリテーション

　骨の輪郭がはっきりと画像に確認でき，全体に濃淡が一様であれば（図18a），骨粗鬆症の傾向は少ないと考えられます．しかし，輪郭が不明瞭に見え，部分的に薄く投影される場合（図18b）は，局所に骨粗鬆症の傾向があることが示唆されます．

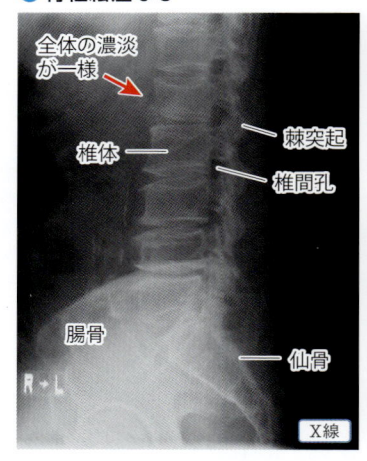
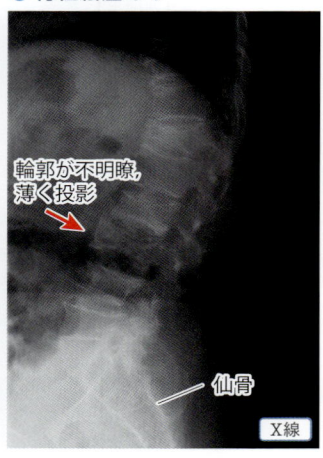

ⓐ 骨粗鬆症なし

全体の濃淡が一様

棘突起

椎体

椎間孔

腸骨

仙骨

R→L

X線

ⓑ 骨粗鬆症あり

輪郭が不明瞭，薄く投影

仙骨

X線

図18　骨粗鬆症の有無（腰椎側面像）

この傾向がある場合は，**骨癒合や疼痛の遷延化，再骨折，転位の危険性が長期にわたり起こる**ことをふまえて，リハビリにのぞむ必要があります．

7　MRI・CTの画像所見から考える

1) MRI

MRIは関節水腫や滑液包炎などの急性炎症の抽出に優れます．

特に骨粗鬆症のある脊椎圧迫骨折などで新鮮骨折か陳旧性骨折かはっきりしない場合や，骨画像自体が希薄で見にくい場合には非常に有効です（**図19**，**表4**）．

2) CT

CTはX線画像よりも濃淡が明確で，特に**軟部組織**や**血腫**が確認でき，石灰化の存在や関節の構造をみるにはMRIよりも優れているといわれています．また3D-CT画像は3次元的に画像が確認できるために，骨折線の**向き**や**短縮・転位**の程度など，かなり詳細に知ることができます．

図20は，人工骨頭置換術後に再転倒し，骨頭側のステムが陥入（シンキング）した例です．X線画像では陥没具合が確認でき，大腿骨に亀裂が生じていることは想像できますが，骨折部・ステム先端部の亀裂はステムの影になり完全にはわかりません．3D-CT画像では3次元的に把握でき，骨幹部・ステム部先端部の亀裂もはっきり見え，大転子の損傷程度や，頸部の短縮度もわかりやすいです．そのため**股関節の可動域**，**脱臼肢位への影響**，人工骨頭が大腿骨に埋没したことによる**脱臼角度の再確認**，**インピンジメント**，亀裂骨折により抵抗運動による**再骨折**，荷重時に**疼痛**が出るかなどを考えやすくなります．

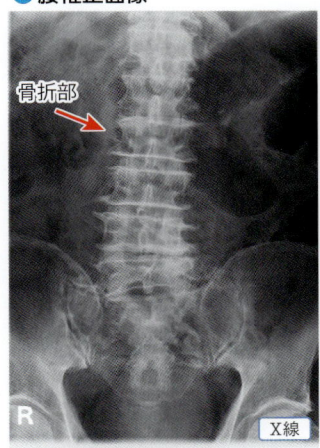

ⓐ 腰椎正面像

骨折部

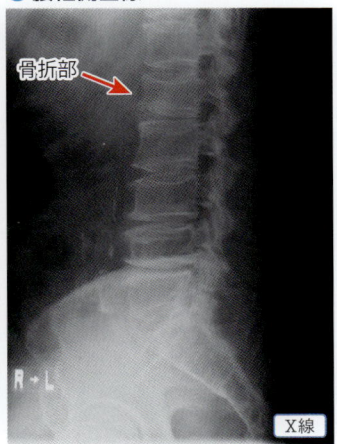

ⓑ 腰椎側面像

骨折部

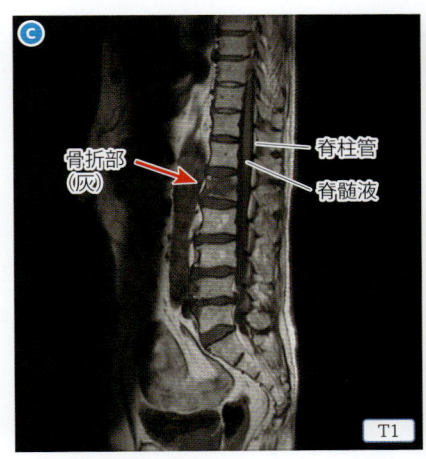

ⓒ

骨折部（灰）　脊柱管　脊髄液

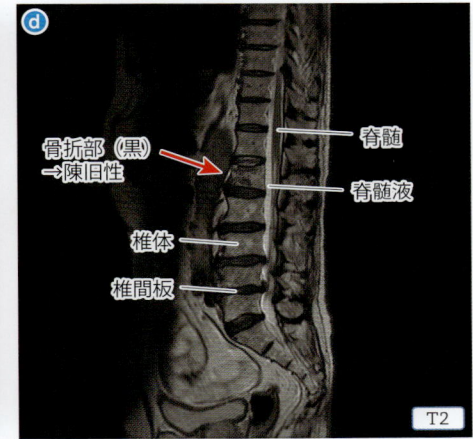

ⓓ

骨折部（黒）→陳旧性　脊髄　脊髄液　椎体　椎間板

図19　第1腰椎圧迫骨折

a, b）X線画像では骨折の有無はわかりますが，骨折の新旧がわかりません．
c, d）同一の患者のMRI画像です．椎体がT1で灰色，T2で黒いことから陳旧性骨折であることがわかります．

表4　骨折の判別

種類	T1	T2
新鮮骨折	黒	白
陳旧性骨折	灰	黒

　骨折のリハビリは，まず画像所見を確認し，骨折部位や転位の状況から損傷の程度を予測すること，次に転位しないような持ちかたや抵抗の位置を考えるようにしましょう．

　また，内固定の特徴や作用を知ることで，荷重時期や転位の予防もできます．CTやMRIなどの所見も参考にすることで，骨以外の評価も考えながらリハビリに活かします．

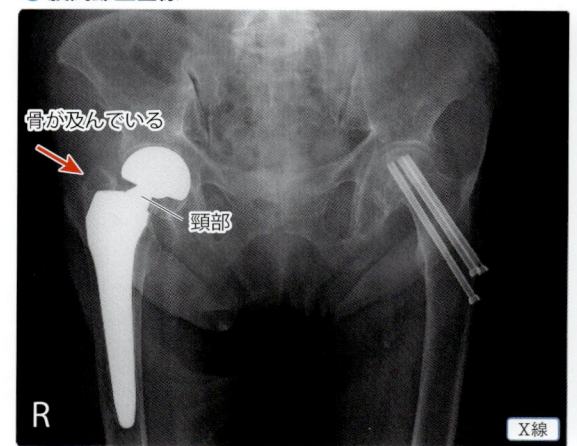

ⓐ 股関節正面像

骨が及んでいる
頸部
R
X線

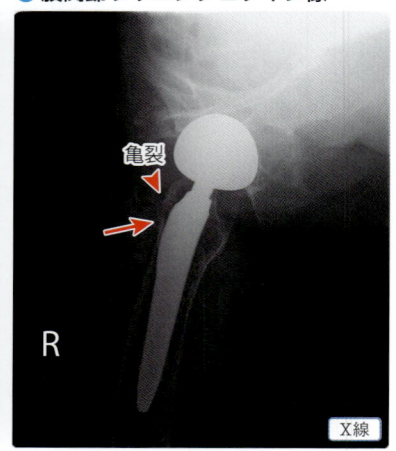

ⓑ 股関節ラウエンシュタイン像

亀裂
R
X線

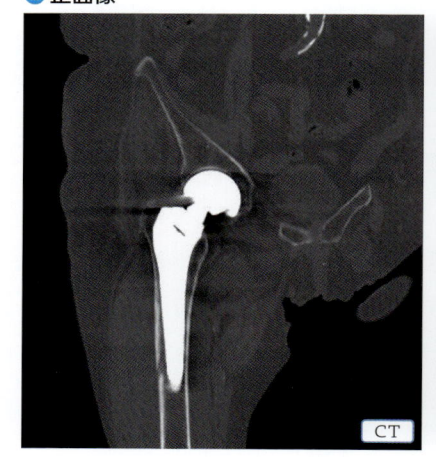

ⓒ 正面像

CT

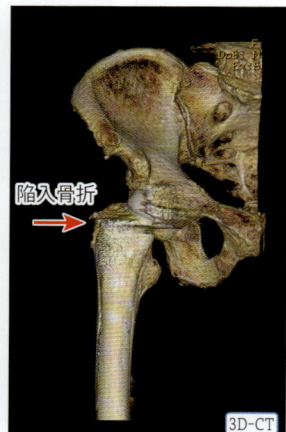

ⓓ 正面像

陥入骨折
3D-CT

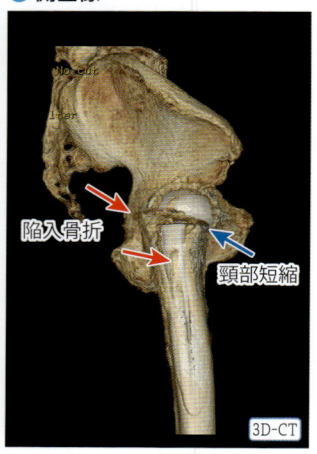

ⓔ 側面像

陥入骨折
頸部短縮
3D-CT

図20　人工骨頭置換術後に転倒してステムが陥没・亀裂を生じ，頸部が短縮した例

a）人工骨頭が大腿骨内に陥入したことで頸部周辺まで骨が及んでいます．
b）人工骨頭が陥入したことにより大腿骨側に亀裂が広がったような像がうかがえます．
c）ステムが陥入したことで，先端部の亀裂骨折が広がり，頸部に力学的短縮が生じたことがより鮮明にうかがえます．
d, e）正しい人工骨頭では頸部が確認できますが，陥入により見えなくなったことがうかがえます．

📖 参考文献

1）玉井和哉：骨折・脱臼．「標準整形外科学 第11版」（内田淳正／監，中村利孝，他／編），pp723-788，医学書院，2011
2）加藤紀仁：骨折と脱臼．「15レクチャーシリーズ 運動器障害理学療法学I」（石川 朗／総編集，河村廣幸／責任編集），pp21-72，中山書店，2011
3）画像検査．「コメディカルのための運動器画像診断学」（橋本俊彦／著），pp35-87，ナップ，2013
4）総論．「運動療法に役立つ単純X線像の読み方」（青木隆明／監，浅野昭裕／著），pp2-46，メジカルビュー社，2011
5）上肢の骨折．「骨折の機能解剖学的運動療法 総論・上肢」（青木隆明，林 典雄／監，松本正知／著），pp33-153，中外医学社，2015
6）松本吉隆：骨折に用いる内固定材料．「骨折・脱臼 改訂3版」（冨士川恭輔，鳥巣岳彦／編），pp71-102，南山堂，2012

2 上肢の骨折

加藤紀仁，河村廣幸

Summary

- 上肢の骨折では，三角巾などの固定により，自らで離床できない場合が少なくありません．早期離床を図りつつ，起居移動時の上肢支持には十分に注意し，転位しない生活指導も行います．

- 上腕骨近位端骨折ではX線画像で転位の有無を確認し，疼痛や代償運動が出ないよう配慮し，ADLに必要なリーチ動作や結帯・結髪動作の再獲得に努めます．

- 橈骨遠位端骨折では，整復後のアライメントが予後に影響することをふまえX線画像を確認し，ADLに必要な動作や握力・巧緻性の再獲得に努めます．

- 鎖骨骨折ではクランクシャフトの理解と靭帯の走行を理解し，挙上時期や方法に注意します．

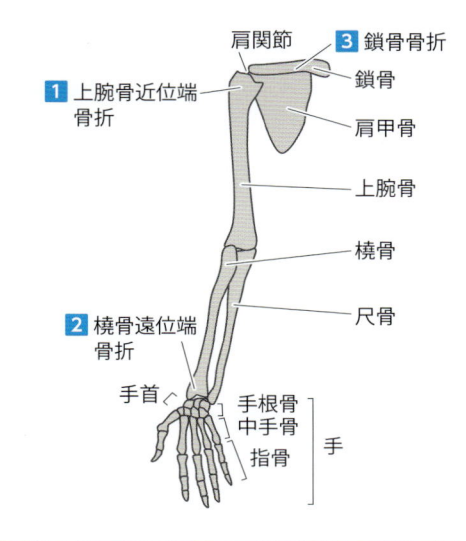

1 上腕骨近位端骨折（頸部骨折）

1) 受傷機転・重症度分類

　　80歳代で**骨粗鬆症**を伴う高齢女性に多い骨折で，手を伸ばしたまま地面についたり，肩の外側から直接転倒したりすることで起こります．

　　一般には，骨折部位を4つに分け1cm以上もしくは45度以上の転位の有無と骨片の数を15型に分けた**Neerの分類**が重症度の参考となります（表1）．

2) 治療法

　　本骨折のほとんどは外科頸骨折といわれていますが，転位が少ない場合や陥入骨折では**保存療法**が選択され，転位や骨破壊が大きくなれば手術に至ることが多くなります．転位の有無はリスク管理を行うために，とても重要な所見となりますので，定期的に確認しましょう．

3) 画像の見かた

　　図1のように転位が大きい場合，受傷時に**腋窩神経損傷**や**腋窩静脈損傷**が起こっていないか，整復固定後または術後に**CRPS（複合性局所疼痛症候群）**や**骨頭壊死のリスクを伺わせるような疼痛**があるかはとても重要ですので，腫脹や皮膚色など含めて評価します．

　　また転位が大きければ**軟部組織の損傷**も考えられ，大小結節骨折が合併すれば**腱板損傷**も起

表1　Neer の分類[1]

I minimal displacement （微小転位）		2-part	3-part	4-part	articular surface （関節面）
II anatomical neck （解剖頸）			—	—	
III surgical neck （外科頸）		A　B　C			—
IV greater tuberosity （大結節）					
V lesser tuberosity （小結節）					
VI fracture-dislocation （脱臼骨折）	anterior （前方）				
	posterior （後方）				

こりうることが推測できます．関節周辺骨折であればその周辺の**関節包や靱帯損傷**も起こり，安静期間と相まって癒着のリスクも示唆されることが考えられ，**回復に難渋**することも多くなります．

 整復後の頸体角が130〜150度，後捻角30度で腱板機能が維持できるといわれているため，正しいアライメントに近づいているか確認も重要です．

4) 画像情報からリスクを考える

　図1aでは**上腕骨外科頸**に陥没するような骨折がみられ，骨頭と骨幹部の連続性が断たれています．さらに3D–CTでは（**図1b, c**），より骨折部の転位の大きさが明確にでき，**短縮転位**と**上腕骨骨幹部の内方転位**が顕著なことがわかります．これにより骨折部周辺に存在する筋（三角筋・上腕二頭筋・三頭筋など）の**損傷**，小結節骨折から付着する**肩甲下筋に筋力低下**や**癒着**が起こることが考えられます．また関節内骨折のため関節包や靱帯組織（関節包靱帯や烏口上腕靱帯など）にも影響を与えるので，可動域改善が難渋しやすく，重力や他動運動を用いながら**リラクセーション主体で可動域改善を行い**ましょう．

　術後画像（**図1d**）は，整復で固定性が得られた所見が確認でき，良好な整復がなされたことがわかりますが，可動域運動を進めていく際には，転位や骨折の大きさからも早期からの**積**

ⓐ 受傷時（肩関節正面像）

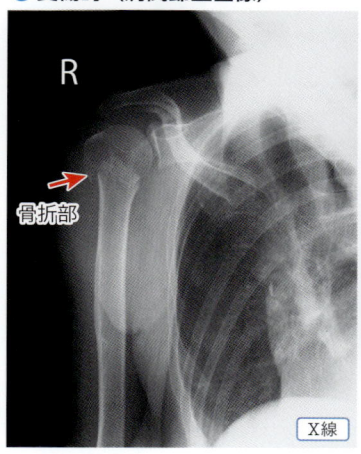

ⓑ 受傷時（正面）

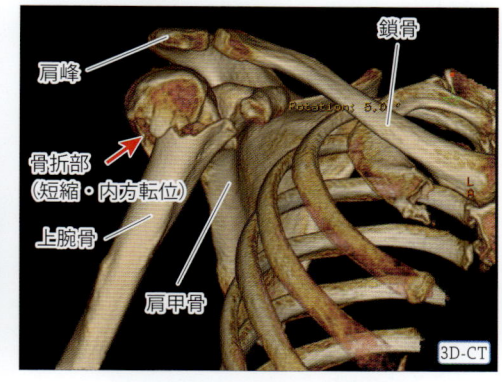

ⓒ 受傷時（背面）

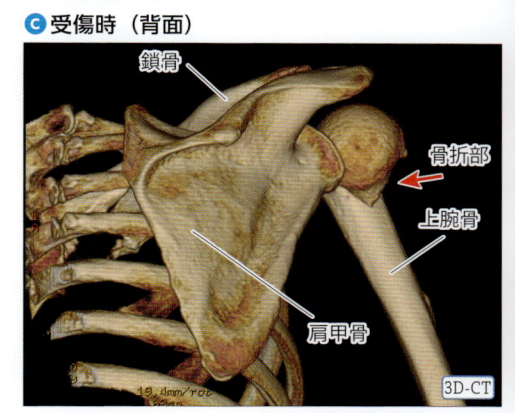

ⓓ 術後（肩関節正面像）

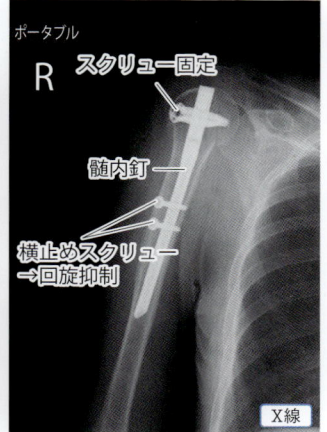

チェックリスト	図1
外力の大きさ	・転倒による（右側方からの外力により骨折） ・完全骨折で陥没型である（a）． ・骨折部の転位の大きさがより顕著で短縮転位と内方転位がわかる（b，c）
周辺軟部組織の損傷	三角筋・上腕二頭筋・上腕三頭筋，肩甲下筋の損傷が推測される．
整復法	髄内釘に加え，骨頭部分にスクリュー固定と，回旋抑制に横止めスクリューを2本使用している（d）．
リハビリ	術後三角巾にて安静を保ち，肘関節以遠の可動域維持に努めつつ，コッドマン運動から自動介助運動，自動運動へと進めるが，腱板損傷の有無に合わせて注意する．

図1　上腕骨近位端骨折

極的な回旋は控えます．髄内釘の刺入側に腱板の走行が存在するため，挙上運動は疼痛や代償運動が出ない範囲で行います．そのほか，横止めスクリューが使用された付近での**引きつり感**も起こりやすいことが想定できます．

5) リハビリテーション

　　手術後であれば，画像からは髄内釘・ロッキングプレート・人工骨頭置換術など，どのような固定材料を用いているか確認し，**横止めスクリューの位置や転位の整復の程度やアライメン**

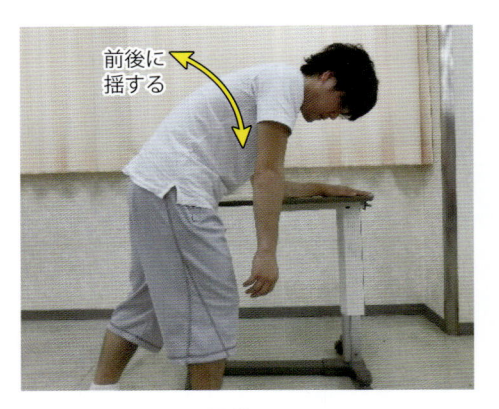

図2　コッドマン運動

体幹前傾することにより肩関節屈曲運動となります．さらに前傾した体幹を前後に揺することにより，肩周囲の力を入れずに屈伸運動を行います．

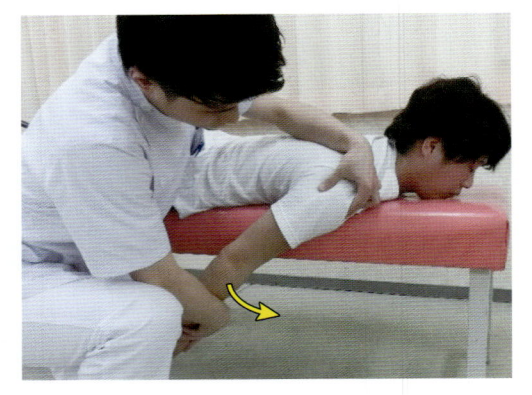

図3　重力を利用したリラクセーション

自動運動で挙上する際に，肩甲帯の代償が強く現れる場合，腹臥位で重力を用いてリラクセーションを図りつつ，挙上運動すると再教育も行いやすいです．腹臥位が困難であれば側臥位でも従重力位となるため，代償を抑制して行えます．

トの確認をします．

　髄内釘固定後のリハビリでは，一般には**受傷後（術後）1週を目安にコッドマン運動から開始**（図2）します．コッドマン運動を行う前に**肘関節伸展の可動域改善も見落とさないように**します．2週より腱板などの軟部組織の損傷に合わせて自動介助運動を行います．

　また目標可動域は，結帯・結髪動作獲得としますが，回復初期に努力性に挙上運動を行いすぎると疼痛が再燃しやすく過剰な筋緊張を生み，可動域が低下する場合もあります．その場合は，重力を利用したリラクセーション（図3）や生活制限をあえて設けるなど，疼痛管理をしながら進めます．

2　橈骨遠位端骨折

1) 受傷機転・重症度分類

　50歳代からはじまり70歳代以降に増える骨折で，転倒した際に手をついたことで起こり，骨粗鬆症由来の場合少しの外力でも発生します．

　この骨折の分類はいくつかありますが，古典的分類法（表2）は骨片が背側転位する**Colles骨折**（コーレス），掌側転位する**Smith骨折**（スミス），遠位骨片が手根骨とともに背側・掌側に転位する**Barton骨折**（バートン）といった転位方向により分類されているものです．ほかにもAO分類や斎藤らの分類も有用な分類です．

2) 治療法

　転位が少ない場合は保存療法が選択され，整復困難例や粉砕型の場合，手術療法が行われます．固定材料はKワイヤーを用いた方法やスクリュー固定，ロッキングプレート固定，創外固定などがありますが，近年はプレートをスクリューで固定するロッキングプレート固定が多く用いられています（図4）．

表2　橈骨遠位端骨折の古典的分類 [2]

分類		図	特徴
ⓐ Colles骨折			手を背屈位に着いた場合に起こり、遠位骨が背側へ転位する。
ⓑ Smith骨折	Thomas分類 Type I Smith		手を掌屈位に着いた場合に起こり、遠位骨が掌側へ転位する。
	Thomas分類 Type III Smith		
ⓒ Barton骨折	背側Barton骨折		手関節内に及ぶ骨折で手根骨も合んで転位し、背側・掌側にそれぞれ転位する。
	掌側Barton骨折＝Thomas分類 Type II Smith		
ⓓ chauffeur骨折 (backfire骨折)			橈骨茎状突起の骨折で靱帯損傷が合併することがある。
ⓔ die-punch骨折			橈骨遠位端の関節面剥離骨折が起こったものである。

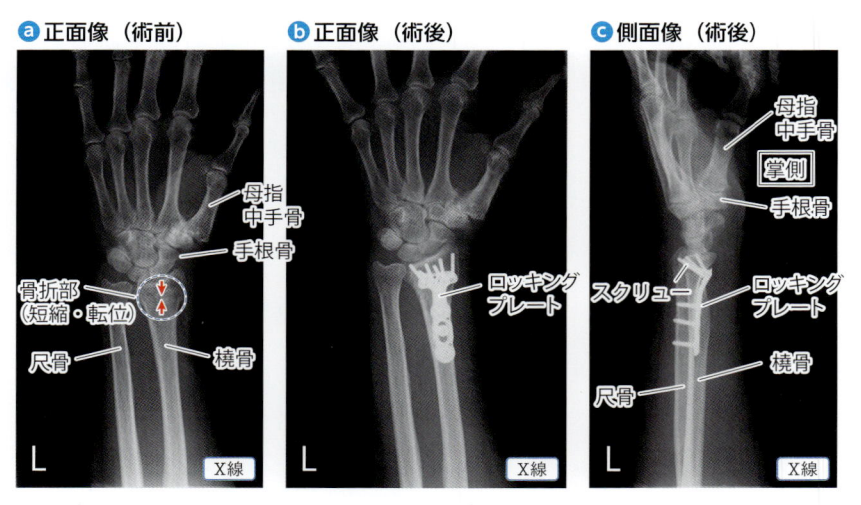

図4　手関節のロッキングプレート固定（Colles骨折）

3) 画像情報から考察する

　手関節のリハビリテーションを行ううえで，整復後のアライメントは重要です．

　一般には①radial length，②radial inclination，③ulnar variance，④volar tiltを理解しておく必要があり，おのおのが正常値から逸脱すると整復後に再転位するリスクや疼痛が残存することになります（図5）．

① radial length

　まず橈骨の長軸線を引き，橈骨茎状突起と尺骨頭関節面上に2本の垂線を引きます（図5a，e ━）．radial lengthはこの2本の線の距離を表し（図5a，e①），正常は9〜11 mmです．健側よりも4 mm以上短縮している例では転位の可能性があります．

② radial inclination

　橈骨長軸の垂線と橈骨関節面の傾斜の角度を表します（図5b，e②）．正常は13〜30度とされ，それよりも低値だと転位の可能性があります．

③ ulnar variance

　橈骨遠位端の関節面と尺骨関節面との位置関係を表します（図5c，e③）．正常は両者が同じ高さに存在します．橈骨が短縮し相対的に尺骨が突き上げているように見える**尺骨突き上げ症候群**（図6）などの指標に用いられ，尺骨関節面が高値の場合転位の可能性があります．

④ volar tilt

　volar tiltは側面画像を参考にし，橈骨関節面の線と橈骨長軸に対し引かれた垂線との角度を表します（図5d，f④）．正常では7〜13度とされ，この角度が低値だと転位の可能性があります．

　南野の報告によれば，橈骨背側に**粉砕**が認められる例では初診時の**radial inclinationが5度以下**，**ulnar varianceが5 mm以上**，**volar tiltが20度以下**で**再転位しやすい**とされています[3]．

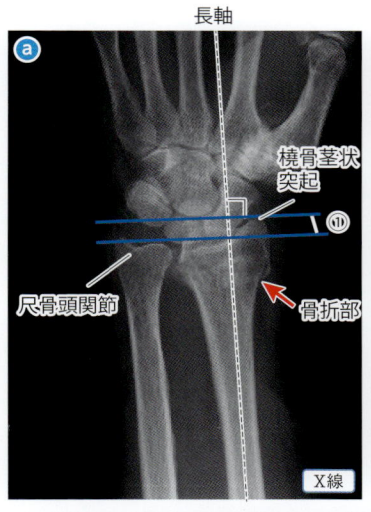
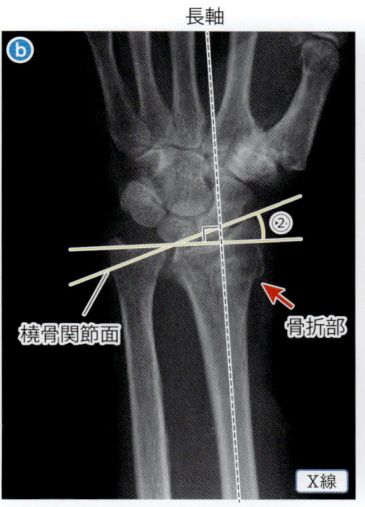
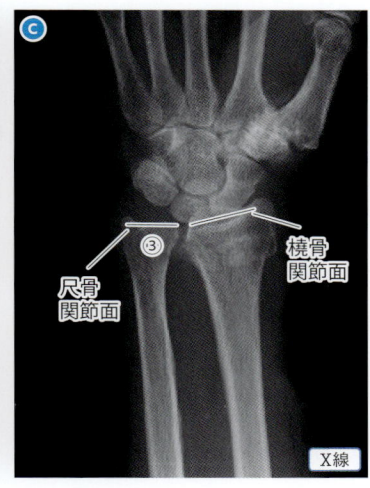
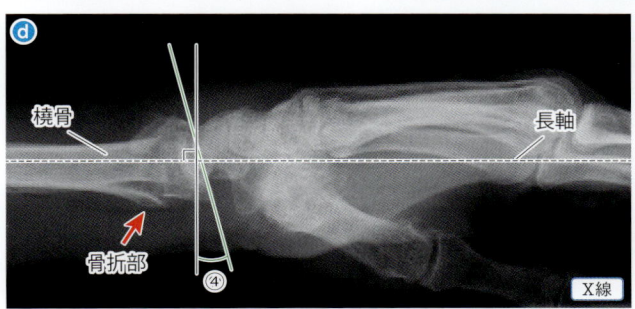
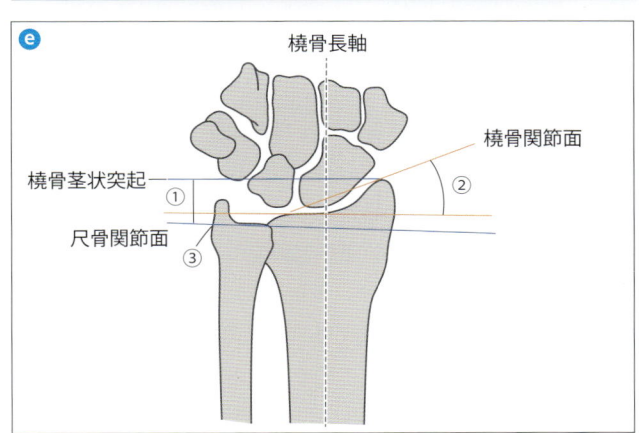
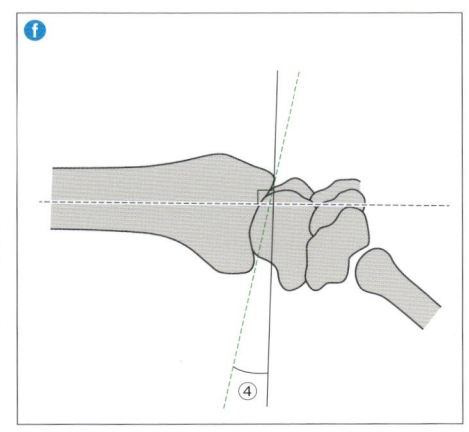

アライメントの指標	正常値	転位のリスク
①radial length	9〜11 mm	健側よりも4 mm以上短縮
②radial inclination	13〜30度	12度以下
③ulnar variance	同じ高さ	尺骨関節面高値
④volar tilt	7〜13度	6度以下

図5 橈骨遠位端骨折のアライメント測定方法

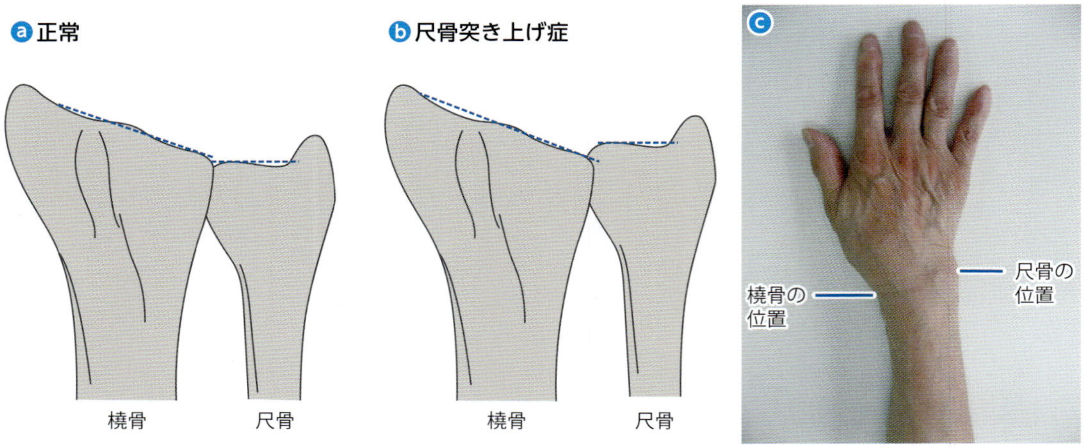

ⓐ 正常　　　　ⓑ 尺骨突き上げ症

橈骨　　尺骨　　　橈骨　　尺骨

ⓒ
橈骨の位置 ─── 　　　─── 尺骨の位置

図6　尺骨突き上げ症候群
橈骨の短縮により，あたかも尺骨が突き上げたように見える状態.
ⓒは文献7を改変して転載.

　　これらのアライメントに異常があると，運動時の疼痛が残存し，手や前腕の可動域制限や握力などの筋力の回復が受傷前の状態に戻らないことがあるため，予後判定にも役立つ指標となります.

4) 画像からリスクを考える

　　図4aの術前画像では，橈骨遠位端部に短縮，かつ軽度橈屈位に軽度の転位を認めるColles骨折となります. 術後の整復固定後の画像では転位も修復され，良好なアライメントが得られています.

　　術後画像（**図4b**）では，ロッキングプレートを用いているため，掌側のプレート部分に**違和感**を訴えたり，**正中神経領域に痺れなど**が出現したりしてないか確認します.

　　また短縮転位や橈屈転位がある点から筋力にも少なからず影響が起こることも考えられるため，**長母指伸筋や手関節の筋力低下や可動域評価，正中神経領域感覚異常**などは定期的に確認しておくようにしましょう.

　　なかなか疼痛が軽減しない場合は，三角線維軟骨複合体損傷（**TFCC損傷**, **図7**）の合併を考えることも必要です. TFCC損傷は軟骨組織のためX線ではアライメント程度しか確認できません. そのためMRIなども並行して確認が必要となります. この部位が損傷されると，早期の過度な尺屈運動はストレスがかかるため，控える必要があります.

5) リハビリテーション

　　固定期間中は，特に手指や肩関節に疼痛や可動域制限が出現しやすいため，筋力・可動域維持に努めることが重要です. 術後は**周辺組織の癒着を最小限**に，**腫脹を軽減**させるように努め，長時間の下垂位を避け**パンピング**（**図8**）を励行する生活指導も行います. このとき，手関節の可動域運動にとどまらず，手指の腱の動きを意識した**握り運動**（**図9**）や手根中央関節を使い過ぎて痛くならないために，橈骨を固定しつつ橈骨手根関節を含めた**モビライゼーション**（**図10**）も必要です.

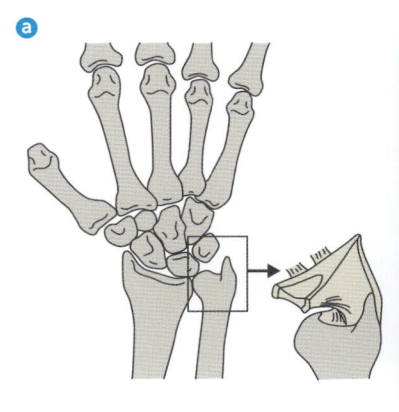
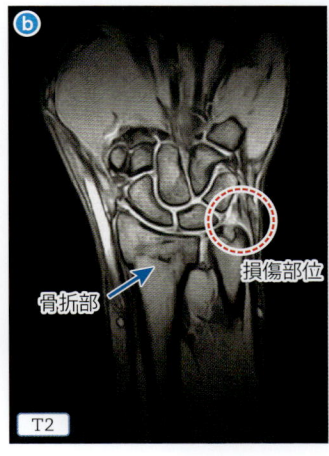
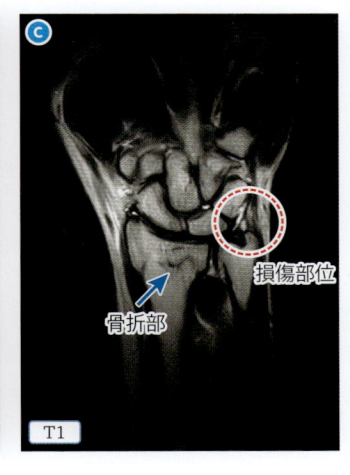

損傷部位

骨折部

T2

損傷部位

骨折部

T1

図7　TFCC損傷

TFCC損傷は橈骨尺側縁から尺骨茎状突起と尺骨頭小窩に至る尺骨三角骨靭帯・尺骨月状骨靭帯・掌側橈尺靭帯・背側橈尺靭帯・関節円板・尺側側副靭帯・三角靭帯といった7つの複合体の損傷です。T1，T2ともに低信号（黒）を示すため，急性期での損傷がうかがえます。
文献3を参考に作成.

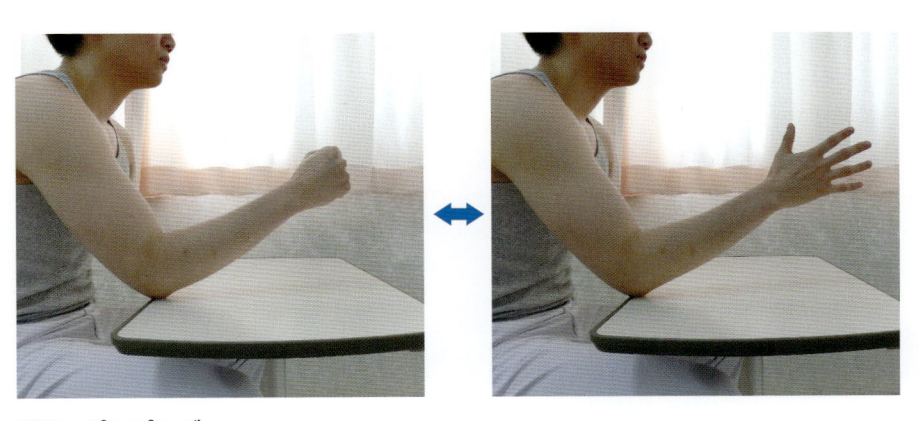

図8　パンピング

力強く，グー，パーを繰り返すことにより末梢循環を改善します。

ⓐ MP関節伸展・PIP関節屈曲

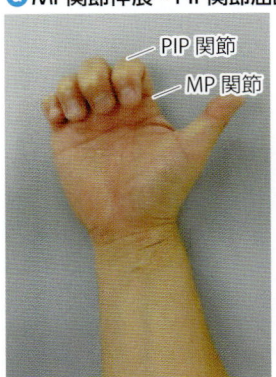

PIP関節

MP関節

ⓑ MP・PIP関節屈曲とDIP関節伸展

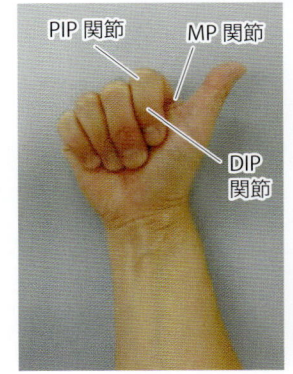

PIP関節　　MP関節

DIP関節

図9　腱を意識した握り運動

MP関節：中手指節関節
PIP関節：近位指節間関節
DIP関節：遠位指節間関節

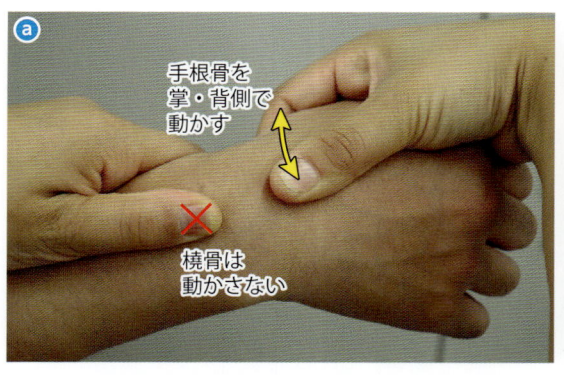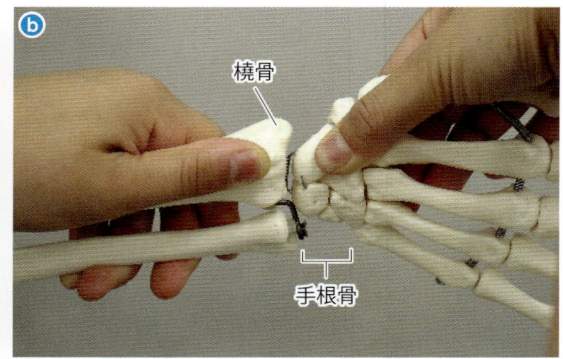

図10　橈骨手根関節を意識したモビライゼーション

橈骨遠位端骨折では，橈骨と手根骨間の動きが悪くなりやすいです．そのため，橈骨と手根骨，あるいは手根骨どうしの動きを出すモビライゼーションが必要となります．

またアライメント不良例では，疼痛や腫脹が軽減しない症例が少なくありません．その場合，交代浴などの水治療法や電気刺激療法などの物理療法を併用し，ADLに困らない可動域改善や筋力強化に努めましょう．また，生活指導の面でも骨癒合が得られない間は立ち上がりなどで上肢支持を行わせず再転位させない配慮も行う必要があります．

リハビリによる目標可動域は，**背屈45度 掌屈30度以上，橈屈15度 尺屈15度以上，回内50度 回外50度以上**で，かつ能力低下がなく不快感が最小であることが望ましいといわれていますし，アライメント不良や転位による軟部組織損傷が大きいか否かで，筋力やADLの低下度合いが異なるため，アライメントをふまえてリハビリを行いましょう．

3　鎖骨骨折

1) 受傷機転

鎖骨骨折は，肩を強く打ちつけたり，スポーツ現場などで介達外力が加わったりした際に受傷します．骨折の分類ではAllmanの分類やNordqvist–petersonの分類が用いられ，好発部位は中央部3分の1で，周辺の靱帯や筋の走行から**近位側で上方転位が多く**なります．

2) 治療法

主として**保存療法**が選択され，矯正的に肩甲帯後退位を保持し，鎖骨の短縮を防ぐ目的でクラビクルバンド装具を1〜2カ月装着することが一般的です．ただし，遠位端骨折や粉砕骨折例で転位があれば手術療法が選択され，プレートやロッキングプレート・鋼線・髄内釘などの固定が行われます．

3) 画像の見かた

鎖骨骨折では，左右の鎖骨の高さや長さ・カーブに左右差があるか，骨折部の突出の状態を確認します．

ⓐ 術前（肩関節〜胸部正面像）

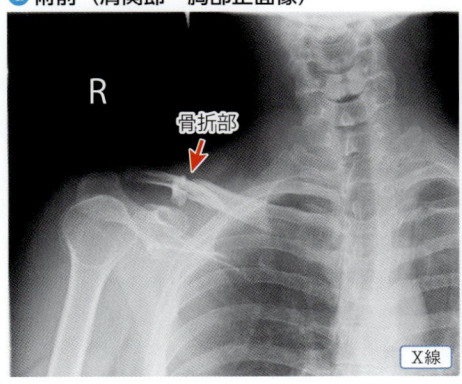

骨折部

X線

ⓑ 術前

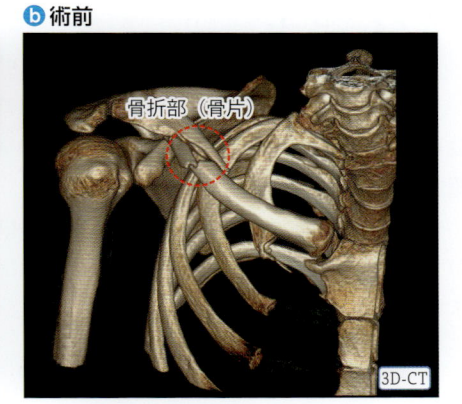

骨折部（骨片）

3D-CT

ⓒ 術後（正面像）

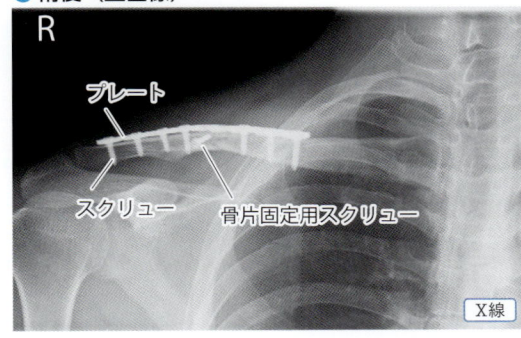

プレート

スクリュー　骨片固定用スクリュー

X線

ⓓ 術後（軸射像）

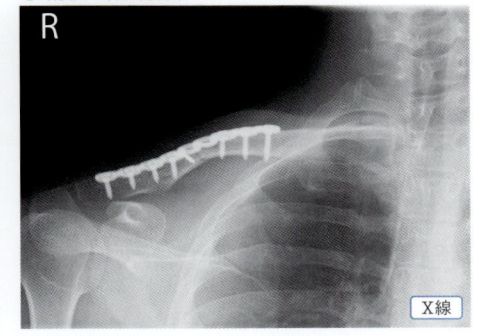

X線

チェックリスト	図11c
周辺軟部組織の損傷	骨片のある骨折のため，固定性はやや不安定と考える．僧帽筋・鎖骨下筋・大胸筋・胸鎖乳突筋にも影響あり．
整復法	プレートによる骨接合術と7本のスクリュー，骨片固定用のスクリュー1本を使用している．
リハビリ	1週三角巾固定の後，コッドマン運動から鎖骨回旋を防ぐために，肩関節90度挙上までで制限を行い，プッシュアップなどの上肢荷重や側臥位は控えるよう指導する．医師の許可が出れば，90度以上の挙上運動も追加していく．

図11　鎖骨骨折

図11a, bは鎖骨中央部の骨折ですが，3-part骨折で短縮転位を大きく認めていたため，手術療法が行われました．術後画像では，転位していた骨片もプレートとスクリューにて整復固定されていますが，転位を予防するために多くのスクリューが用いられています（図11c, d）．

4) 画像からリスクを考える

鎖骨中央部の骨折と骨片があるため，中枢側は上後方に，末梢側は下方に転位しやすくなりますが，内固定を施行していることで肩をすくむ動作や頸部の回旋は疼痛のない範囲で可能になります．しかし，肩関節の挙上は安静期間を待ってから行わないと鎖骨に回旋力がかかるため注意が必要となります．

固定性は得られたものの，術前は**短縮転位**であったこともあり，**側臥位**は術部に荷重がかかるため避けた方がよく，上肢でのプッシュアップも鎖骨にストレスがかかるため，癒合を確認してから行うようにします．

第2章　2　上肢の骨折

5) リハビリテーション

　まずは術後1週よりコッドマン運動（**図2**）から開始し，2週より自動介助運動が行われるのが一般的です．肩関節90度以上挙上を行う際に，鎖骨の回旋が生じる（**クランクシャフト運動**）ため転位のリスクとなりますので注意が必要です．**肩関節90度以上の挙上時期は医師と相談**のうえ，進めるようにします．

　また**遠位端**の骨折では，円錐・菱形・烏口鎖骨靭帯などの損傷も合併していることがあるので，挙上運動時にクリック感・音や違和感が生じていないか確認し，可動域運動を行います．

■ 参考文献

1）Neer CS 2nd：Displaced proximal humeral fractures. I. Classification and evaluation. J Bone Joint Surg Am, 52：1077-1089, 1970
2）「最新整形外科学大系25 高齢者の運動器疾患」（中村利孝／専門編集），中山書店，2007
3）南野光彦，他：保存療法の適応と限界．関節外科，28：1049-1054，2009
4）「OS NOW Instruction 上肢の骨折・脱臼」（金谷文則／編），メジカルビュー社，2007
5）玉井和哉：骨折・脱臼．「標準整形外科学 第11版」（内田淳正／監，中村利孝，他／編），pp723-788，医学書院，2011
6）久志本成樹：わかっておきたい基本画像．「ケアに使える画像の見かた」（久志本成樹／編著），pp58-130，照林社，2008
7）加藤紀仁：骨折と脱臼．「15 レクチャーシリーズ 運動器障害理学療法学I」（石川 朗／総編集，河村廣幸／責任編集），pp21-72，中山書店，2011
8）画像検査．「コメディカルのための運動器画像診断学」（橋本俊彦／著），pp35-87，ナップ，2013
9）上肢の骨折．「骨折の機能解剖学的運動療法 総論・上肢」（青木隆明，林 典雄／監，松本正知／著），pp33-153，中外医学社，2015
10）松本吉隆：骨折に用いる内固定材料．「骨折・脱臼 改訂3版」（冨士川恭輔，鳥巣岳彦／編），pp71-102，南山堂，2012

3　下肢の骨折

加藤紀仁，河村廣幸

Summary

- 下肢の骨折では，2次的合併症予防に早期離床は重要ですが，その分転位のリスクが高くなるため，経過を追ったX線画像や脚長差などの確認が必要です．

- 大腿骨頸部骨折のX線画像を確認する際，内側骨折か外側骨折かを見極め，それぞれの手術方法の違いや荷重時期，リスク管理を理解しましょう．

- 大腿骨頸部骨折のリハビリは，受傷前の歩行能力に近づけるよう努めますが，活動量や認知面の低下が加わると，住環境の改修や家族指導といった調整も必要となります．

- 交通事故や転落など，外力の大きい下肢骨折では転位による組織損傷や癒着が生じやすいことを理解し，X線画像を確認しましょう．画像情報をもとに疼痛や拘縮を生じないよう可動域改善を図り，歩行再獲得に努めましょう．

- 粉砕骨折では転位が進むケースや，関節周辺骨折では靱帯損傷による不安定感などを訴えることがあります．経過を追った画像の変化には常に気を使い，いつもと違う疼痛や脚長差・異音などがあれば，すみやかに医師へ報告を行い，早期対応に努めましょう．

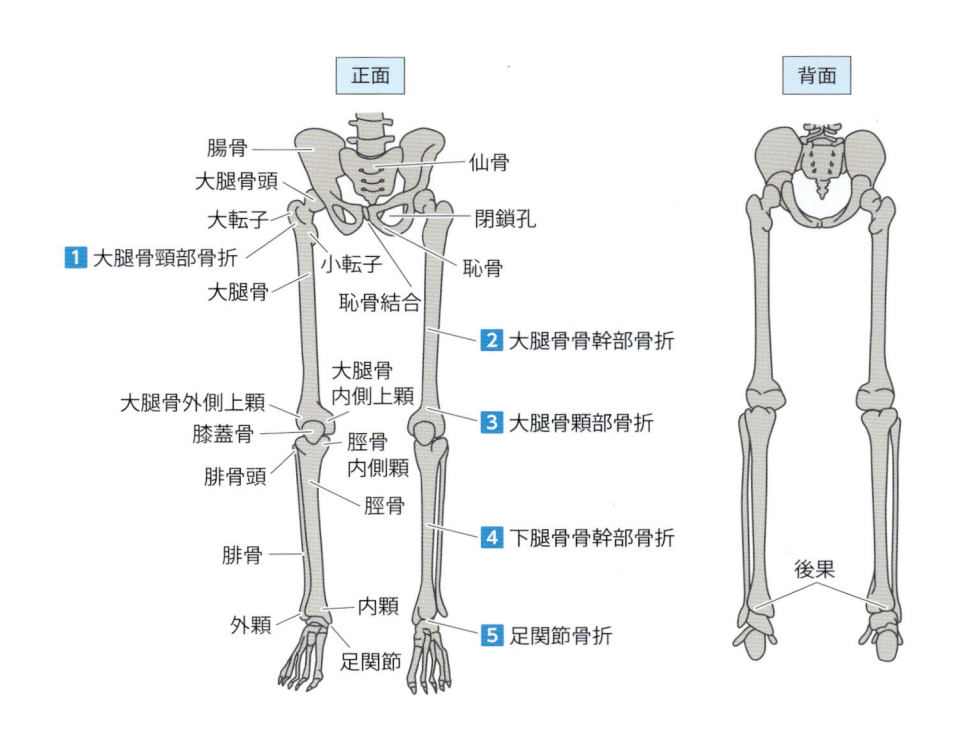

一般に大腿骨頸部骨折といえば，**大腿骨頸部内側骨折**を指しますが，広義には**大腿骨頸部外側骨折**も含めて大腿骨頸部骨折といわれています．内側骨折と外側骨折の境界は転子間線の近位（骨頭〜転子間線）と遠位（転子間線〜小転子基部），かつ関節包内と関節包外で生じるかで区別されます．

また，大腿骨近位部の骨折は大きく骨頭骨折，頸部骨折，頸基部骨折，転子部および転子間骨折に分類されるため，各部位の位置関係は理解しておきましょう．

1) 大腿骨頸部内側骨折 (図1)

① 受傷機転・重症度分類

70代以降の高齢者に多く，関節包内に生じる骨折で，骨膜新生がなく，滑液が豊富で血液が凝固しづらいうえに，転位が大きくなれば栄養血管が乏しいことから骨癒合しにくいといわ

ⓐ 術前

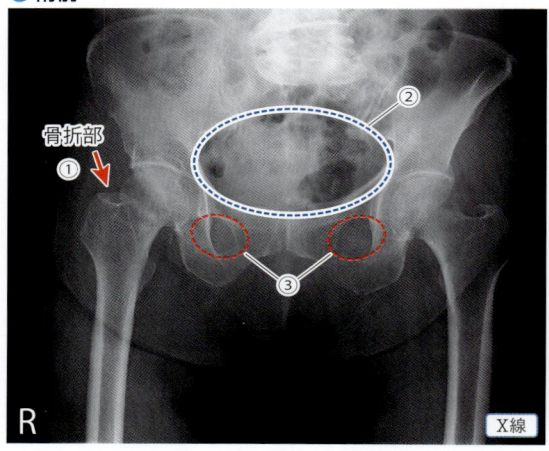

ⓑ 人工骨頭置換術後

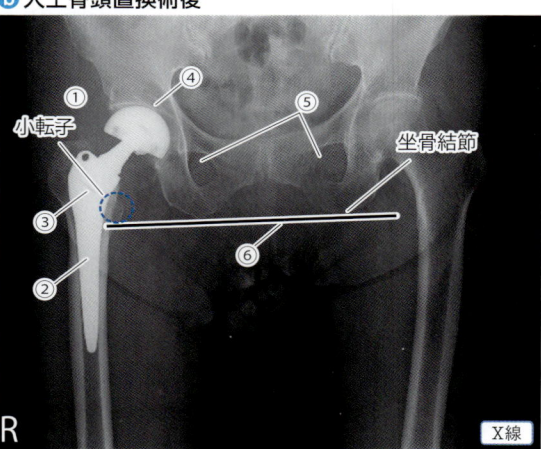

チェックリスト	術前（図1a）
①アライメント	やや内反位に頸部が転位．
②骨盤回旋の偏位	右側の閉鎖孔がやや小さくなるため，右回旋位．
③骨盤前後傾	骨盤腔が楕円→後傾位

チェックリスト	術後（図1b）
①人工骨頭の挿入状況	大腿骨側ステムはセメントレスで行われ，頸体角も良好．
②ステム周辺の骨皮質の脆弱性	骨皮質に脆弱性はなく，十分に存在．
③ステムの荷重ベクトル	臼蓋中心に向かっており良好．
④臼蓋が人工骨頭を覆っているか	臼蓋の大きさと人工骨頭の被覆状況も良好．
⑤閉鎖孔の左右差	術前に比べると同じであるが骨盤の傾きが存在．
⑥脚長差	左右の小転子と坐骨結節の位置が一直線上にある→良好

図1 **大腿骨頸部内側骨折**

れています。

　本骨折の分類は**Garden分類**（**図2**）がよく用いられます。これは骨折部の転位の程度を表し4つに分類されたもので，stageⅠ〜Ⅱでは骨接合術（**図3**）が選択され，stageⅢ以降では人工骨頭置換術（**第4章−2 図9**）が行われます。しかし，若年者の場合で，保存的に仮骨形成が望まれると判断されれば，手術を行わずに様子をみることもあります。

② 治療法

　大腿骨頸部内側骨折の骨接合術では，主に中空スクリュー固定（ハンソンピン）やCCHSが用いられます（**図3**）。ハンソンピンではスクリューに引き寄せ効果があることから固定性を強く期待でき，CCHSでは荷重刺激を受けるため，骨癒合促進の効果があります。

③ 画像の見かた

　図1aでは大腿骨頸部に骨折線が認められ，**アライメントはやや内反位に頸部が転位**している完全骨折です。Garden分類ではstageⅢに該当します。

　図1bの画像は，骨盤が後傾かつやや右回旋位を伴う症例での人工骨頭置換術で，脚長差がなく，ステムの荷重ベクトルも臼蓋中心に向かっており，荷重を受けるアライメントとして良好な関節であるといえます。

④ 画像からリスクを考える

　骨接合術の場合は医師の判断で翌日〜2週までに部分荷重から全荷重が許可されます。大腿骨頭部内側骨折では，**骨頭壊死**（**図4**）が高頻度で起こるので，**荷重量を増やす際には疼痛のない範囲**で進めます。疼痛で荷重量が増やせない場合は，定期的に画像を確認し，骨壊死や，骨癒合の遷延，あるいはその他の問題が生じれば，医師と相談し荷重量を再設定する方がよいでしょう。

　また可動域運動や筋力トレーニング時には，スクリュー固定では回旋ストレスに弱いため，早期からの股関節内外旋のストレッチや筋力トレーニングは控え，自動運動中心に行います。人工骨頭置換術での一番のリスクは**脱臼**（**第4章−2 図13**）で，術中の安定角度を超えるよう

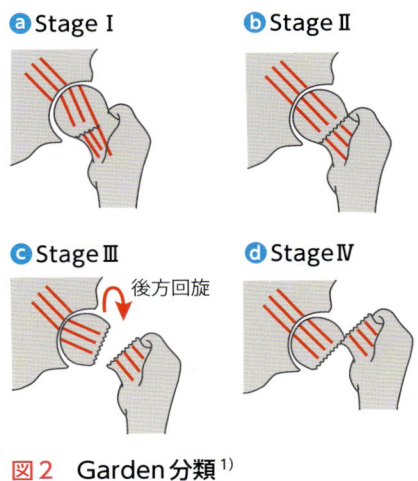

図2　Garden分類[1]

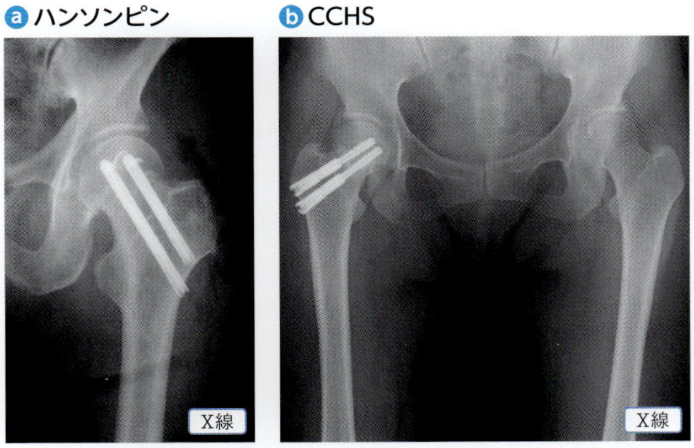

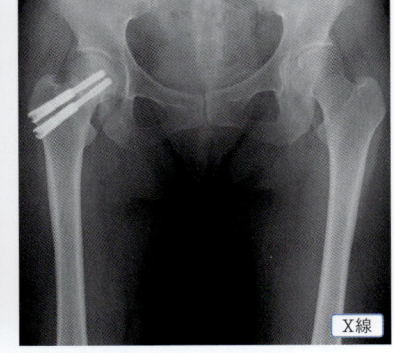

図3　骨接合術（股関節正面像）

骨接合術は頸体角が125度に近づくように固定されているか，頸部の短縮がないかを確認し脚長差を認めないかを知っておきます。

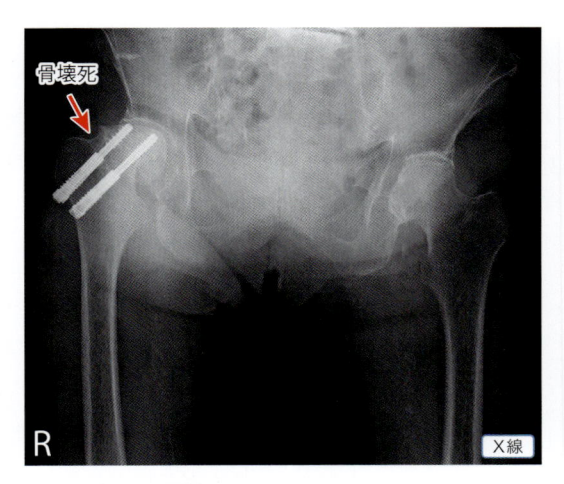

図4　大腿骨頭壊死

➡の先の黒くなってる部分は骨壊死を起こしています.

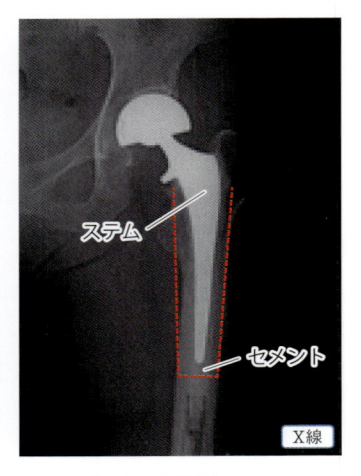

図5　セメント固定

ステムと骨との間にある白いもやもやした陰影が骨セメントです. 骨セメントと骨の間に隙間ができると, 黒い境界がみられクリアゾーンとよばれます.

な肢位をとらないよう, ベッド上での体位変換や起き上がり・移乗など離床時, トイレ介助などは看護師と連携し, 介助法や危険因子について統一しておく必要があります. また脱臼しやすい方向は画像では判断できません. 術侵襲から前方・後方脱臼のどちらかあるいは両方が生じやすいのか判断できるので, 手術所見も必ず確認しておくようにします.

> **memo:** 近年は少なくなりましたが, 人工骨頭のステム側に**骨セメント**を用いる場合（図5）があります. これを使用する場合は, **骨粗鬆症・関節リウマチ**などで皮質骨が脆弱していた可能性も示唆されますので注意しておきましょう.

> **point** 荷重時期は医師の指示のもと, 術後翌日ないしはそれより遅れて許可されます. 遅れている場合, 固定性が弱かったり, 術時に骨皮質に亀裂が入ったりなど, 積極的に進めるには何らかの問題が生じるかもしれないことをふまえておきましょう.

⑤ リハビリテーション

　スクリュー固定では, 多くの場合2週までは部分荷重で, 以降は可及的に全荷重が行われますが, 人工骨頭置換術ではセメント・セメントレスのどちらでも, ほとんどが早期から全荷重が許可されます. この骨折は高齢者に多いため, 活動量や認知面が低い場合が多く, その場合には可動域改善や筋力強化に難渋しやすく, 動作練習中心で行うことが多くなります. その際, 入院前のADL能力を参考にし, 歩行ばかりに着目しすぎず, トイレ動作の様子や更衣動作の方法など, 動作スピードやバランス力など**セルフケア**の実用性の向上も同時に進めます.

　可能であれば, 住環境の改修や家族指導まで配慮し, かつ**再転倒**や脱臼しないような環境づくりをめざします.

2) 大腿骨頸部外側骨折 （図6）

① 受傷機転・重症度分類

　この骨折は, 股関節の関節外骨折であるため, 血流も豊富なことから内側骨折よりも骨癒合

ⓐ 術前

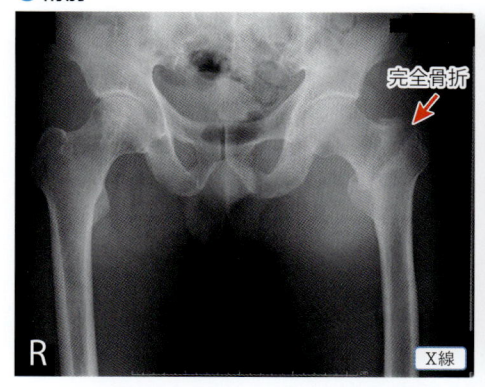

完全骨折

R

X線

ⓑ 術後（γネイル）

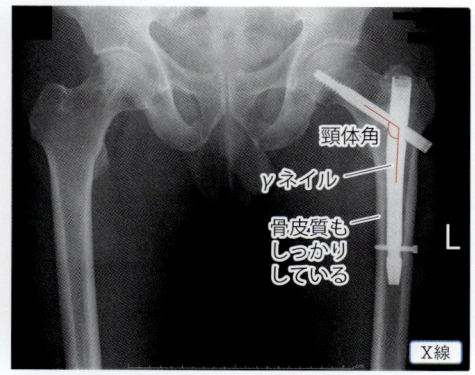

頸体角

γネイル

骨皮質も
しっかり
している

L

X線

チェックリスト	図6b
整復法	γネイルで固定．頸体角が正常範囲に整復固定され，横止めスクリューを1本使用している．
仮骨形成	なし
異常な転位	なし
リハビリ	髄内釘を挿入した大転子周辺と横止めスクリューの挿入部に疼痛が出やすいことを配慮しつつ，可動域や筋力の改善に努める．また，荷重は疼痛に合わせ段階的にすすめ，歩行改善を目指す．

図6　大腿骨頸部外側骨折

表1　Evans の分類 [2]

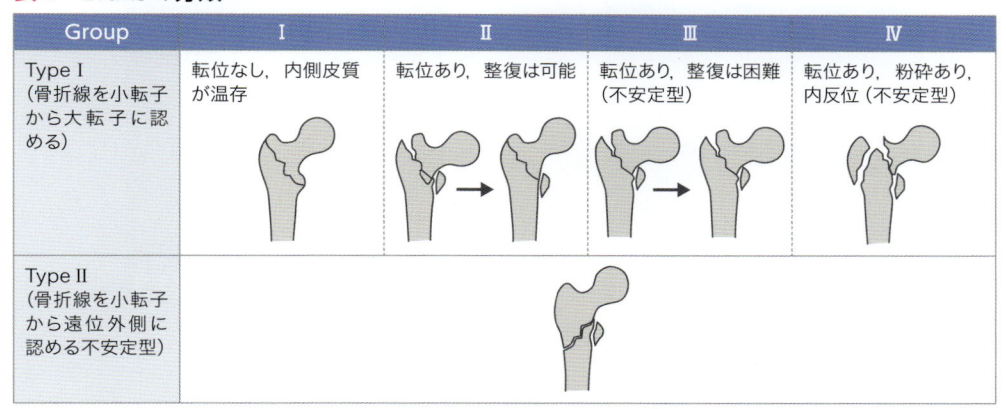

Group	Ⅰ	Ⅱ	Ⅲ	Ⅳ
Type Ⅰ （骨折線を小転子から大転子に認める）	転位なし，内側皮質が温存	転位あり，整復は可能	転位あり，整復は困難（不安定型）	転位あり，粉砕あり，内反位（不安定型）
Type Ⅱ （骨折線を小転子から遠位外側に認める不安定型）				

近位部の粉砕した Type Ⅰ Group Ⅲ，ⅣとType Ⅱが不安定骨折です．このタイプの骨折の頻度はそれほど高くないです．

が得やすいといわれています．受傷機転は側方への転倒ですが，大転子を直接打つ場合も多く，腫脹や皮下出血もみられます．骨折の分類は**Evansの分類**（表1）がよく用いられますが，これはX線画像から受傷時の内側皮質骨の損傷程度と整復後の難易度を分類したものです．小転子の骨折線の方向からTypeⅠとⅡに分けられ，さらに転位や粉砕の程度でいくつかのグループに分類されます．また近年3D-CTの普及により，3次元で転位を分類している**中野の3D-CT分類**も参考になります（表2）．

表2　中野の3D-CT分類

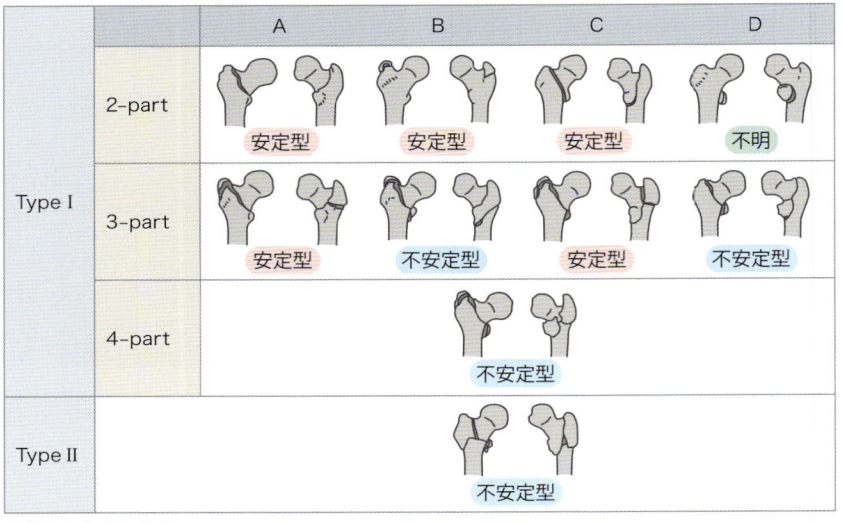

		A	B	C	D
Type I	2-part	安定型	安定型	安定型	不明
	3-part	安定型	不安定型	安定型	不安定型
	4-part		不安定型		
Type II			不安定型		

文献3を参考に作成

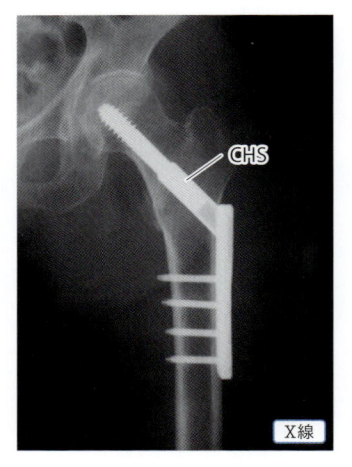

**図7　大腿骨頸部外側骨折の固定材料
（CHS，股関節正面像）**

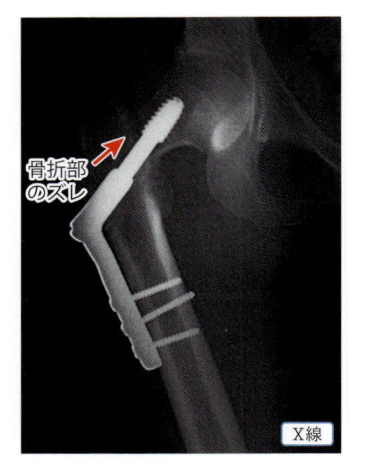

図8　cut out
スクリューの部分が上方にずれ，骨折部にずれが生じています．

② 治療法

　主な治療方法は，**骨接合術**で，CHS（**図7**）や，γネイルによる固定が行われます（**図6b**）．術後固定性が良好であれば，翌日より早期荷重が可能ですが，受傷時に転位が大きい場合や固定性が弱い場合は，荷重が遅れることがあります．

③ 画像の見かた

　図6aは大腿骨転子間骨折で，転子間線上に沿い骨折線が見られる完全骨折です．受傷時はやや内反位に転位していますが，Evansの分類を参考にするとType Iの安定型の骨折といえます．

　図6bの術後画像では，頸体角も正常範囲に固定されています．また，γネイルを支える大

腿骨の骨皮質もしっかりしています.

④ 画像からリスクを考える

γネイルは最も主流となっている強固な固定方法で，術創部が小さいため，疼痛が少なく早期荷重が可能で筋力低下も最小にできる利点があります．しかし，髄内釘を挿入した大転子周辺や横止めスクリューを刺入した部位に筋痛が生じやすい点や，頸体角が不十分だと歩行後に **cut out**（図8）とよばれるスクリューの部分が骨頭に突き抜ける現象が起こることもあります．固定後も疼痛が持続している場合，荷重歩行を行う際には，定期的にX線画像から**アライメント**や**疼痛・脚長差**を確認しておきしょう.

⑤ リハビリテーション

外側骨折のリハビリのポイントは，**骨折が安定型か不安定型をふまえたうえで**荷重時期・可動域運動・筋力トレーニングを図ることです．そのほか，大転子や小転子に骨折が及ぶ場合や粉砕型の場合は，荷重の時期，筋の起始停止に関与する筋力トレーニングの抵抗量など，医師と相談のもと行うようにしましょう．疼痛も股関節よりも創部の訴えが多く，荷重歩行が進むにつれて大腿外側の横止めスクリューのある大腿筋膜張筋や外側広筋周囲で出現することも少なくありません．術後皮下出血が存在していた部分の柔軟性が低下することもあるため，**物理療法などを併用**しながら，収縮しやすい筋に戻す配慮も行うとよいでしょう.

歩行獲得後は一本杖や歩行補助具を用いる場合も少なくありませんが，内側骨折同様，下肢全体の機能・能力の改善に努め，再転倒しない生活指導や環境づくりをめざします.

2 大腿骨骨幹部骨折（図9）

1) 受傷機転

この骨折は転落や交通事故などで起こり，強い外力と筋の走行により**近位骨が外方に**，**遠位骨は前方に転位**します．この転位の大きさから**周辺軟部組織の損傷**を想定できます．また開放骨折例も少なくないため，2次的な感染の危険性も配慮しておきます.

2) 治療法

若年者では保存療法で行われることが多いですが，成人以降は拘縮や廃用症候群を避けるため，手術療法が選択されます.

手術はプレート固定や髄内釘に横止めスクリューを用いる方法がありますが，プレート固定は術侵襲範囲が大きく負担がかかるため，髄内釘を用いる方法が多くみられます（図9b，c）.

また可動域運動や筋力強化は早期から行えますが，荷重歩行が遅くなるため，**免荷により生じる廃用症候群予防や残存機能の維持改善**が重要となります.

3) 画像の見かた

図9aは骨幹部に転位を伴う横骨折となっています．髄内釘による固定を行い（図9b，c），アライメントも良好に保たれましたが，受傷時の転位による骨折部周辺の軟部組織の損傷も考

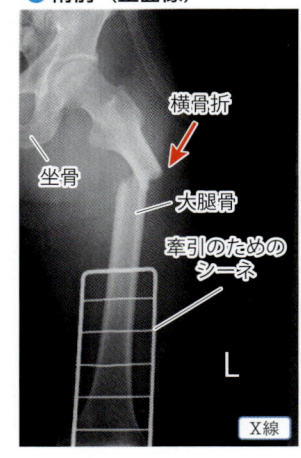
ⓐ 術前（正面像）

横骨折
坐骨
大腿骨
牽引のための
シーネ
L
X線

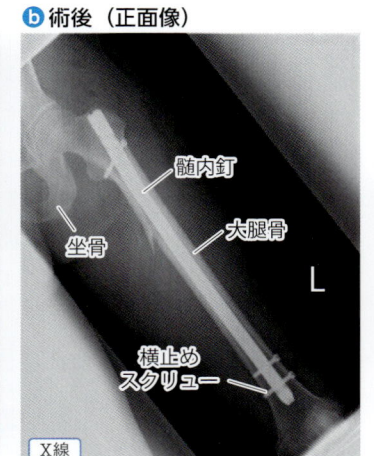
ⓑ 術後（正面像）

髄内釘
坐骨
大腿骨
L
横止め
スクリュー
X線

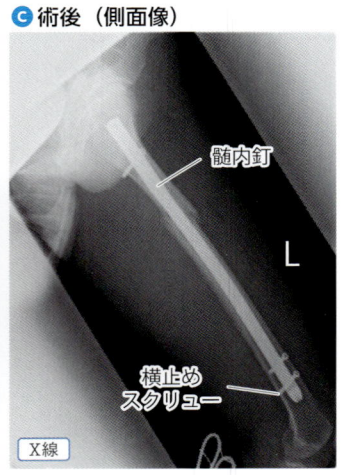
ⓒ 術後（側面像）

髄内釘
L
横止め
スクリュー
X線

チェックリスト	図9
周辺軟部組織の損傷	転位を伴う横骨折により大腿四頭筋や内転筋・ハムストリングスに損傷が考えられ，皮下出血も多いことがうかがえる（a）．癒着や瘢痕化・脂肪塞栓なども考慮しリハビリを行う．
整復法	髄内釘固定を施行，回旋予防の為に横止めスクリューが行われているが，確実に止まっていないため，過度の回旋は行わない（b，c）．
リハビリ	大腿骨の連続性が断たれたことと周辺の損傷により，立て膝やベッドから下肢をおろす動作はできなくなっていることが多いため，注意が必要である．また膝伸展不全や可動域制限・髄内釘の刺入部の疼痛が生じやすいことも注意する．

図9　大腿骨骨幹部骨折

えられます．そのため膝関節周囲の可動域運動や筋力強化の際，**癒着**や**疼痛**などで難渋することも考えられます．

4) 画像からリスクを考える

転位があったことで血腫や軟部組織の損傷が生じ，大腿四頭筋を主とした筋に癒着や瘢痕化が起こりやすく，また**受傷72時間以内**では**脂肪塞栓**や**肺塞栓**の合併が起こりやすくなります．そのため，**初回の離床時のバイタルサインや自覚症状**（意識・息苦しさなど）の確認は重要です．

また，軟部組織の損傷が大きいため，**離床の際に下肢を自分で動かせるか確認したうえで**トイレや免荷での立位・歩行を許可します．また股関節の回旋運動は髄内釘にストレスがかかるため，早期には積極的には行わないようにします．

5) リハビリテーション

荷重量を増加した際には，X線画像や疼痛増悪・脚長差を確認しておきます．大腿四頭筋の癒着により膝屈曲制限や**膝伸展不全**（extention lag）が生じることがあるため，改善に努めることが重要となります．また**髄内釘の術進入が股関節側**であれば**外転筋**が，**膝関節側**であれば**膝蓋靭帯や脂肪体**に**疼痛**が生じることも考えましょう．

また，癒着が残存し膝の屈曲可動域改善に難渋する場合，医師の判断で受動術（癒着剥離）

が行われることがあります．この場合，再癒着を避けるため早期から可動域改善が許可されますが，疼痛や腫脹も再燃していますので，数時間ごとに目標角度を維持かつ改善できるよう進めていくことが重要となります．

3　大腿骨顆部骨折（大腿骨顆上骨折，図10）

1) 受傷機転

交通外傷や転落に多い骨折ですが，高齢者では骨粗鬆症を合併している場合に，転倒により生じることがあります．主に**AO分類**が用いられますが，これは関節外骨折，片側顆部骨折，両顆部骨折の3つに大別するものです．

2) 治療法

荷重に重要な骨であるため手術療法が行われます．固定材料は髄内釘やプレートが用いられ，なかでも**コンディーラープレート**と**ダイナミックコンプレッションスクリュー固定**を用いることが主流となっています．この内固定により，アライメントを極力回復することをめざします．関節内で骨折が生じた場合は，将来の膝関節症を回避するために関節面の段差を1〜2 mm未満をめざして整復するようにします．また骨欠損が多いと，自家骨や人工材料（ハイドロキシアパタイトなど）を使用することがあります．

3) 画像の見かた

図10a，bでは，**転位**が非常に大きく，前方かつ短縮方向に転位がみられます．そのため，膝関節構成体となる関節包や膝蓋上嚢，大腿四頭筋や股関節内転筋・腸脛靭帯など損傷が大きいことが考えられます．そのため，出血による**癒着**や**疼痛**が顕著になることも予想され，術後自動運動で下肢を動かすことができなくなり，離床時に介助も必要になります．

図10cの術後画像からは，骨片を引き寄せ整復固定は行ったものの，**骨折部が稀薄**で**隙間**も見られるため，**荷重時期は遅く，免荷期間が長くなる**ことが推測できます．可動域運動や筋力トレーニングについても，骨折部の固定力は弱めに想定し，医師と連携をとり，どの程度の負荷まで行えるか意見を統一しておくことが重要になります．

4) 画像からリスクを考える

骨折部の骨癒合の**遷延治癒**や**偽関節のリスク**があることを常に頭に入れておきます．また荷重痛の変化や骨の転位による**短縮や膝外反方向の変形**も予測したうえで，脚長差やアライメント評価を実施します．また，疼痛が軽減しなければ独歩に到達できず，**歩行補助具**に頼ることも想定します．

5) リハビリテーション

離床は疼痛に応じ可及的早期に開始しますが，不安定型骨折の場合術肢を膝装具で固定し，X線画像を確認後，可動域運動が許可されます．

急性期は術部の**腫脹軽減**や皮膚の**柔軟性の改善**に努め，**拘縮のリスクを少しでも軽減**します．炎症の減弱や仮骨形成に伴い可動域運動や筋力強化を行います．骨折部の過度のストレスを避けるため股関節の運動では急激に落下しないように膝下に手を添えたり，膝関節の運動では関節に近い部分に上部から圧迫固定を加えたりして，骨折部を保護する配慮が必要です．その後，部分荷重から全荷重へと進め，ADL獲得ないしは家庭・職場復帰へと進めます．

本例では，慎重に全荷重歩行を進め，疼痛の増悪もなかったのですが，歩行時に異音が出たと訴えがあったため，医師に緊急報告し画像確認した結果，骨折部が**短縮転位**したことが判明しました（**図10d**）．このように，理学療法士はトラブルを最初に気づくことができる部門でもあるため，**運動時や荷重時痛の変化・異音・脚長差などから危険感知**するようにしましょう．

ⓐ 受傷時（正面像）

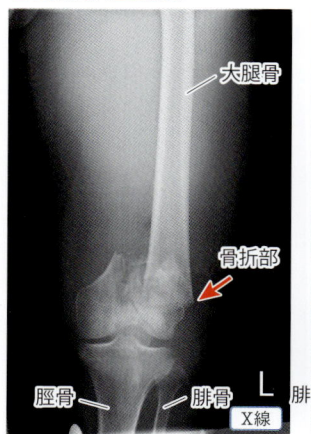

ⓑ 受傷時（側面像）

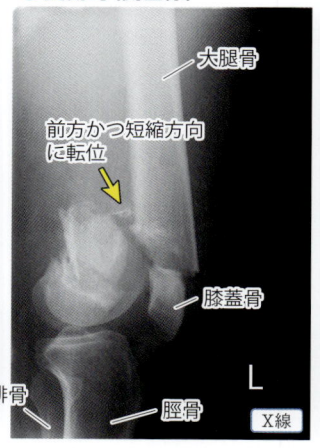

ⓒ 術後（正面像）

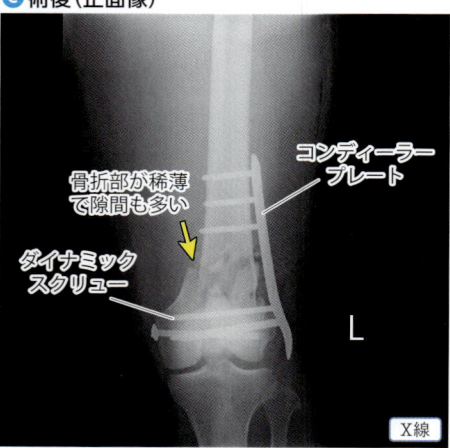

ⓓ 全荷重許可後，骨が短縮した例

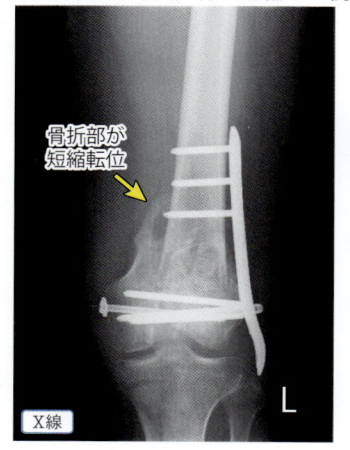

チェックリスト	図10
周辺軟部組織の損傷	転位が非常に大きく，膝関節構成体や周辺の筋にも損傷が大きくなることが考えられる．プレートとスクリューで固定しているものの，固定した骨も陰影があり希薄さが予想でき，遷延治癒や可動域運動時の転位のリスクも考える．
整復法	コンディーラープレートとスクリュー6本で固定している．
リハビリ	不安定骨折と判断できるため，骨折部を保護しながら離床を行う必要がある．早期は腫脹の軽減・軟部組織の柔軟性改善を図りながら骨折部にストレスをかけないように努め，可動域運動や筋力トレーニング・荷重時期など医師と相談しながら進めていき，違和感などが出た場合はすみやかに報告するよう努める．

図10　大腿骨顆部骨折

4 下腿骨骨幹部骨折（図11）

1）受傷機転

下腿骨骨幹部骨折は強い外力で生じる骨折で，開放骨折を伴う場合は**横骨折**や**粉砕骨折**が多く，比較的弱い外力で生じる場合は**斜骨折**や**螺旋骨折**となります．

2）治療法

脛骨骨折は転位が少なければ保存療法が選択されますが，粉砕型や転位・短縮が顕著であれば，内固定を行います．固定材料は髄内釘や創外固定を用いますが，螺旋骨折の場合は内固定をしても側方や回旋ストレスに弱いため，抵抗運動を行う際には十分に注意します．

腓骨骨折にも斜骨折が認められますが，荷重骨ではないため腓骨小頭と外果に骨折線が及ばなければ保存で様子をみます．しかし脛骨同様に側方や回旋ストレスには弱いため，運動時は配慮が必要です．

また，開放創を伴う場合は，皮膚損傷や感染の可能性があるため，炎症が持続し荷重が遅れたり偽関節や遷延治癒となったりすることがあります．

ⓐ 受傷時（正面像）

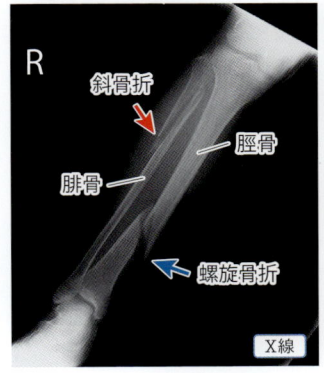

ⓑ 受傷時（側面像）

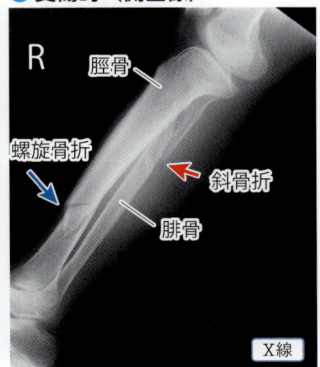

ⓒ 髄内釘固定後（正面像）

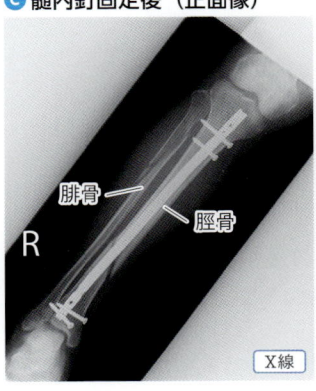

ⓓ 髄内釘固定後（側面像）

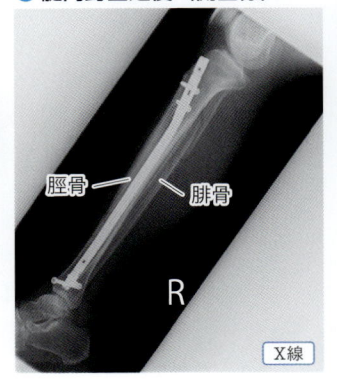

チェックリスト	図11
周辺軟部組織の損傷	脛骨の螺旋骨折と腓骨近位部の斜骨折と軽度の転位を認め，下腿に走行する筋損傷の可能性が伺える．
整復法	髄内釘と横止めスクリューを4本使用し，回旋力を防いでいる．
リハビリ	螺旋骨折は，固定が良好であっても側方や回旋ストレスに弱く，抵抗運動時は注意して行う．また，骨癒合が遷延しやすい部位であるため，PTB装具を処方して早期免荷歩行を行い，筋力維持強化に努める．

図11 脛腓骨骨折（下腿）

3) 画像の見かた

図11a, bでは脛骨の螺旋骨折と腓骨近位部の斜骨折を呈しています．正面像・側面像ともに転位があるため下腿に走行する筋群の**2次的損傷**も考えられます．しかし，膝関節・足関節は温存されているため，骨折部を配慮しながらも関節運動は積極的に進めていく必要があります．

腓骨は上下端には骨折が及ばず，かつ荷重骨でないことから保存療法が行われ，脛骨は髄内釘と回旋ストレスを止めるために2方向からスクリュー固定を行っています（図11c, d）．

4) 画像からリスクを考える

螺旋骨折のため，固定性は強固とは言いがたく，可動域運動や筋力強化は抵抗の位置や量を考えないと**再骨折のリスク**が高くなります．

5) リハビリテーション

歩行は平行棒や松葉杖を使い部分荷重を守りながら進める方法と，PTB免荷装具（図12）を使用する方法があります．

術後早期の免荷期は膝・足関節の可動域の改善，ならびに術下肢の筋力強化を行い，特に足関節や足指の筋力維持に努め，部分荷重期はPTB装具装着下での歩行と許容された荷重下での部分荷重を併用し行います．

全荷重期は，歩行補助具から独歩をめざしますが，筋力低下だけではなく足底感覚にも配慮し，早期から荷重がかかりすぎない範囲で足趾の**タオルギャザー**（図13）や足関節の筋力増強をすすめ，跛行が最小限にできるよう努めます．

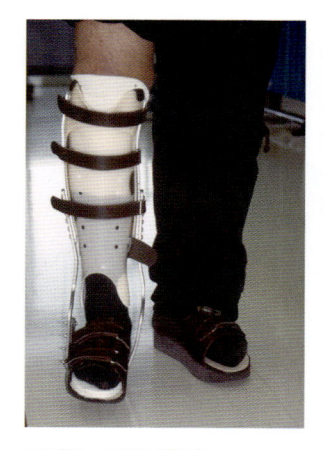

図12　PTB装具
膝蓋腱の周辺で荷重を行うことで，下腿にかかる負荷が免荷できる装具です．この装具は，膝関節・股関節には全荷重がかけられ，膝以遠には荷重制限をつくることができます．

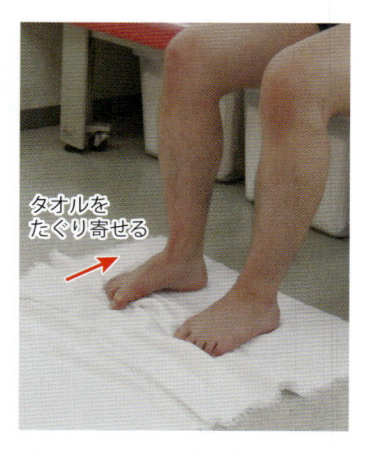

図13　タオルギャザー
足趾でタオルをたぐり寄せるように動かし，足底感覚や運動感覚・足部筋力・アーチの維持改善を図ります．

5 足関節骨折（脛腓骨遠位端骨折）(図14)

1) 受傷機転

　　この骨折は，強い捻挫や階段からの転落，交通事故などで生じます．脛骨・腓骨の遠位関節面で，外果・内果・両果（内外果）・両果対応（距腿関節内側の離解を伴うもの）・三果（後果も含む）骨折に分けられます．この骨折では，靭帯損傷が合併していることも少なくありません．

2) 治療法

　　治療法は転位に合わせ保存療法あるいは手術療法が行われ，内固定では鋼線やスクリューを用いて足関節の再建に努めます．足関節は関節面の不適合が1mm程度であっても後に関節症に移行するともいわれており，**関節面の整復に不適合**が出ていれば**荷重痛や跛行で難渋**します．

3) 画像の見かた

　　図14aは内外果に骨折が生じ，鞍関節の形状が開いて破綻しているため整復固定が必要となります．脛腓骨ともに関節面を構成するため，スクリューとプレートを用いてそれぞれ固定され，関節面は整復されています（**図14b**）.

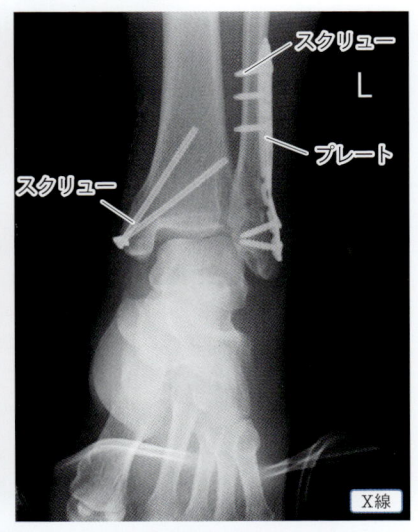

ⓐ 術前（正面像）

ⓑ 術後（正面像）

鞍関節（外果側）
が広がる
内果は不安定となる

外果骨折

内果骨折

スクリュー

プレート

スクリュー

L

L

X線

X線

チェックリスト	図14
周辺軟部組織の損傷	内外果に骨折が生じ，鞍関節にも及んでいるため内固定が施行され，関節面を再構築している．果部周辺の腱や足部の腫脹も起こりやすく，足趾の運動低下も起こるため注意が必要である．また荷重時期は厳格な指導のもと実施する．
整復法	内果はスクリュー固定2本，外果はプレート固定とスクリュー5本を使用している．
リハビリ	免荷の厳守をしつつ，足部周辺に癒着が起きないよう努め，足趾の屈伸→足関節底背屈→足関節内外反運動へと骨癒合に合わせて進め，荷重量増大の時期にも注意する．

図14　足関節部（両果骨折）

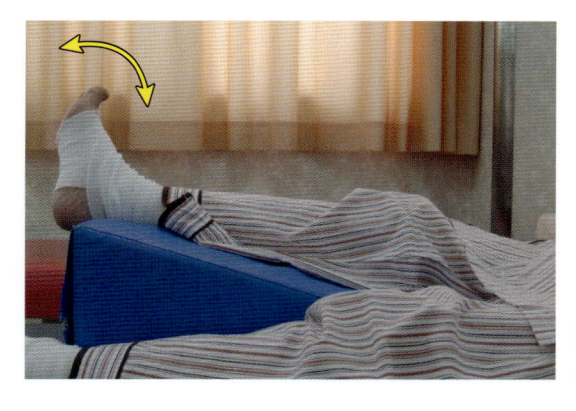

図15　足趾屈伸運動
足趾を屈曲伸展し，腫脹の軽減を図ります．

4）画像からリスクを考える

　足関節に関与する筋・靭帯など関節構成帯にも損傷は否めません．特に距腓靭帯や三角靭帯損傷などでは側方動揺が起こることが予想され，**免荷時期に不用意な荷重歩行をして転位しないよう厳格な指導**も必要です．

5）リハビリテーション

　免荷状態から骨癒合が完成するまでの間は転位がないよう注意し，創部や果部周辺，足趾の筋に癒着が起きないよう努めます．そのためには早期から足趾の屈伸運動を指導し（図15），許可が出されしだい，底背屈可動域運動に努めます．また医師の許可が出れば，内外反運動も行います．最終目標は歩行，しゃがみこみや正座，階段降下時でも困らない可動域を改善し，筋力も蹴りだしが発揮できるよう進めます．靭帯損傷が合併する場合は，エアギプスやスプリントなどの機能的装具を作成して荷重歩行させていくことも多くあります．

■ 参考文献

1）Garden RS：Low-angle fization in fractures of the femoral neck. J Bone Joint Surg Br, 43：647-663, 1961
2）Evans EM：The treatment of trochanteric fractures of the femur. J Bone Joint Surg Br, 31B：190-203, 1949
3）中野哲雄：大腿骨近位部骨折．「骨折・脱臼 改訂3版」（富士川恭輔，鳥巣岳彦/編），南山堂，2012
4）玉井和哉：骨折・脱臼．「標準整形外科学 第11版」（内田淳正/監，中村利考，他/編），pp723-788，医学書院，2011
5）久志本成樹：わかっておきたい基本画像．「ケアに使える画像の見かた」（久志本成樹/編著），pp58-130，照林社，2008
6）加藤紀仁：骨折と脱臼．「15 レクチャーシリーズ 運動器障害理学療法学I」（石川 朗/総編集，河村廣幸/責任編集），pp21-72，中山書店，2011
7）画像検査．「コメディカルのための運動器画像診断学」（橋本俊彦/著），pp35-87，ナップ，2013
8）上肢の骨折．「骨折の機能解剖学的運動療法 総論・上肢」（青木隆明，林 典雄/監，松本正知/著），pp33-153，中外医学社，2015
9）松本吉隆：骨折に用いる内固定材料．「骨折・脱臼 改訂3版」（富士川恭輔，鳥巣岳彦/編），pp71-102，南山堂，2012

4　脊柱の骨折

加藤紀仁，河村廣幸

Summary

- 脊椎椎体圧迫骨折では，骨折部位より上体の重さが骨折部にかからないよう安静臥床を経て，離床時はコルセットを着用し，歩行再獲得に努めます．

- 脊椎破裂骨折では，粉砕骨折による脊髄症状の有無が動作に大きく影響するため，画像から変形の進行を見るとともに，神経学的症状の確認を行い，麻痺症状に合わせた生活指導やリハビリを行います．

- 脊椎の骨折では，離床後でも骨粗鬆症により新たな骨折が判明することが少なくありません．定期的な画像確認や疼痛評価を行い，遅発性の骨折部を圧潰するような過度な前屈習慣を控えた生活指導も十分配慮しましょう．

1　脊椎椎体圧迫骨折

1）受傷機転

　　この骨折は，尻もちをつくような転倒や重い荷物を持った際に生じます．骨粗鬆症が進行すれば硬い椅子に着座した際や，背臥位から前方への起き上がりでも受傷します．ときに誘因なく生活のなかで突然疼痛が発生し，骨折が判明することも少なくありません．

　　脊椎圧迫骨折は椎体の部分に屈曲ないしは捻転方向の介達力が加わることで発生しますが，彎曲の変わる胸腰椎の移行部（Th10〜L2まで）では屈曲運動が起こりやすいため，好発部位となります（図1）．

　　椎体の不安定性さを考える指標として，**椎体高の50％を超える圧潰（つぶれ）や20度以上の角度**がつく骨折の場合は，後方の靱帯にも損傷が及ぶとされていることから，それ以下の椎体高であれば支持機構は大きく低下します．

　　また椎体の圧潰の形も大きく3つに大別でき，圧潰の少ない楔状椎，中央がへこむ魚椎，椎体全体に圧潰する扁平椎があります（図2）．圧潰が進み，骨片が椎体後方にまで及ぶと後方に存在する脊髄に影響が生じ，下肢のしびれや疼痛が出現します．脊髄圧迫が強くなると，髄節に沿った筋力低下や膀胱直腸障害など，脊髄損傷同様の症状も起こります．

2）治療法

　　椎体の後方要素が保たれ，圧潰も少なく，脊髄症状のない安定型骨折では保存療法が選択されます．離床による圧潰を避けるために，高齢者ではベッド上安静期間が2週前後，それ以外では体幹ギプスを用いながら4週前後の臥床となります．その後，離床が許可されれば骨折部位や骨折の不安定性に合わせた硬性装具や軟性装具を用います．

　　不安定骨折では手術療法が選択され，固定術や椎体形成術などが行われます．

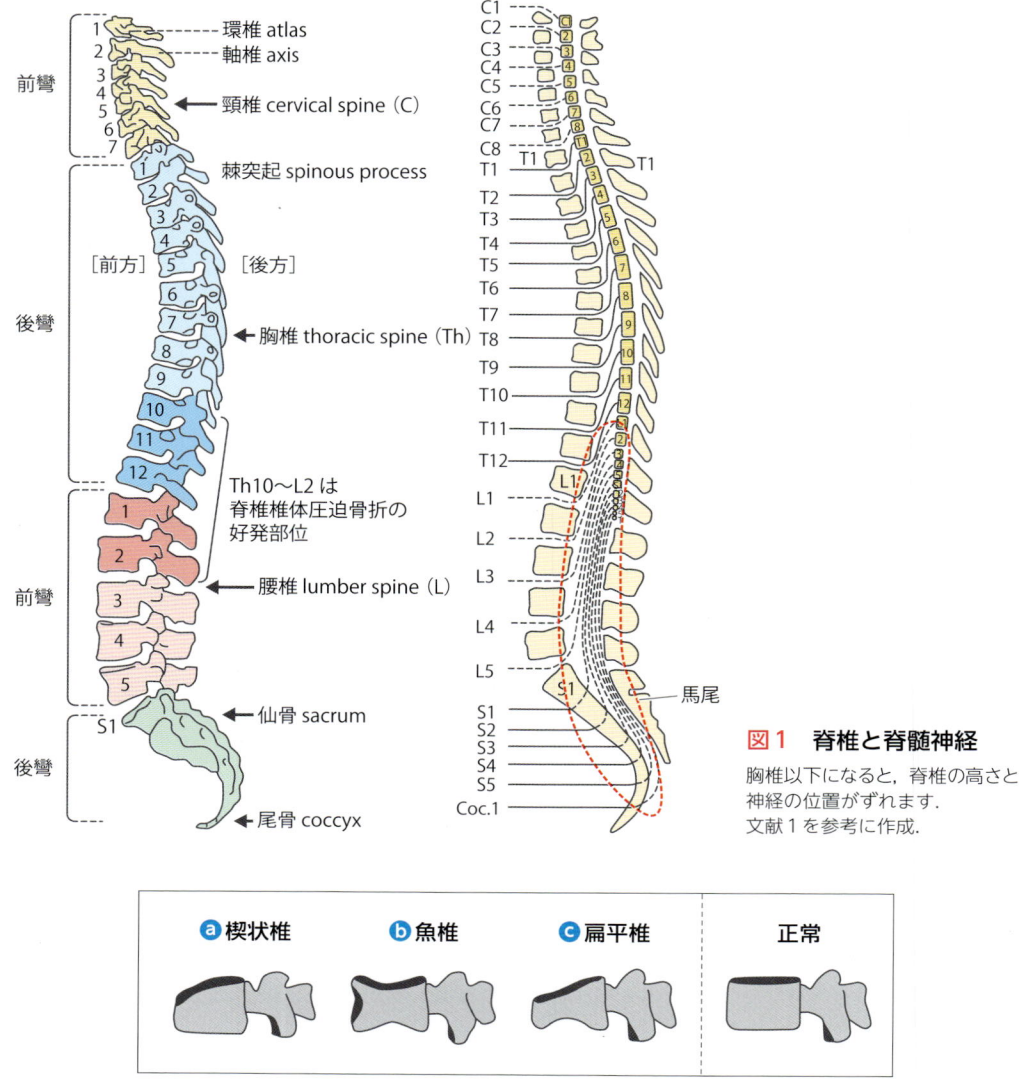

図1 脊椎と脊髄神経

胸椎以下になると，脊椎の高さと神経の位置がずれます．

文献1を参考に作成.

図中ラベル：

環椎 atlas
軸椎 axis
頸椎 cervical spine（C）
棘突起 spinous process
［前方］ ［後方］
胸椎 thoracic spine（Th）
Th10〜L2 は脊椎椎体圧迫骨折の好発部位
腰椎 lumber spine（L）
仙骨 sacrum
尾骨 coccyx
前彎
後彎
前彎
後彎
馬尾

a 楔状椎　b 魚椎　c 扁平椎　正常

図2　椎体骨折の形状

3) 画像の見かた

　X線（図3a）やT1（図3b）では，X線画像では椎体の圧潰は確認できますが，骨折の新旧の区別までは読影することができません．しかしT2（図3c）では，新旧の確認のみならず，脊髄の圧迫の有無も同時に確認できるため，過去に骨折している場合や下肢症状を伴う場合には有用な情報となります．

　図3cでは，Th12ならびにTh7，L4・5にも骨折が疑わしい所見がありますが，今回は新たにTh12圧迫骨折が判明しました．脊髄の圧迫も確認したところ，Th7付近に脊髄液の白色（高信号）が確認できていない（◌）ことから，リハビリを行ううえで，Th7以下の疼痛や神経症状を評価しておく必要があるでしょう．

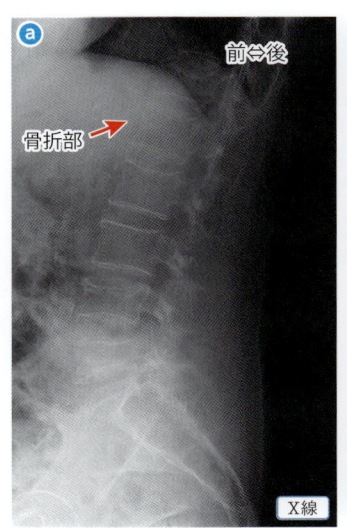 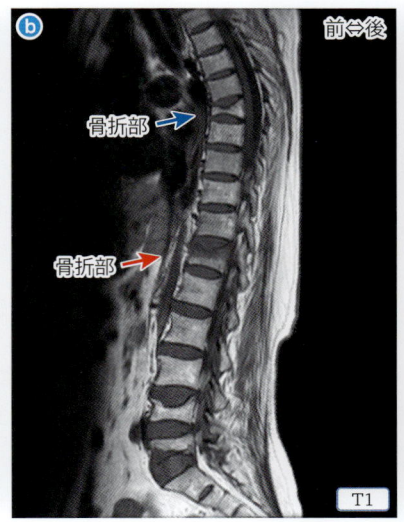 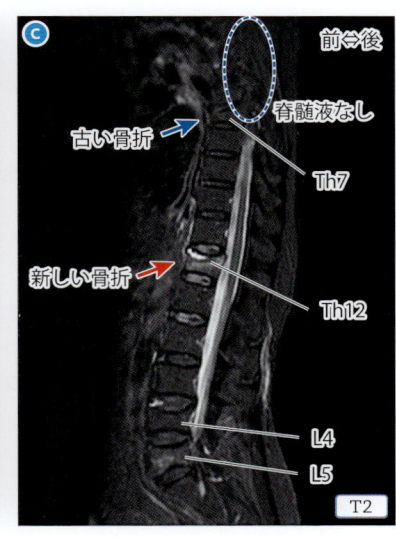

図3　脊椎椎体圧迫骨折

→ → はそれぞれ圧迫骨折を示しています.
bのT1強調像では同じような骨折に見えますが，cのT2強調像では下の方の骨折（→）で水（炎症）が確認でき，新しい骨折であることがわかります.

4) 画像からリスクを考える

　　下肢症状を伴う場合は，症状のある**髄節の画像所見を見て，圧潰がないか確認**することが重要です．またこの骨折は約2年にわたり遅発的に圧潰が進むともいわれているため，歩行が獲得できたからといって，生活上で**深く体幹を屈曲**することや，着座などで**勢いよく座る習慣**のある場合は**禁止**し，適切な方法を指導したうえで**定期的な画像確認**を行わなければなりません.
　　また，**骨粗鬆症**の合併例や**ステロイド**の投与歴のある場合は，骨折のリスクが増大するので同様に注意します.

5) リハビリテーション

　　リハビリの流れは，受傷後まずベッド上安静から体幹コルセット着用後離床が開始され，疼痛に合わせ移乗・歩行が開始されます．円背変形や亀背などを伴う場合は体幹保持機能が著しく低下しているため，背筋や大殿筋・両下肢の筋力強化，疼痛を増悪しない寝返りや起居動作の指導を行います．また長期的に経過観察が必要なこともあり，先の長い患者教育や生活指導にも努めます.
　　万が一，**いつもと違う疼痛**が出てきた場合には，すみやかに医師に報告し，X線撮影をお願いするといった対応も重要になります.

2 脊椎破裂骨折

1) 受傷機転

　　破裂骨折は，椎体全体に起こる粉砕骨折を表し，骨片が後方の脊柱管内に突出することから脊髄症状が起こりやすく，その半数に神経学的異常があるといわれています．受傷機転は転落事故や交通事故などの大きな屈曲力が加わった際に生じ，重症例では脊髄損傷が合併します．

2) 治療法

　　椎体の骨片が**脊柱管の40％以上に及ぶ場合**や**25度以上の後彎**が生じる場合は，**手術療法**が選択されます．手術は後方固定法や前方除圧術などが行われます．

3) 画像の見かた

　　図4を見るとL4の破裂骨折が見られます．また椎体の骨片が脊柱管の40％未満であり，椎体もある程度温存されています．しかし椎体後縁へと骨片がせり出しており，下肢症状を認める可能性が示唆されます．そのため馬尾症状を確認しておく必要があります．

ⓐ 正面像

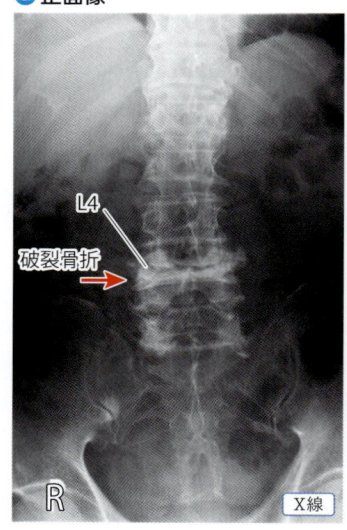

ⓑ 側面像

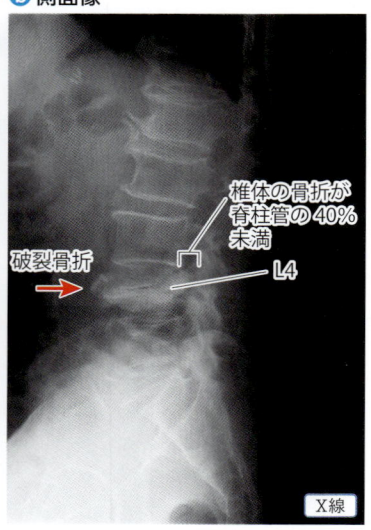

チェックリスト	図4a	図4b
外力の大きさ	L4が圧潰し硬化像あり．	椎体後縁が圧潰し脊柱管に突出あり．
周辺軟部組織の損傷	周辺の可動性や筋力低下あり．	下肢症状（馬尾症状）の可能性あり．
保存療法か手術療法の選択	圧潰が40％以上で，麻痺が顕著であれば手術療法．	
圧潰（転移）の程度（強さ）	徐々に圧潰の進行があること，疼痛や麻痺の増悪がある恐れがある．	
リハビリ	約4週ベッド上安静を経て離床．安静臥床時から筋力維持増強に努めておくことは重要で，コルセット管理のもと歩行獲得へと進める．また麻痺は定期的に増悪していないか確認する．	

図4　L4破裂骨折

4) 画像からリスクを考える

　　脊椎圧迫骨折以上に，遅発性に圧潰が起こりやすく**神経症状がある場合はMRIで脊髄圧迫所見を確認**します．麻痺が大きい場合は，予後も不良となることが考えられます．また感覚麻痺が生じた場合は，疼痛による判断ができなくなるため，**褥瘡**や**創傷管理**は目視にて確認を行い，圧迫や皮膚ずれが起きないポジショニングや介助が必要です．

5) リハビリテーション

　　まずはベッド上安静から開始となりますが，保存療法の場合は離床までの期間が4週以降と長期の臥床状態となります．そのため**廃用症候群**が起こりやすく，マッスルセッティングのような下肢の筋力強化に努める必要があります．離床後はコルセット管理のもと，歩行獲得・筋力増強を行い，ADLならびに社会復帰へと進めていきます．

　　しかし，**馬尾症状が強く出ている場合**は，麻痺などにより受傷前ADLに到達しない場合も少なくありませんので，代償動作や自助具など多岐にわたる指導・リハビリが望まれます．

■ 参考文献

　1）戸山芳昭：頚椎．「標準整形外科学 第13版」（中村利孝，松野丈夫/監，井樋栄二，他/編），医学書院，2010
　2）玉井和哉：骨折・脱臼．「標準整形外科学 第11版」（内田淳正/監，中村利孝，他/編），pp723-788，医学書院，2011
　3）加藤紀仁：骨折と脱臼．「15レクチャーシリーズ 運動器障害理学療法学I」（石川　朗/総編集，河村廣幸/責任編集），pp21-72，中山書店，2011
　4）画像検査．「コメディカルのための運動器画像診断学」（橋本俊彦/著），pp35-87，ナップ，2013

第3章

変形性関節症の見かた

　この章では各関節における変形性関節症の特徴的な画像所見に関して学びます．保存療法においては，主症状を改善させるため，いかに該当関節を力学的なストレスの集中から解放するかが重要となります．そのためには今までの経緯や徒手検査，動作観察を含めた評価も大切ですが，より質の高いリハビリテーションを提供するためには，骨・軟骨組織・筋肉や腱などの軟部組織などの状態を画像所見から参考にすることが必要です．

　一見して変形の程度が同じでも，画像所見は人それぞれ違いがあります．今回は主に臨床現場でよく目にするであろうX線画像所見から考えうる，変形性関節症に特有で代表的な所見に関して記載しています．画像所見からリスクを予測し，臨床所見と照らし合わせてリハビリテーションに生かしましょう．

〈山﨑道晴〉

1 変形性関節症の画像所見と運動療法の関係

山﨑道晴

Summary

- 変形性関節症は，関節軟骨の変性と軟骨下骨の異常が続発したものです．それらはX線画像では，関節裂隙の狭小化や骨棘形成・軟骨下骨硬化として捉えられます．
- 原因疾患のない1次性と外傷や他の疾患に続発する2次性に分けられます．
- 変形性関節症のリハビリテーションとしては，画像所見から変形の程度と病期を考えたうえで，早期の炎症改善にむけ該当関節のみに過負荷がかかるような動作パターンやアライメントに留意したうえで実施することが大切です．

1 変形性関節症とは

　変形性関節症（OA）とは，関節軟骨の変性に軟骨下骨の異常が続発した関節に臨床症状が加わったものととらえられます．体重やその他の力学的負荷がかかる関節に生じ，**膝関節**や**脊椎**で好発します．また股関節，手指・足関節，肩関節や肘関節などでも生じます．OAは原因により1次性OAと2次性OAに分類されます（**表1**）．

2 OAの画像所見と症状

　OAでは関節軟骨の**変性**と障害の**修復性変化**が画像所見として見られ，医師の診断は単純X線画像での関節裂隙狭小化，骨棘形成，軟骨下骨硬化が基本となります．関節軟骨や骨髄内変化，滑膜や半月板など単純X線画像で抽出されない病変は主にMRIを用いて評価しますが，多くの場合，医師は臨床症状と単純X線画像，血液検査で診断が可能です．

　そのため，われわれセラピストがリハビリテーションの介入をする際に，CTやMRI画像が撮影されていることはあまりありません．最近でこそエコー診断装置をセラピストが用いて治療介入の助けとしますが，ほとんどの場合は，画像所見としては**単純X線画像のみから推測**することになります．

1) X線画像からわかること

　X線画像から推察されることは**表2**の通りです．

> **memo：骨棘は尖っている？**
> よくある誤解ですが，骨棘は棘（とげ）とは書かれていますが，必ずしも尖っているわけではなく，丸い骨棘も存在します．

表1　OAの分類

	発症の要因	リスクファクター
1次性OA	加齢変化した関節に体重や運動などの負荷がかかった場合	関節の使用過多，高齢，女性，肥満
2次性OA	・骨折や靭帯・半月板損傷などの外傷や関節の形態異常，化膿性関節炎，痛風，リウマチなどの疾患の後 ・先天性発育異常，代謝異常，内分泌異常，結晶沈着など	左の疾患の既往

表2　OAに特徴的なX線画像所見

画像所見	原因	機能障害	リハビリテーションで留意する点
関節裂隙の狭小化	関節軟骨や関節半月の喪失	・関節面の滑らかさが失われているため，関節のギクシャクした動きや軋音が発生する ・衝撃を吸収できないため，軟骨下骨に直接衝撃が加わり骨硬化が生じやすくなる	骨同士の接触による炎症の悪化に注意し，関節運動を誘導するよう愛護的に動かす
骨棘形成	機械的ストレスや炎症刺激	関節周囲に新しく骨ができるため，可動域が制限される	ぶつかりを予想し，改善可能角度あるいは制限因子の特定を行う

2) OAの症状

　　OAの特徴的な症状として疼痛と運動制限，2次的な症状である関節周囲の筋筋膜性疼痛や不動による筋力低下も認められます．まずは，力学的な負荷の集約が画像所見として表れているので，なぜその箇所に力学的な負荷が生じたのかを隣接する関節の可動域や筋力テスト，動作観察などから機能障害を把握していきます．それらの障害に対しては，関節モビライゼーションやストレッチング，筋力トレーニングを用いて機能障害への対応をします．画像所見から変形が重度であった場合，さらなる負荷がその箇所に生じないよう，隣接する関節可動域の確保，筋力強化を図ります．

2　変形性股関節症

長尾　誠

Summary

- 変形性股関節症の主たる症状は，疼痛・関節可動域制限・異常歩行です.
- 薬物療法・運動療法・装具療法などの保存療法が中心で，症状が強い場合には骨切り術や人工股関節全置換術などの観血的療法が行われます.
- 病期分類はX線画像の正面像により判定され，なかでも関節裂隙の所見を重視します.
- 特徴的な画像所見としては，関節裂隙の狭小化・骨硬化・骨嚢胞・骨棘形成などがあります.
- 変形性股関節症の前期・初期においては，疼痛と拘縮発生を予防していくことが重要となります.
- 変形性股関節症では，股関節の可動域制限が脊椎や膝関節，足関節に影響を与え機能障害を生じることでADL制限を生じます.
- 股関節周囲筋の筋力低下は関節軟骨への負担を増大させ，病期の進行を助長する原因となります. このため，筋力の維持・筋力低下の改善がきわめて重要です.

1　分類と症状

　　変形性股関節症には1次性と2次性があります.

　　1次性股関節症は明らかな原因がないもので，関節の過用（スポーツ・職業性），加齢，肥満が影響すると考えられています. 一方，2次性股関節症は日本で大多数を占めており，その原因の多くが**寛骨臼形成不全**であり，発育性股関節形成不全（脱臼）やペルテス病・大腿骨頭壊死・外傷などがあります. これらは，大腿骨頭を覆う臼蓋軟骨の荷重面積が小さいため，圧力が増加して軟骨の喪失や骨棘増殖が進むと考えられています.

　　症状は，主に**疼痛**と**関節可動域制限**，**異常歩行**です. 歩行時に股関節痛や鼠径部痛を認めることが多くあります. 関節可動域制限は，最初は疼痛によるものですが，病期が進むと関節の変形や関節包などの拘縮により内旋，外転，伸展の順に制限が起こります. 異常歩行の原因は，疼痛，股関節外転筋群の筋力低下，脚長差，関節可動域制限があげられます.

2　治療法

　　治療は，薬物療法，運動療法，装具療法などの保存療法が中心で，症状が強い場合には骨切り術や人工股関節全置換術（THA）などの手術療法が選択される場合もあります.

1) 薬物療法

ヒアルロン酸関節内注射やステロイド関節内注射は，変形性膝関節症に対してよく行われています．しかし，変形性股関節症へは，関節穿刺の難易度が高くあまり行われていません．NSAIDsやステロイド関節内注射はともに短期的な疼痛緩和や機能の改善に有効とされていますが，現在のところ関節症の進行を抑えるという科学的な根拠は認められていません[1]．

2) 手術療法

生活習慣の改善や運動療法などによっても症状が改善しない場合や，病状が進行している場合には，手術療法となります（人工股関節については**第4章–2**参照）．

2次性股関節症では，臼蓋軟骨の面積が小さくなり，荷重圧力が増加して軟骨の破壊が進みます．このため，軟骨が残存している状態の前股関節症や初期股関節症には，軟骨の喪失を予防するため骨頭被覆を大きくする骨切り術が行われます．

関節鏡手術では，炎症を起こした滑膜や傷んだ関節唇を切除（関節デブリドマン）します．さらに，骨棘を削り関節の適合性をよくしたり，股関節の動きを制限している腸腰筋の腱を切り離したりする手術（関節授動術）も行われます．

3 画像の見かた

股関節のX線画像を見る前に，症状や年齢・性別・発育性股関節形成不全（脱臼）などの既往歴・服薬歴・どのような生活スタイルで経過してきたかなど，情報収集が必要です．そこから変形の程度を推定し，まず単純X線画像の評価を行います．CTやMRIなどの画像があれば，病態をさらに細かく評価しながらリハビリを進めていくことが一般的です．

例えば，疼痛のために長期にわたり荷重負荷が減少すると骨萎縮が起きるため，股関節痛がある側では広く骨減少が認められます．つまり，画像から強い骨萎縮が認められる場合，長期にわたる疼痛を合併し，下肢に荷重が不十分であったことが容易に想像できます．

1) X線画像

まずは両側の股関節正面像を評価します（**表1**）．

日本整形外科学会が定める**病期分類**（**表2**）は，X線画像の正面像により判定され，股関節症に対する画像検査の基本となります．症例により「関節裂隙」「骨構造の変化」「臼蓋・骨頭の変化」の各項目の所見が異なることがありますが，その場合は**関節裂隙の所見を重視**します[3]．なお，撮影時の荷重の状態により所見が異なる場合があります．基本的に背臥位で撮影しますが，立位で撮影された場合では関節裂隙が小さくなり，異なる病期と判定されるおそれがあります．

表1 股関節X線画像の評価項目

項目	見るべきポイント	見るべき部位
アライメント・骨形態	骨盤前・後傾，頸体角，CE角，sharp角，骨棘形成，関節裂隙狭小化，左右対称性，脚長差	骨盤（寛骨・坐骨・恥骨），寛骨臼，仙腸関節，腰椎，大腿骨頭，大腿骨頸部，関節裂隙，大転子，小転子，骨盤腔，閉鎖孔
骨濃淡度	骨嚢胞，骨粗鬆症（骨梁・皮質），溶骨性変化，骨硬化像	寛骨臼，大腿骨頭，大腿骨骨幹部，仙腸関節

表2 日本整形外科学会が定める股関節症病期分類[1, 2]

	前期股関節症	初期股関節症	進行期股関節症	末期股関節症
関節裂隙	関節面不適合軽度，狭小化なし	関節面の不適合あり，軽度・中等度の狭小化	部分的な軟骨下骨質の接触，高度の狭小化	荷重部関節裂隙の広範な消失
骨構造の変化	骨梁配列の変化ありうる	臼蓋の骨硬化	臼蓋の骨硬化，臼蓋・骨頭の骨嚢胞	広範な骨硬化，巨大な骨嚢胞
臼蓋・骨頭の変化	先天性・後天性の形態異常あり	軽度の骨棘形成	骨棘形成あり，臼底の増殖性変化	著明な骨棘形成，臼底の二重像，臼蓋の破壊
X線画像				

主に単純X線上の関節軟骨の摩耗の程度から4つの病期に分けられます．

---

memo▶ 臼底の二重像とは？ （図1）

変形性股関節症が進行していくことで大腿骨頭が外方偏位（---- が正常の臼底の位置）すると，その離れてしまった大腿骨頭と臼底との隙間を埋めるように，寛骨臼底に骨棘が形成され，新たな臼底が形成されることで二重像を呈します（▶）．これをダブルフロア（double floor）ともいいます．

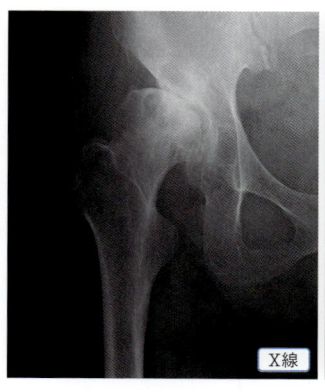

図1 臼底の二重像の症例

① 前後方向撮影（正面像，図2）

　　患者を背臥位にし両下肢を伸展させ，膝蓋骨が真上を向く軽度内旋位で撮影します．大腿骨頸部は前捻角があるため，下肢を内旋させることで大腿骨頸部と大転子を明瞭に描出できます（図3）．小転子は逆に大腿骨の陰に入るため，小さく描出されます．

　　股関節正面像では，関節軟骨の退行性変化を直接反映している荷重部の**関節裂隙狭小化**をより鋭敏に検出できます（図4）．関節裂隙幅は**sourcil**<small>スールシル</small>とよばれる寛骨臼荷重部硬化帯と大腿骨頭頂点の間隔で計測します．正常日本人における関節裂隙幅は4〜6 mm程度あります．大腿骨頭およびsourcilが円に近く平行に見えると，良好な適合性であるとされます．

　　次に，X線撮影が立位で行われたのか臥位で行われたのかを把握する必要があります．

　　立位での両股関節正面像では腰椎と股関節の関係をみます．骨盤前後傾を骨盤腔の横径/縦径比などより推定します（図5, 6）．

　　変形性股関節症では**骨盤傾斜**と**腰椎側彎**を伴いやすく，高齢発症では骨盤後傾・腰椎後彎を伴う頻度が高いといわれています．また，寛骨臼蓋形成不全による変形性股関節症では骨盤前傾と腰椎前彎が増強するといわれています[1]．

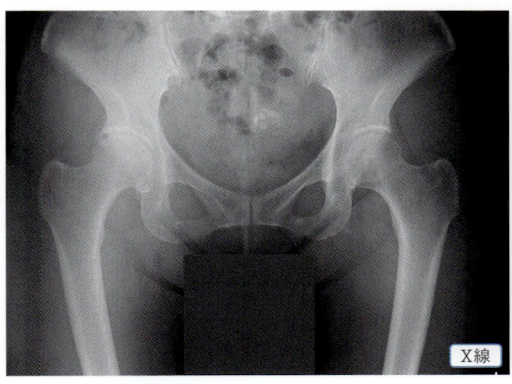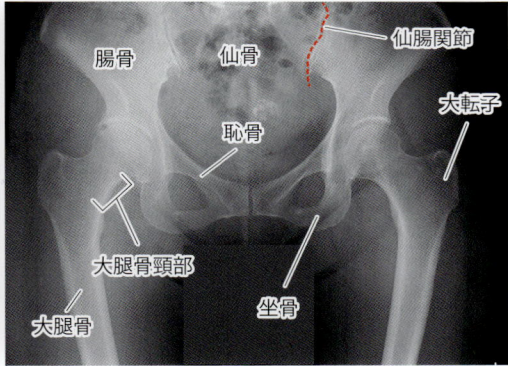

図2　股関節正面像
60代，女性．

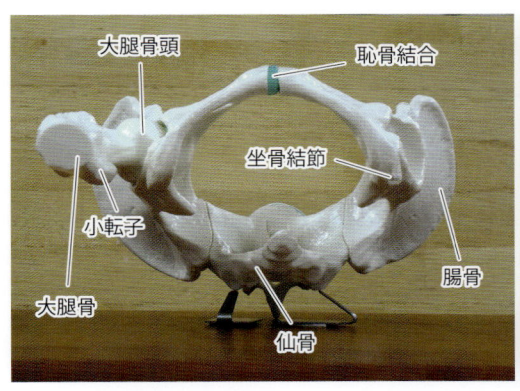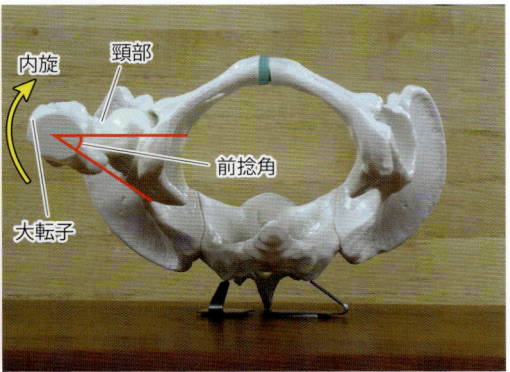

図3　骨盤底より頭側を望むときの見えかた
股関節を前捻角の分だけ内旋することで，頸部を正面に向けることができます．

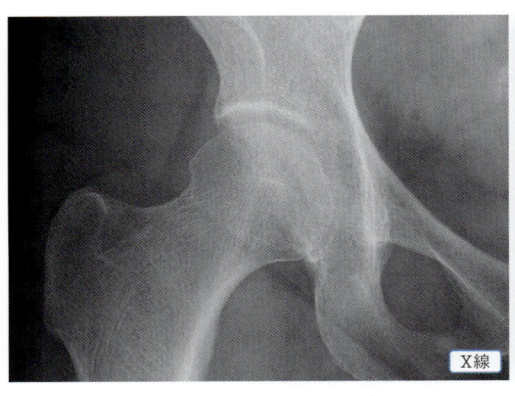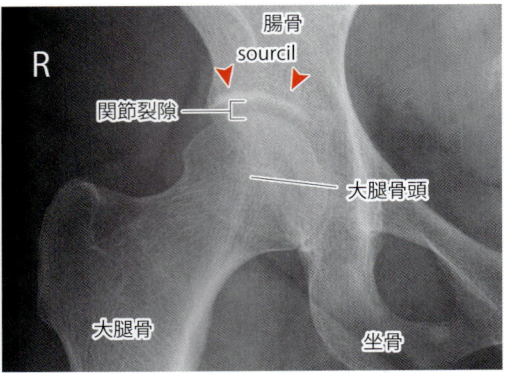

図4 寛骨臼荷重部硬化帯（sourcil）：正常像
►で示す，白く濃い弧の陰影が寛骨臼荷重部硬化帯（sourcil）です．「関節裂隙」＝「臼蓋軟骨の厚み」＋「大腿骨頭軟骨の厚み」を意味します．

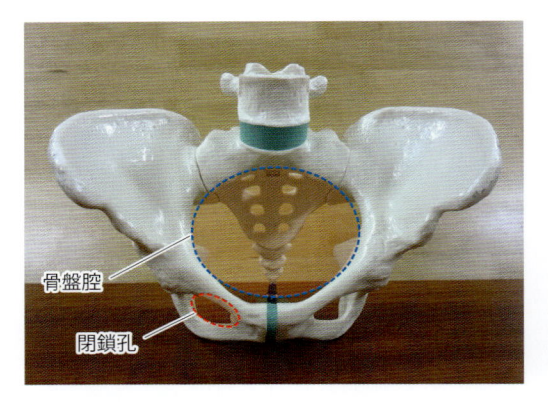

図5 骨盤前傾像
左右の閉鎖孔が横長で，骨盤腔が縦長となっている画像では，股関節の屈曲拘縮に伴う骨盤前傾が推測されます．

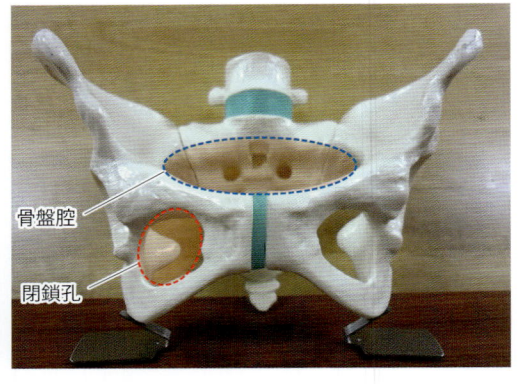

図6 骨盤後傾像
閉鎖孔が縦長で骨盤腔が横長となっている画像では，胸腰椎の後彎に伴う骨盤後傾が推測されます．

② 側方向撮影

i. 軸射像（図7）

　　患者は背臥位をとります．対側の下肢は挙上し，台の上に置きます（図7a）．対側の下肢の下から検側の大腿骨頸部をめがけて撮影します（図7b）．この撮影では，大転子が大腿骨頸部に重なることなく，十分に大腿骨頭・頸部が描出されます（図7c）．

ii. ラウエンシュタイン（Lauenstein）像

　　患者は検側をもとにして45度半側臥位をとります．この状態で股関節を可能な範囲で屈曲・外転した状態で撮影する方法です（図8a，b）．この撮影法は大腿骨頭と大腿骨頸部の輪郭の描出に優れており（図8c），関節軟骨の退行性変化を直接反映している関節裂隙の狭小化を検出できます（図8c）．なお，大腿骨頸部は短縮し投影され，大転子が大腿骨頭に一部重なってしまいます．

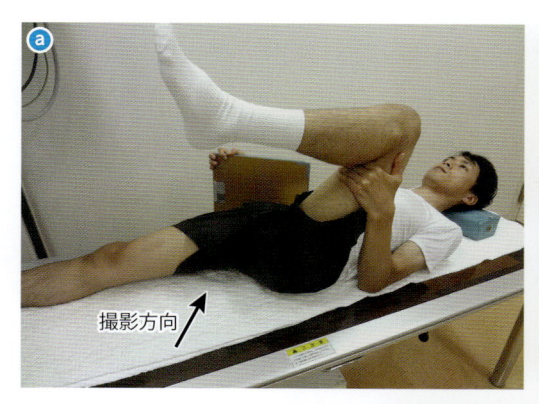

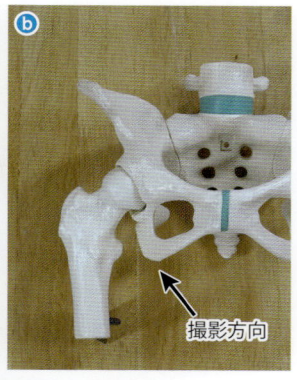

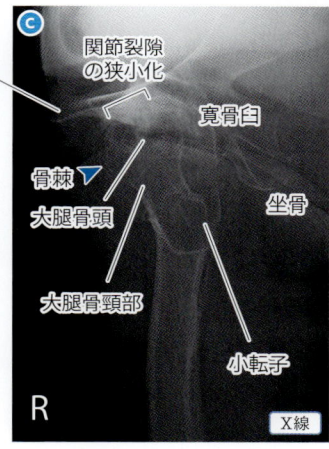

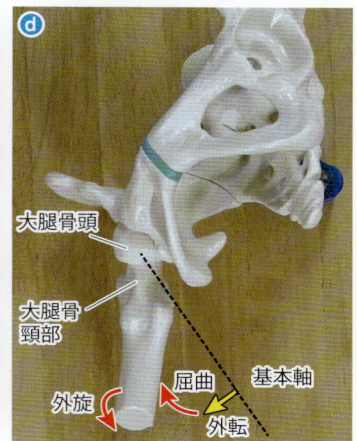

図7　軸射像

aのように背臥位姿勢で撮影します．a，bの➡の方向から撮影します．
cが得られたX線画像です．この患者の場合，関節裂隙の狭小化が認められます．また，大腿骨
頭に骨棘（▶）が認められます．
dはcのX線画像を骨模型で表した画像ですが，この患者の場合，変形による影響で股関節が軽
度屈曲・外転・外旋位での撮影となっています．

2) CT画像（図9）

　X線撮影よりも放射線被曝量が多く検査の必要性を十分検討したうえで行われるため，変形
性股関節症のCT撮影はX線撮影ほど使われていませんが，**骨形態を立体的に把握**することが
可能であり病態把握には有用です．

　前股関節症や軽度の骨棘形成が見られる初期股関節症などでは，股関節痛と単純X線所見を
直接関連づけることは難しく，CTが有用となります．

　臼蓋形成不全を有する場合，臼蓋は大腿骨頭の前方被覆が浅く，大腿骨も過大前捻などの形
態異常を合併することが多く認められます．そこで，大腿骨遠位部のスライス撮影が大腿骨前
捻角の評価に用いられます（p126 **Side Note** 参照）．

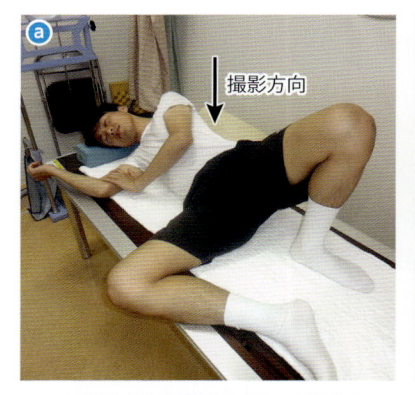
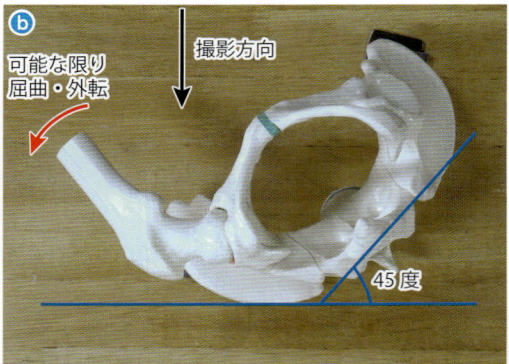
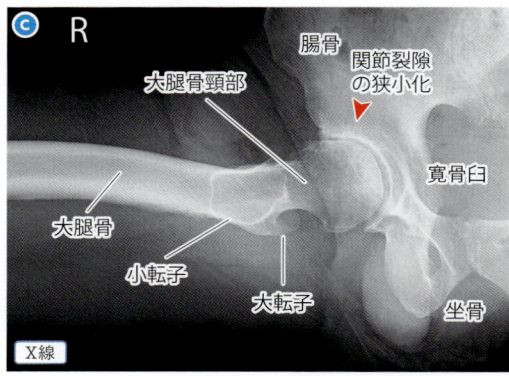
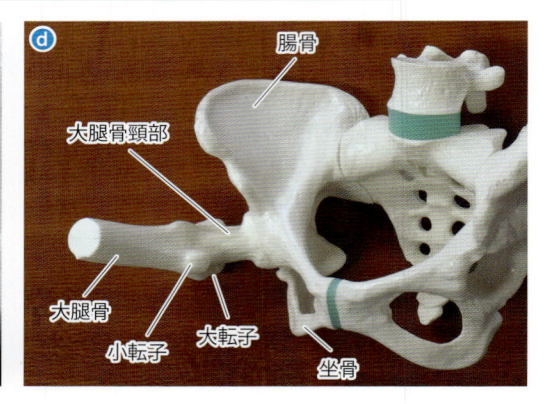

図8　ラウエンシュタイン像

a) 半側臥位（背臥位から45度起こした姿勢）で，➡の方向から撮影します．
b) 股関節は可能な範囲で屈曲・外転し，➡の方向から撮影します．
c) 得られたX線画像です．股関節の関節裂隙狭小化が認められます．
d) cのX線画像を骨模型で表した画像です．

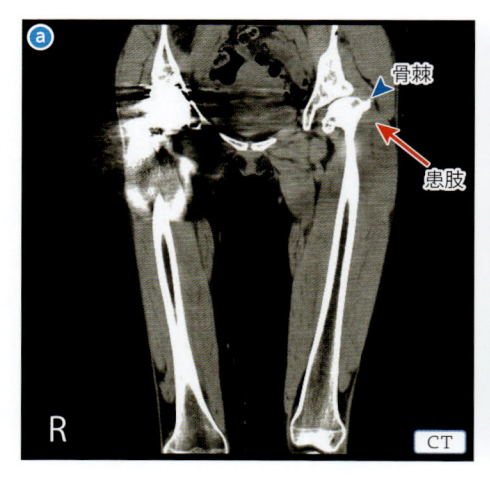
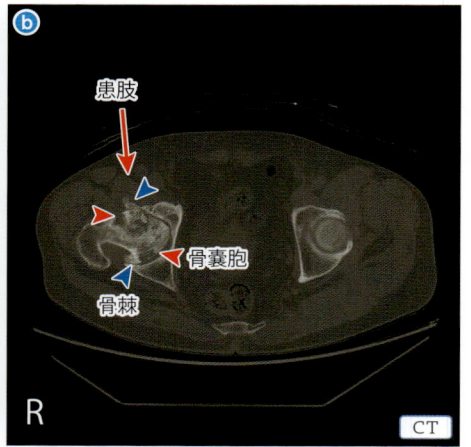

図9　変形性股関節症のCT画像

aとbは別症例．bは70代，男性．
a) 正面像では，大腿骨頭の変形・外上方偏位，骨頭外側縁の骨棘形成（▶），関節裂隙の狭小化が認められます．
b) 水平面では，大腿骨頸部は変形，骨嚢胞（▶），骨棘形成（▶）が，大腿骨頭では変形と骨嚢胞がそれぞれ認められます．

4 画像情報からリスクを考える

変形性股関節症の症状で特に問題となるのが**疼痛**です．疼痛はリハビリの阻害因子となりやすく対応に難渋します．疼痛の原因を探るために股関節のX線画像を評価します．

1) 単純X線画像から読み解く

股関節のX線像では，寛骨臼と大腿骨頭の形態，関節裂隙幅，関節適合性の観察が重要なポイントとなります．

大腿骨頭が扁平化している場合は，正常な関節運動（包内運動の滑り・回旋）の制限が考えられます（図10）．また，関節裂隙の狭小化が認められる場合も，軟骨の菲薄化や消失により関節包内運動が障害されます．

X線画像から真の**脚長差**が認められる場合（図11）は，単純X線画像からその原因を確認する必要があります．撮影された姿勢を考慮し，健常側と誤差が生じていないかを見ておくことが必要です．変形性股関節症では，大腿骨頭の変形，頚体角の変化から，棘果長における患

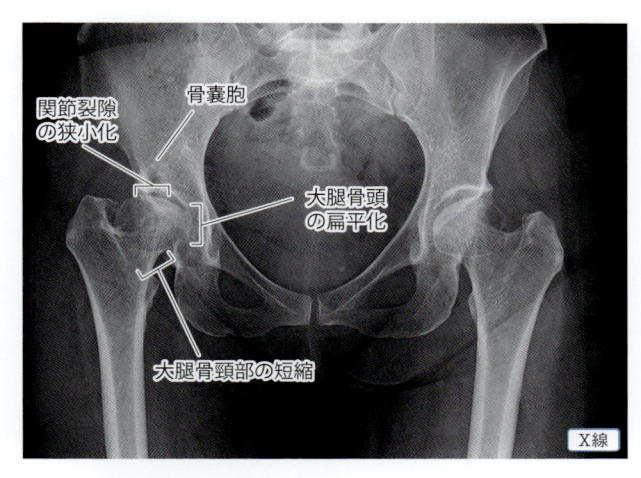

図10 大腿骨頭の著明な変形

女性．
右股関節の変形が進行している場合は難しいと思われますが，左側股関節（わずかの骨頭の扁平）は，大転子を介して凹凸の法則に則り介助することで他動運動が可能と考えられます．

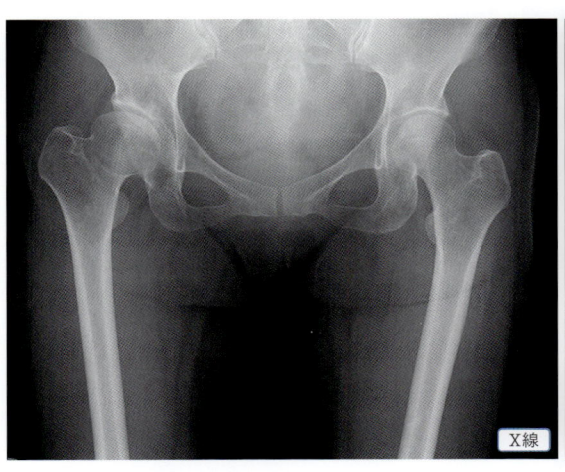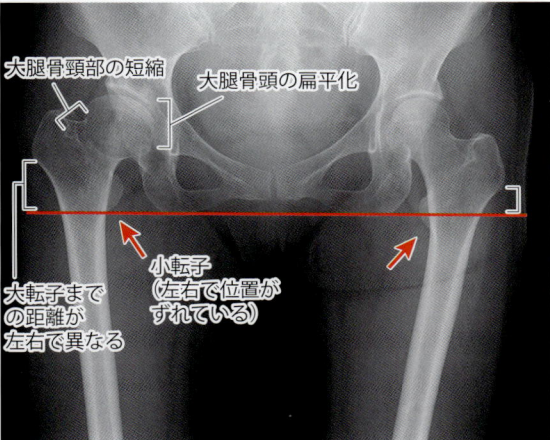

図11 真の脚長差の確認（患肢右側）

女性．
骨盤形状の左右差がないことを確認した後，左右の上前腸骨棘や坐骨結節を結んだ線（—）を基準にし，大転子や小転子（➜）の左右の位置を確認することで脚長差がわかります．

肢の短縮が認められます．また，立位において短縮側の骨盤を下制するため**腰椎側彎**を生じたり，非患側下肢を屈曲位にすることで，短縮した下肢を着床するような姿勢を認めたりします．これらが原因で，2次的に腰痛，膝関節・足関節に疼痛を生じるリスクが考えられます．この場合，棘果長，転子果長から左右差を計算し，短縮分の長さを補高するなどの手段が有用です．

> **memo** **外観ではわからない脚長差**
>
> **図12**の症例は，左股関節の変形が著明です．大腿骨頭が外上方に偏位（➡）していますが，頸体角が外反股の状態となっているため，大腿骨長が長くなります．このような症例においては，変形の程度が強いにもかかわらず，外観からあまり棘果長に左右差が認められません．必ずX線画像を確認するようにしましょう．また，病期を考慮して見かけ上の脚長差にも気をつけましょう（**図13**）．
>
>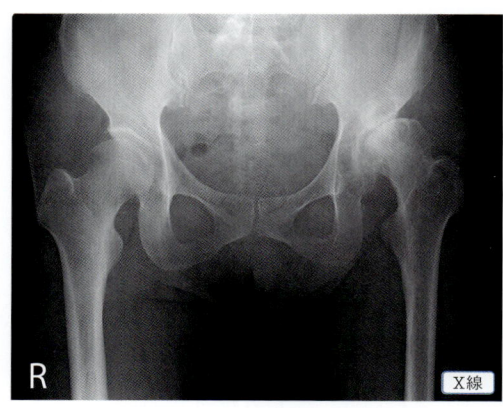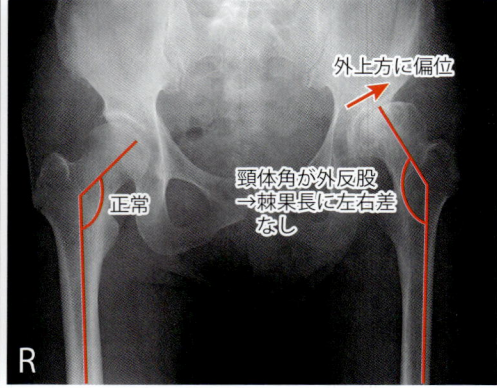
>
> **図12** 左股関節の変形が著明だが棘果長の左右差が小さい症例
>
> **ⓐ 前・初期** **ⓑ 進行・末期**
>
>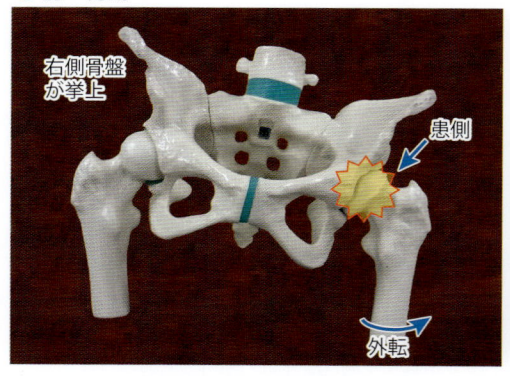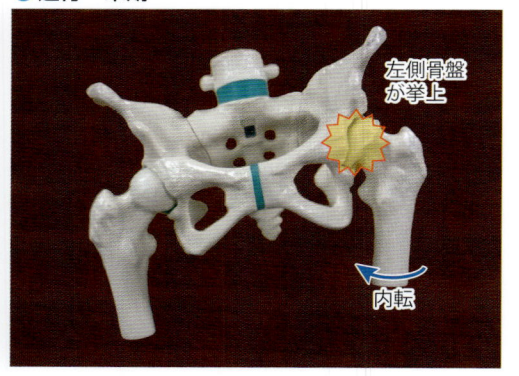
>
> **図13** 変形性股関節症での骨盤の挙上
>
> a）左脚が変形性股関節症とすると，前・初期では，股関節屈曲・外転・外旋拘縮の傾向があるため，右側骨盤が挙上位となった見かけ上の脚長差を認めます．
> b）進行・末期では，股関節が屈曲・内転・内旋拘縮の傾向があるため，aとは逆に左側骨盤が挙上位となった見かけ上の脚長差を認めます．

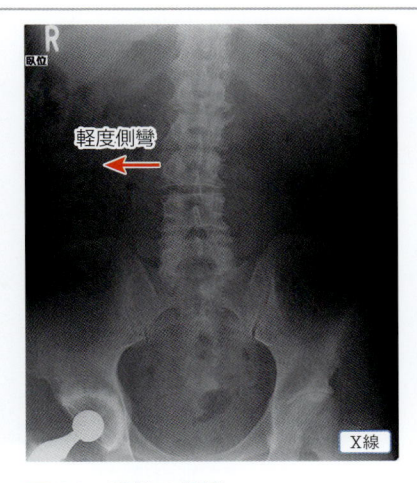

memo 股関節以外にも目を向けよう

　X線画像から骨盤の前傾・後傾が予測される場合は，腰痛症の合併も十分に考えられます．罹患期間が長期にわたる場合は，股関節の評価とともに，仙腸関節や腰椎の評価も重要となります．また，下肢の荷重連鎖を考慮し，遠位である膝関節や足関節のアライメント・疼痛の評価が必要な場合があります．

　実際に，変形性股関節症では患側の足関節可動域制限や足部の変形が伴いやすいともいわれています．また，歩行時の膝関節への負荷が増大することで，膝関節の疼痛を伴いやすく，変形性膝関節症の発症や進行リスクが高くなると言われています[1]．

　さらに，股関節に**屈曲拘縮**が生じている場合，骨盤の左右の傾きを生じていることがあり，同時に脊柱に側彎を生じていることがあります（図14）．

図14　脊柱の側彎

50代，男性．
この症例は，右変形性股関節症によりTHAを施行されましたが，腰椎の軽度側彎（→）が術前より認められ，術後も腰痛が残存していました．

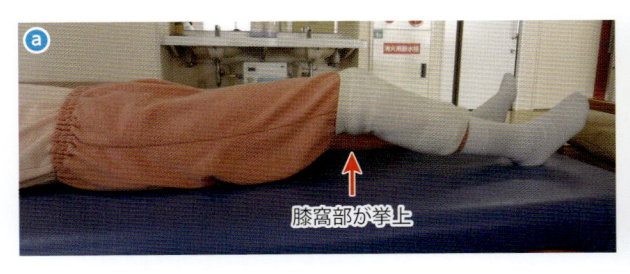

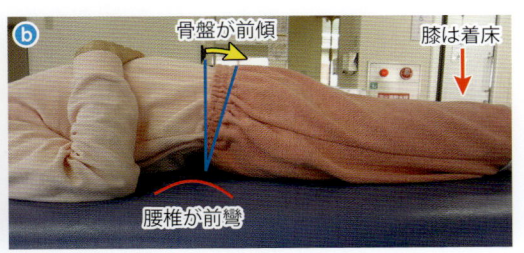

図15　骨盤前傾をとり除いた評価

a) 股関節屈曲拘縮がある場合，膝窩部は挙上しています．
b) 股関節屈曲拘縮がある場合でも，過度な腰椎前彎で骨盤が前傾することで代償すれば，膝窩部はベッドに着床できます．

　股関節に屈曲拘縮が生じている場合，背臥位では患側肢の膝窩部が挙上し（図15a），下肢のリラクセーションが図れず股関節などに疼痛を生じる場合があります．これを防ぐために，膝窩部へクッションなどを置きます．一方，下肢の重みで骨盤が前傾（図15b）している場合もあり，腰痛を生じることがあります．この場合も同様に膝窩部にクッションなどを置くことで，疼痛を防ぎます．

　変形性股関節症の末期では，構築学的な変化からの筋力低下，関節可動域制限などを評価する必要があります（図16）．

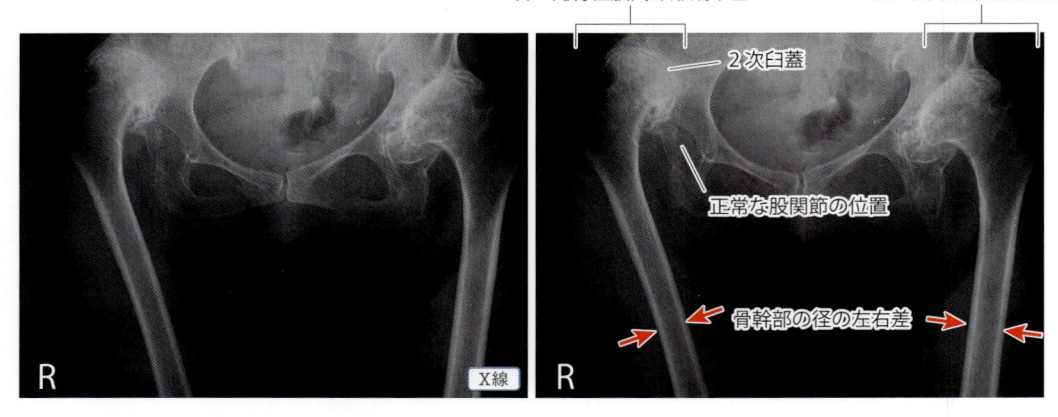

図16　両側に発育性股関節形成不全を抱えていた症例

女性.
右股関節は，発育性股関節形成不全（脱臼）から2次臼蓋を形成し，変形に至ったX線像です．左側は，変形性股関節症の末期の状態です．ともに外転可動域制限が容易に想像できます．また，右側では，股関節周囲筋の走向・筋長の変化から，筋力不全が考えられます．実際，このケースでは，特に股関節に疼痛を認めることなく，膝関節に疼痛を生じていました．また，坐骨や大腿骨の成長に左右差（骨幹部の径）を認めています．長い罹患期間によって，下肢に十分な荷重ができなかった場合，骨の成長や骨粗鬆症の程度に左右差を認め，運動負荷などのリスク管理が必要となります．

2) CT画像から読み解く（図17）

　単純X線画像から予測される疼痛や関節可動域制限に対して，リハビリを進めていきますが，変形性股関節症の痛みは関節軟骨の摩耗や変形のみが直接の原因ではなく，多くは**周辺の軟部組織**が原因であることが少なくありません．これらの評価は，単純X線画像のみでは難しく，CT画像などが必要となります．

　CT画像では，臼蓋形成不全や変形性股関節症の関節形態の3次元的評価を行い，具体的にどの部位の変形が生じることで関節可動域制限が生じているかを見ます．また，単純X線では検出できない**関節唇障害**や**関節軟骨の局所的菲薄化**がわかることで，関節可動域運動で注意すること，動作練習での指導に活かすことができます．

5 リハビリテーション

1) 運動療法

① 関節可動域運動

　関節可動域の減少は，跛行だけでなくADLを大きく制限します．変形性股関節症では，関節内圧の上昇での疼痛を避けるために，屈曲・外転・外旋位での拘縮傾向があります．前・初期においては，疼痛と拘縮発生を予防していくことが重要となります．末期には骨棘形成のため，屈曲・内転・内旋位の拘縮へ移行を多く認めます[4]（図18）．

　また関節裂隙狭小化や骨棘により，ストレッチングを行うにあたり，十分な可動域まで動かせないことがあります．このため，股関節X線像から評価を行い，慎重に関節可動域の維持・改善に努める必要があります．前処置としての温熱療法は，温熱効果により軟部組織の伸張性

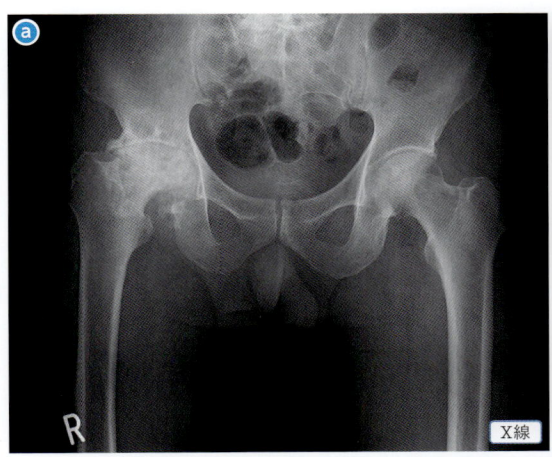
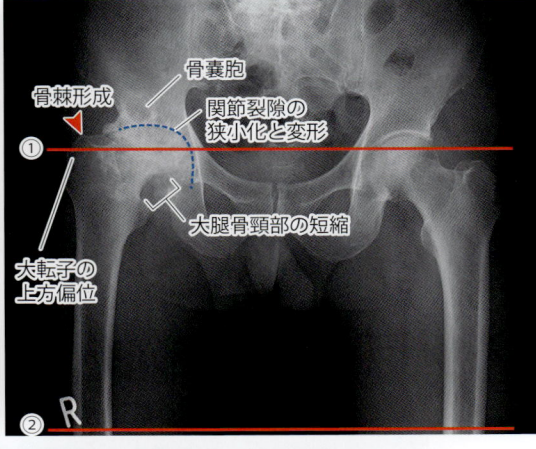

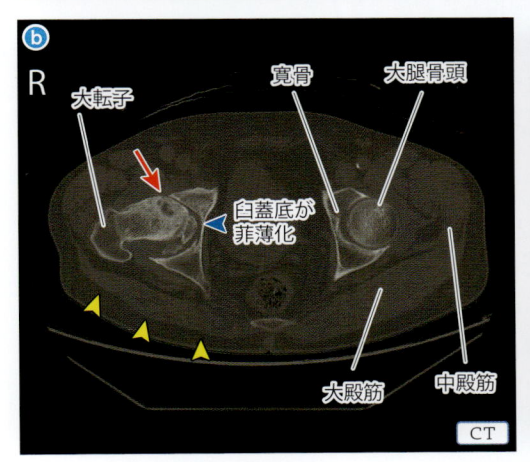
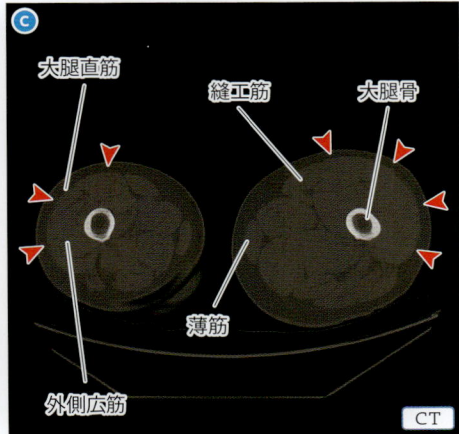

図17 **右変形性股関節症末期の症例（股関節を通る水平画像）**

70代，男性．

a) 右股関節の変形が著明です．大腿骨頭の扁平化がみられます．寛骨臼の変形も著明であり，関節裂隙も狭小化し円形から逸脱しています．寛骨臼外側の骨棘形成，骨囊胞も認められます．大腿骨頸部が短縮し，大転子の位置も上方偏位しています．

b) このCT画像は，aの右図の赤線①の位置のスライス画像です．右大腿骨頭に骨囊胞（→）が認められます．骨頭の変形（骨棘形成）を認め，前方に大腿骨頭が変位しています．股関節の内旋・外旋が容易でないことが示唆されます．また，寛骨の臼蓋底が菲薄化（▷）しており，この方向に圧縮のモーメントがかかると骨折のリスクも考えられます．軟部組織の評価としては，大殿筋（▷）を含めた股関節周囲筋の萎縮も明確に描出されています．

c) このCT画像は，aの右図の赤線②の位置のスライス画像です．長期にわたる罹患期間により，大腿部の周径にも著明に左右差が認められています．全体的に下肢筋の萎縮が認められます．特に大腿四頭筋（▶），股関節内転筋群，ハムストリングスに著明となっています．

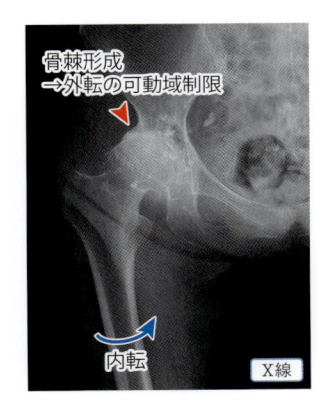

図18 **末期の股関節X線像**

女性．
骨棘の形成が著明（▶）であり，外転の可動域制限が容易に想像できます．

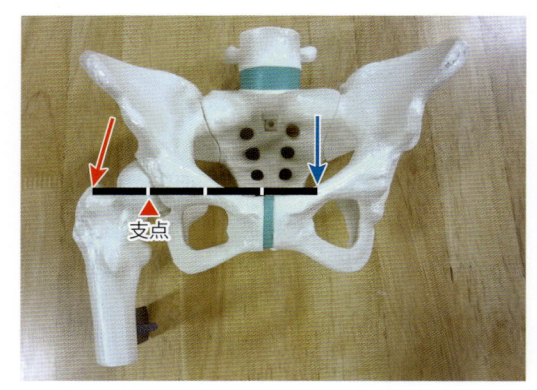

増大，疼痛閾値の上昇や筋リラクセーションを得ることができます．

　全期通しての注意点として，股関節の可動域制限が脊椎や膝関節，足関節に影響を与え機能障害を生じることでADL制限を生じている点です．下肢の荷重連鎖を考慮しながら，X線画像を評価したうえで，股関節の可動域制限の改善，増悪の予防に努める必要があります．

② 筋力増強運動

　股関節周囲筋の筋力低下は，股関節安定性と荷重機構が損なわれます．これらの変化は関節軟骨への負担を増大させ，病期の進行を助長する原因となり，悪循環に陥ります．このため，筋力の維持，筋力低下の改善がきわめて重要です．

　したがって，変形性股関節症では脊柱や膝関節など周辺の関節と筋力について十分に評価し，異常を認める徴候を積極的に解消するように努める必要があります．

　注意が必要なこととして，末期の股関節症の患者では，股関節の関節可動域が拡大した場合，その獲得した可動域を十分に動かすことができなければ，歩行などで関節の不安定性が逆に増してしまうことが考えられます．

2) ADL指導

　注意点として，体重をコントロールすることと重い荷物は極力持たないようにすることがあげられます．軽量物であれば患側に持つほうが中殿筋への負担が減ることを指導します．また，どうしても重たい荷物を持つのであれば，重心が身体の中央に近づくように，リュックサックなどの使用を勧めます．

　体重が増加すると，股関節では力学的構造（てこの原理）から関節面に多大な負荷がかかります（図19）．また，立ち仕事，階段昇降や長距離歩行などは，疼痛発現の一因となります．

3) 装具療法

　脚長差は歩行中のエネルギー効率低下を招き，症状を増悪させます．適切な補高を行うことによりこれらの予防・改善を図ります．しかし，補高を行う場合は，これまでの関節や筋への負担が変化することから安易に導入することは危険です．補高前後での歩容の変化，疼痛や歩きやすさを問診などを含め評価することが重要となります．

　杖などの歩行補助具を使用することで，患側下肢の体重免荷を図り，荷重時痛や運動痛を生

じない状態をつくることで，変形性股関節症の進行を遅らせます．また杖は，筋力低下を代償することで，歩行時の安全性を確保し行動範囲を制限することなく，活動量を維持する目的でも処方されます．この他に，人の多い場所をぶつからずに歩くため，電車などの交通機関で優先座席を譲ってもらうためなど，他者から障害をもっていることに気づいてもらう手段としても大切となります．

■ 参考文献

1）「変形性股関節症診療ガイドライン2016 改訂第2版」（日本整形外科学会，日本股関節学会/監，日本整形外科学会診療ガイドライン委員会，変形性股関節症診療ガイドライン策定委員会/編），南江堂，2016
2）上野良三：X線像からの評価．日整会誌10：22-29，1971
3）「整形外科臨床パサージュ 運動器画像診断マスターガイド」（中村耕三/総編集，吉川秀樹/専門編集），中山書店，2010
4）中川法一：変形性股関節症の病期別理学療法ガイドライン．理学療法，19：121-129，2002
5）加藤 浩，他：変形性股関節症に対する運動療法．理学療法，21：597-607，2004
6）Tannast M, et al：Femoroacetabular impingement: radiographic diagnosis--what the radiologist should know. AJR Am J Roentgenol, 188：1540-1552, 2007

股関節の形態視標のいろいろ

長尾　誠

1) 頸体角 （図1～3）

　　大腿骨の頸体角は，前額面で大腿骨頸部の長軸と大腿骨骨幹部長軸とのなす角度です．正常では成人で125～135度，新生児で約150度，高齢者で120度です．

　　頸体角の変化（内反股，外反股：図2, 3）が起こることで，股関節の力学的変化が生じます．これにより，関節の剪断力（脱臼傾向），股関節外転の力学的変化が推察できます．

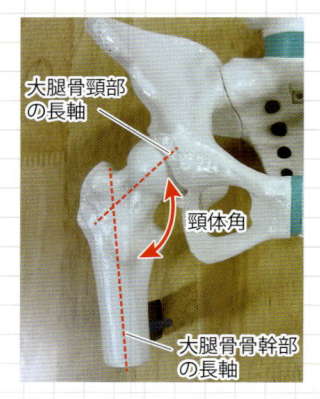

図1　頸体角（正常）

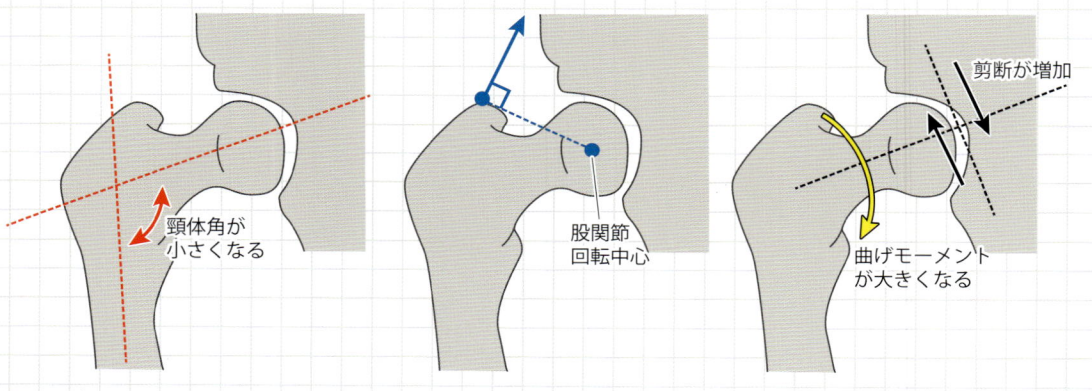

図2　内反股

➡で示す頸体角が小さくなります．内反股になると，てこの効果（----：股関節回転中心から➡までの距離が長い）によって外転筋のトルクには有利に働く一方，荷重することで頸体角へは曲げモーメント（⇨）が大きくなり，大腿骨頭の剪断力（➡）が増加します．剪断力は，臼蓋が滑り落ちる方向に力がかかると考えると容易に理解できます．

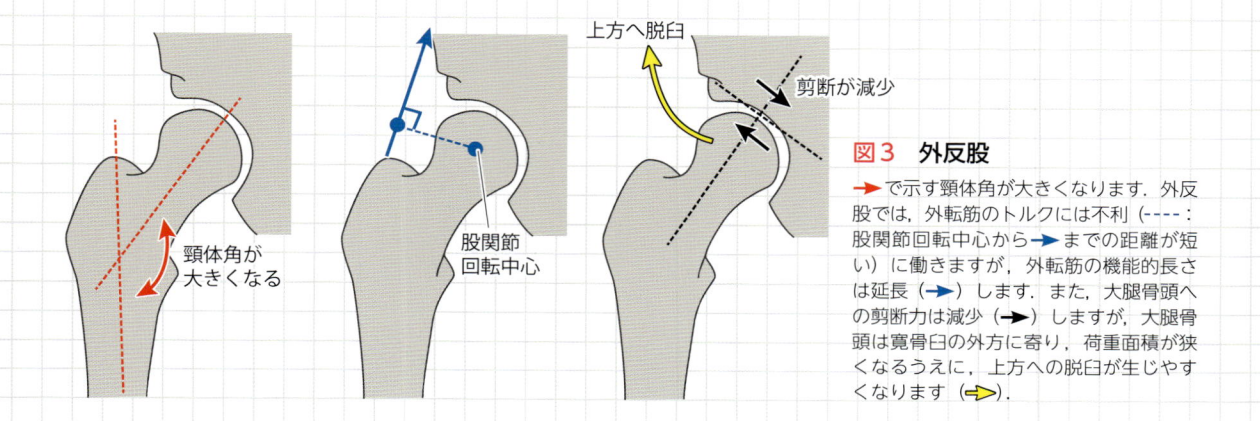

図3　外反股

➡で示す頸体角が大きくなります．外反股では，外転筋のトルクには不利（----：股関節回転中心から➡までの距離が短い）に働きますが，外転筋の機能的長さは延長（➡）します．また，大腿骨頭への剪断力は減少（➡）しますが，大腿骨頭は寛骨臼の外方に寄り，荷重面積が狭くなるうえに，上方への脱臼が生じやすくなります（⇨）．

2) 前捻角 (図4)

　前捻角とは，膝の内側顆部と外側顆部を結ぶ横軸と大腿骨頸部軸の前額面とをなす角です．正常では頭側から見ると（水平面），大腿骨頸部は，膝の大腿骨顆部を結ぶ横軸に対し前方に捻じれた位置にあります．単純X線では確認できず，CTやMRIから確認します．正常では15〜20度です．

　前捻角が過度の場合，背臥位では股関節内旋位を，減少の場合は股関節外旋位をとりやすいことがあります．また過度の場合は，股関節外旋筋群の筋力低下が考えられます．

3) CE角 (center-edge angle, 図5)

　大腿骨頭中心と臼蓋嘴を結んだ線と大腿骨頭中心の垂線がなす角です．成人では25〜35度です．20度以下が臼蓋形成不全といわれます．

　CE角の減少は，荷重時の大腿骨頭荷重面にかかる単位あたりの圧が大きくなり，大腿骨頭応力も限局的に大きくなることから，大腿骨頭の扁平化をきたす要因となります．また，股関節症病期の進行につながり，その進行とともに股関節痛につながりやすくなります．

　CE角の増大は，大腿骨と寛骨臼のインピンジメント（FAI）が生じやすく，関節唇損傷をきたし，疼痛，股関節屈曲＋内旋可動域低下の要因となることが考えられます．

4) 臼蓋 (sharp) 角 (図6)

　左右の涙痕下端を結んだ線（接線）と臼蓋嘴と涙痕下端を結んだ線とがなす角度です．正常は33〜38度であり，45度以上は臼蓋形成不全といわれます．

　臼蓋角の増大（臼蓋形成不全）は，荷重時に臼蓋に対して大腿骨頭が外上方へ移動しやすく，過剰な骨頭応力がさらに変形へと移行しやすい力学的要因となります．これは，股関節症病期の進行につながり，股関節痛につながります．さらに病期が進行すると，大腿骨頭の扁平化も合併することで，股関節外転筋のトルクが減少する構築学的変化が生じます．

　また，臼蓋形成不全では，股関節症病期や年齢にかかわらず，骨盤の前傾を伴いやすく腰椎の前彎が増強します．病期が進行すると，sharp角の増強に伴う大腿骨頭上外方偏位や大腿骨頭の扁平化などにより，外転筋のトルクが減少する構築学的変化が生じます．

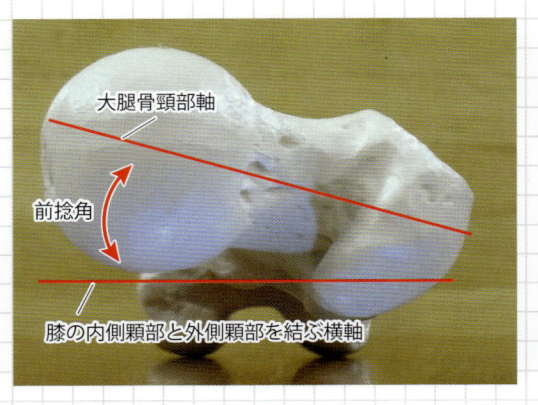

図4　前捻角

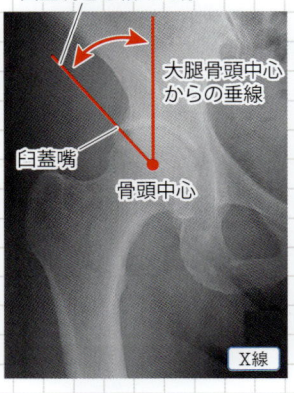

図5　CE角

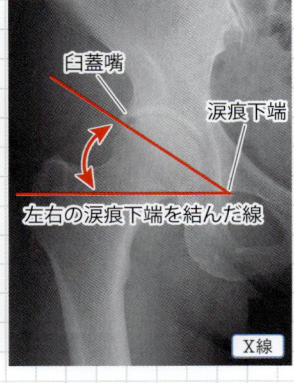

図6　臼蓋（sharp）角

涙痕は本当に涙形状？ (図7)

臼蓋角の測定のマーカーである涙痕は，その形から涙を想像させます．しかし，実際の骨盤にはそのような形のものはありません．あくまでも，骨盤を透視したときに見える骨の重なりが涙の形をつくり上げたものです．

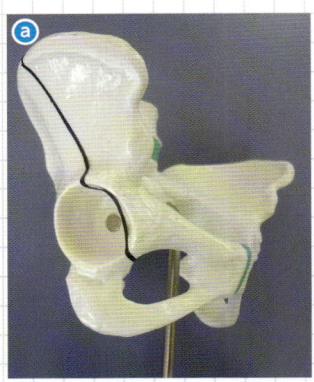
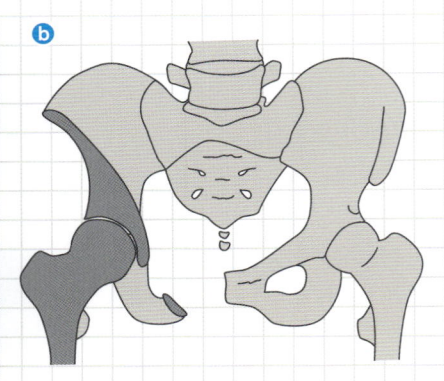

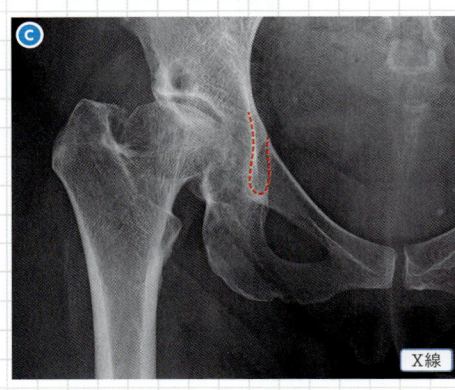
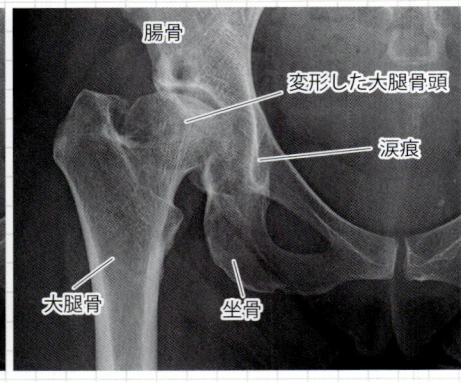

図7 涙痕のX線像と模式図

aの骨模型の黒線の部分で前額面にカットしたものがbの図になります．

5) AHI (acetabular head index) (図8)

大腿骨頭内側端から臼蓋外側端までの距離と大腿骨頭横径で除した値を100倍したものです．平均値は男性82〜88％，女性80〜89％です．AHIの低下は変形性股関節症の病期進行につながり，疼痛が増大します[1]．

6) Shenton 線 (図9, 10)

股関節X線前後像で，骨盤閉鎖孔の上縁をなす曲線と，大腿骨頸部内側縁の曲線は互いに延長すれば一致します．これをShenton線といいます．発育性股関節形成不全（脱臼）では，大腿骨頸部内縁曲線は閉鎖孔曲線より上方へ移動し，Shenton線が連続しません．

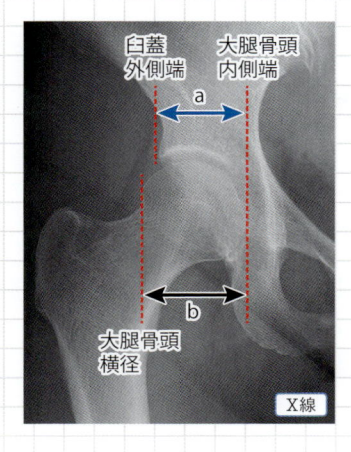

図8　AHI

AHIはa÷b×100（%）で計算されます.

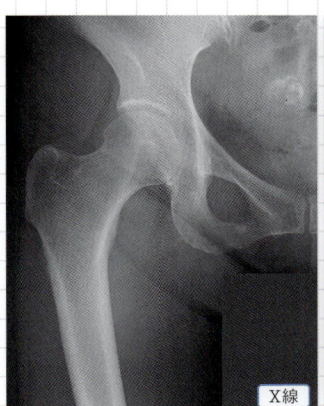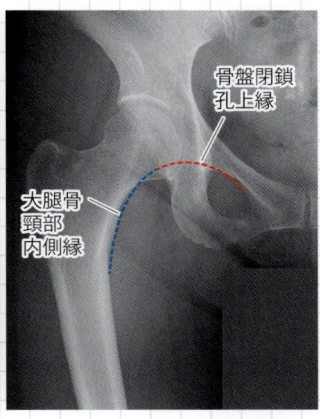

図9　Shenton線　正常

骨盤閉鎖孔上縁の曲線（----）と,
大腿骨頸部内側縁の曲線（----）
が1本につながります.

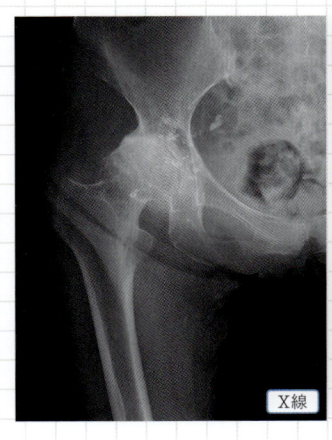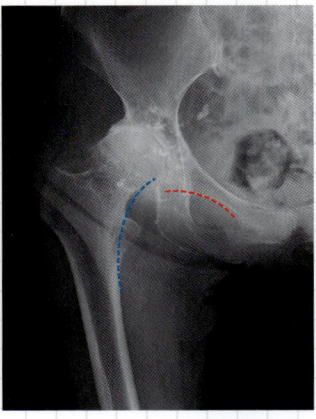

図10　Shenton線　異常

女性.
骨盤閉鎖孔上縁の曲線（----）と, 大
腿骨頸部内側縁の曲線（----）にずれ
が生じます.

■ 参考文献

1）「変形性股関節症診療ガイドライン2016改訂第2版」（日本整形外科学会・日本股関節学会／監, 日本整形外科学会診療
ガイドライン委員会・変形性股関節症診療ガイドライン委員会／編）, 南江堂, 2016

3 変形性膝関節症

山﨑道晴

Summary

- 変形性膝関節症では，関節軟骨の変性のほか，内反膝などの下肢アライメントの変化，大腿四頭筋を中心とする下肢の筋萎縮と筋力低下，関節動揺性の出現を認めます.
- X線画像では，骨棘形成，関節裂隙の狭小化，軟骨下骨の硬化像などの特徴的な所見を認めます. 膝関節を中心とした可動域制限および疼痛，筋力低下を伴います.
- リハビリテーションとしては画像所見から変形の程度を確認したうえで，関節への負担を考慮し対応することが必要です.

1 分類と症状

変形性膝関節症は危険因子として，加齢・女性・肥満・外傷の既往などがあり，明らかな原因がなく加齢に伴う慢性的な機械的刺激が加わって発症する1次性と，外傷や半月板切除後，あるいは炎症性・代謝異常疾患に伴って生じる2次性に分類されます.

変形性膝関節症の症状として，初期には歩きはじめや起立・着座などの動作時に，膝関節の内側を中心とした疼痛を生じます. 病状が進行すると，常に歩行時痛を伴うようになり，歩行距離も徐々に減少していきます. 多くは**内反膝変形**を呈し（**第4章–3 図1**），歩行時の**外側方動揺性**（lateral thrust）を認めます. この症状は膝関節内側部に問題がある場合に生じるため，内側型とよばれます（まれに外反膝変形を呈する外側型も生じることがあります）. また病状の進行とともに炎症を生じ，関節液が貯留すると疼痛は増し**膝蓋跳動**がみられます. 罹患期間が長期に及ぶと大腿四頭筋は萎縮し，運動時痛もあいまって膝関節の関節可動域制限を呈します. また，大腿四頭筋の筋力低下は歩行時の前方動揺（anterior thrust）を生じます.

変形の進行した変形性膝関節症では，X線により主な障害部位を3つのコンパートメントに分類できます（**表1**，**第4章–3 図8〜10**）. 進行とともに複数の部位に障害を認めるようになります.

2 治療法

生活指導・運動療法・物理療法・装具療法などの理学療法以外に，薬物療法などが行われます. 保存療法により症状の改善が得られない場合は，年齢や変形の状態などに合わせ手術療法を選択します.

表1　変形性膝関節症の主な分類

主な障害部位	内側大腿脛骨関節	外側大腿脛骨関節	膝蓋大腿関節
分類型	内側型	外側型	膝蓋型
FTA	約180度以上	約165度以下	症例により異なる
特徴	・日本人の膝OAが多く該当 ・歩行時の膝関節外側動揺	・膝OAでも認めるが多くの場合関節リウマチが該当	・膝OAでは単独障害は少ない ・平地歩行に比べ，立ち座りや階段で疼痛増悪
変形	内反膝（O脚）	外反膝（X脚）	・膝蓋骨の変位 ・膝の内外反を伴うと変位が増加
判断に必要なX線	立位正面像	立位正面像	膝蓋骨軸射像（スカイライン像）

変形の程度が低い症例には当てはまらない場合もあります．

1) 薬物療法

　　薬物療法としては，主に貼付剤や抗炎症薬（NSAIDs）の内服，ヒアルロン酸関節内注射があります．痛みが非常に強い場合には，ステロイドの関節内注射も行われますが，長期間かつ頻回の使用は，感染や関節破壊を進行させる可能性があります．

2) 手術療法 （第4章–3 図2〜7）

　　膝関節の病変が内外側のどちらかに限局している場合，高位脛骨骨切り術（HTO）や人工膝単顆置換術（UKA）が適応となります．末期の変形を伴う高齢患者の場合，人工膝関節全置換術（TKA）が選択されることが多いです．そのほかに，手術侵襲が少ない関節洗浄や関節鏡視下デブリドマン（郭清術）を行うことがありますが，その効果については意見が分かれています[1]．

3 画像の見かた

　　一般的にX線画像から**変形**の程度を確認します．必要に応じて，MRIやCTを用いて，軟骨や靱帯，半月板など膝関節内構成体の状態の評価や腫瘍性疾患を判断します（正常膝関節のMRIは**第1章–3-1 図9，10**参照）．

　　X線画像の撮影方法として，正面像・側面像・膝蓋骨軸射像（スカイライン像）があります．基本的には左右を比較したうえで，3方向像から得られた情報と理学療法評価を加え，臨床推論へとつなげます．

1) 正面像から考える

　　正常下肢のアライメントとして，大腿骨中心と足関節中心をむすぶ**下肢機能軸（Mikulicz線）**は，通常膝関節中心を通ります．また，解剖軸は脛骨では機能軸と一致しますが，大腿骨では機能軸と6度の傾きがあり，大腿骨軸と脛骨軸のなす大腿脛骨角（FTA）は約175度となります（**図1**）．変形性膝関節症はX線画像により進行度や病期を判定でき，関節裂隙の狭小化，骨棘形成，軟骨下骨の硬化などさまざまな所見を呈します（**図2**）．

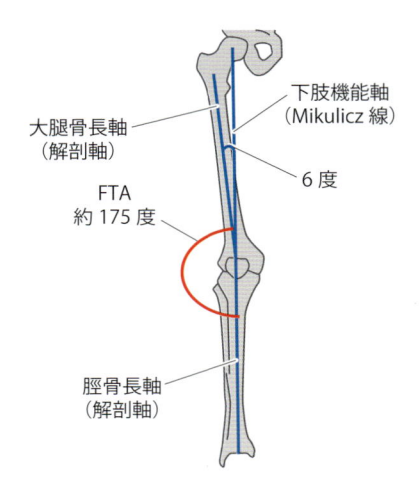

図1　正常な下肢アライメント（立位）

左図ラベル:
- 大腿骨長軸（解剖軸）
- 下肢機能軸（Mikulicz 線）
- 6 度
- FTA 約 175 度
- 脛骨長軸（解剖軸）

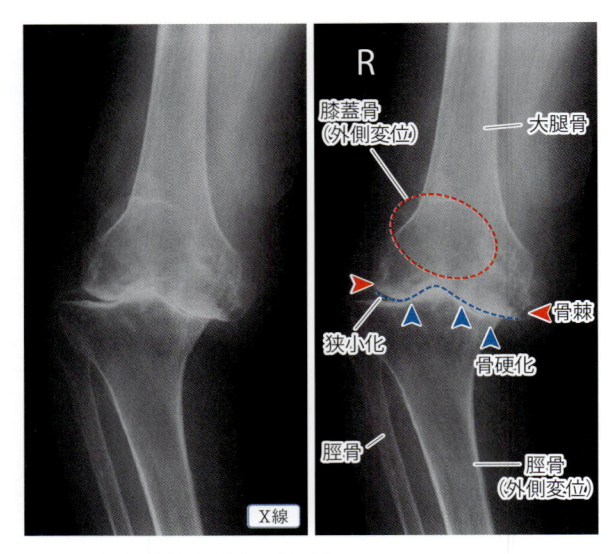

図2　右膝関節正面像（立位）

90代，女性.
関節裂隙の狭小化（----）に加え，（▶）に骨棘，（▶）に骨硬化像を認めます．軟骨や半月板が菲薄化している可能性も考えておきましょう．膝蓋骨および脛骨の外側変位も認めます.

図2内ラベル:
- R
- 膝蓋骨（外側変位）
- 大腿骨
- 狭小化
- 骨棘
- 骨硬化
- 脛骨
- 脛骨（外側変位）
- X線

Kellgren–Lawrence（チェルグレン ローレンス）（KL）分類においては，変形性膝関節症の進行度（以下，Grade）は，正常のGrade 0から最も進行した4までの5段階に分類されます（**表2**）[2]．膝関節において，関節裂隙の狭小化は軟骨の菲薄化のみではなく，**半月板の変性**も生じていることを示します．そのため，半月板の機能低下により，関節の適合性が低下することで，軸圧を関節面の全体へ分散することができないため，ショック吸収能が低下していることも考えておきましょう．

　正面像であっても，**荷重**の有無で変形に差が出やすいため，X線画像がどういう肢位で撮影されたのかを確認しておく必要があります（**図3a, b**）．**臥位と立位での差**が大きいということは，**膝関節の不安定性**が大きいことを示し，歩行能力の低下を示唆します．

2) 側面像から考える

　側面像では，膝蓋骨の上下に骨棘形成をはじめ，骨嚢胞を認めることがあります．また大腿脛骨関節における裂隙の狭小化や骨硬化像も確認できます（**図4a**）．ちなみに，膝蓋骨の上方変位があれば大腿四頭筋の過活動などが示唆されます．

　図3cでは重度の変形を伴っており正面像ではわかりにくかった大腿骨自体の変形も確認できます．このような像の場合，著しい関節可動域の制限を伴うことが多いです．

3) 膝蓋骨軸射像（スカイライン像）から考える

　膝蓋骨軸射像は膝関節を約45度曲げた肢位で，多くの場合，足部から見上げたように撮影し，関節面を映し出します（**図5**）．この画像では特に膝蓋骨外側や内外側顆に骨棘形成をはじめ，軟骨下骨の硬化や関節裂隙の狭小化，膝蓋骨の変位が確認できます（**図6**）．

　膝蓋大腿関節面の画像上の変化を認めた場合，軟骨面の欠損や膝蓋骨周囲組織の柔軟性低下による膝蓋骨の可動性低下が考えられるので，膝蓋骨のグライディングテスト（**図7**）を行っ

表2　Kellgren-Lawrence 分類[2)]

Grade 0	Grade 1	Grade 2	Grade 3	Grade 4
正常	・関節裂隙狭小化 ・骨棘形成の疑い	・関節裂隙狭小化 ・骨棘形成があるが最小限	・中等度の関節裂隙狭小化 ・骨棘形成	・高度の関節裂隙狭小化 ・骨棘形成 ・骨欠損

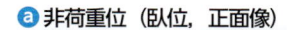

ⓐ 非荷重位（臥位，正面像）

FTA 185度

X線

L

ⓑ 荷重位（立位，正面像）

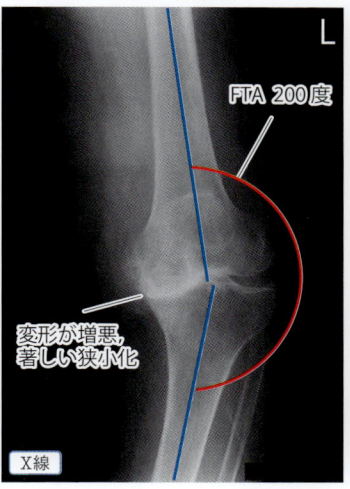

L

FTA 200度

変形が増悪，著しい狭小化

X線

ⓒ 非荷重位（臥位，側面像）

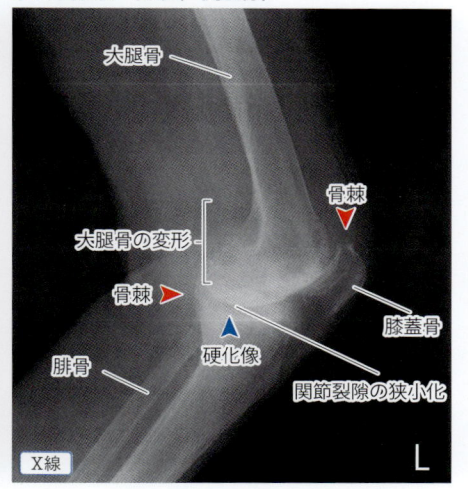

大腿骨

骨棘

大腿骨の変形

骨棘

硬化像

膝蓋骨

腓骨

関節裂隙の狭小化

X線

L

図3　荷重の有無による違い（左膝関節）

90代，女性.
a）軽度な関節裂隙の狭小化と内反変形を認めます.
b）荷重位では変形が増悪かつ内側裂隙の狭小化が著しいことがわかります.
c）重度の変形．関節裂隙の狭小化，骨棘（▶），硬化像（▶）が著しいことがわかります．正面像ではわかりにくかった大腿骨の変形も確認できます．著しい可動域の制限を伴うことが予測されます.

てみましょう．グライディングテストが陰性であった場合には，膝関節周囲の軟部組織で特に疼痛を感じる部位である膝蓋上嚢や膝蓋下脂肪体に対して圧痛テストやストレステストを実施しましょう（図8）．

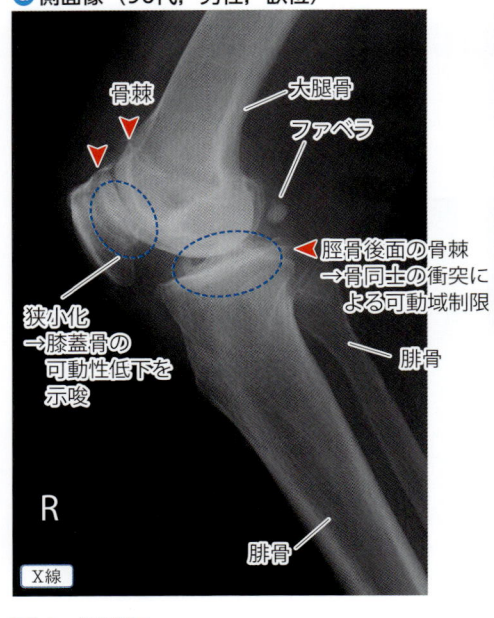

ⓐ 側面像（90代，男性，臥位）

骨棘
大腿骨
ファベラ
脛骨後面の骨棘
→骨同士の衝突に
よる可動域制限
狭小化
→膝蓋骨の
可動性低下を
示唆
腓骨
R
腓骨
X線

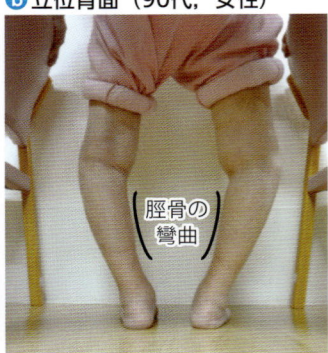

ⓑ 立位背面（90代，女性）

脛骨の
彎曲

図4　膝関節

a) 骨棘（►）と関節面の狭小化（⟨⟩）を認めます．脛骨後面に骨棘があるため屈曲最終域での骨同士の衝突による可動域制限が考えられます．膝蓋大腿関節の狭小化もあり，膝蓋骨の可動性低下が考えられます．

b) 膝関節の変形に伴い足関節が内反変形を呈しています．

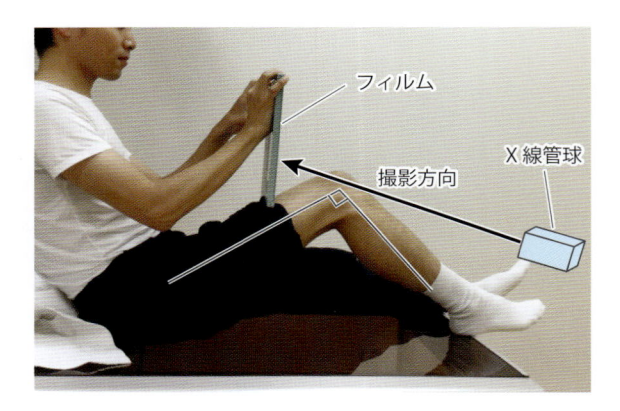

フィルム
X線管球
撮影方向

図5　膝蓋骨軸射像の撮影法

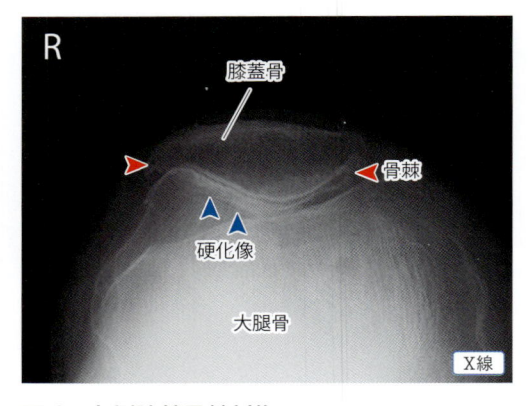

R
膝蓋骨
骨棘
硬化像
大腿骨
X線

図6　右側膝蓋骨軸射像

80代，男性．
膝蓋大腿関節の狭小化に加え，►に骨棘と，►に硬化像が確認できます．

4　画像情報からリスクを考察する

1) 荷重でアライメントが変わる場合

　　　　図3a, bのように荷重にてアライメントが変化する場合，歩行時の**外側動揺**や徒手での**膝関**

ⓐ 屈曲制限なし　　　　　　　**ⓑ 屈曲制限あり**

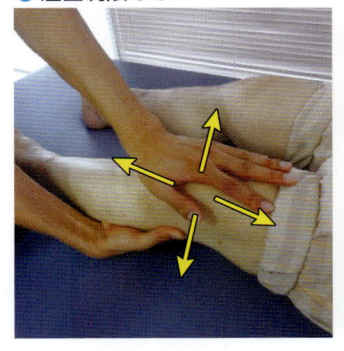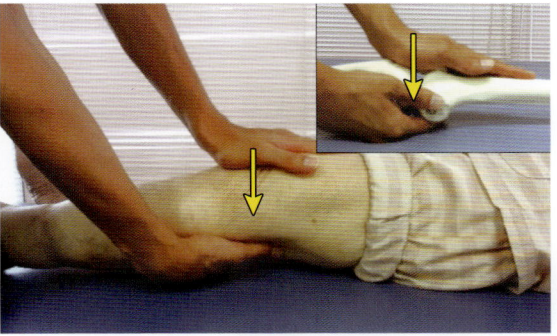

図7　膝蓋骨のグライディングテスト

a) 患者を背臥位にして膝関節伸展位とします．リラックスさせた状態で，膝蓋骨を上方から押し付けて疼痛を確認します．注意点としては，変形性膝関節症患者の場合，膝関節の屈曲拘縮を伴っていることも多いため，上方からの刺激が大腿脛骨関節を過伸展させることで，疼痛を誘発してしまうことが非常に多いです．

b) 必要に応じて，大腿脛骨関節の関節運動が生じないように膝関節後面に手をあてがい検査をする必要があります．また，押し付けた状態で上下左右に動かすことでゴリゴリした触感を感じることもできますが，臨床的に，変形性膝関節症では膝全面痛を訴えることが多いため，膝蓋大腿関節の問題か周囲の軟部組織性に問題があるのかを鑑別する必要があります．

ⓐ 膝蓋上嚢の圧痛検査　**ⓑ 膝蓋下脂肪体の圧痛検査**　**ⓒ Hoffa's test**

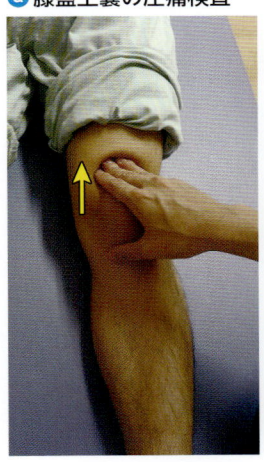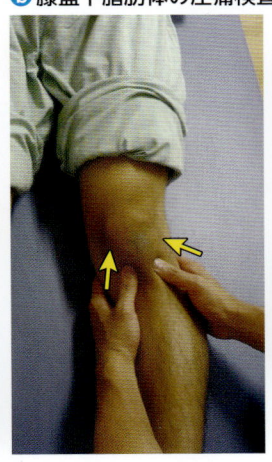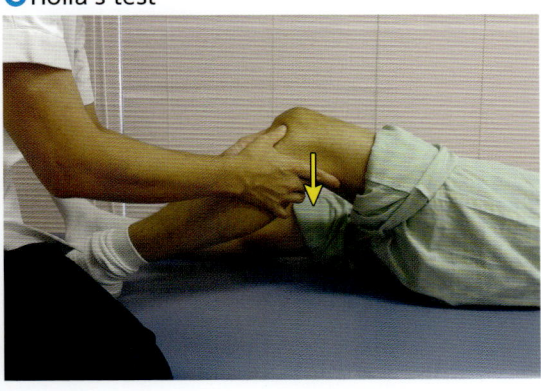

図8　膝蓋上嚢と膝蓋下脂肪体の圧痛テストおよびHoffa's test

a) 大腿四頭筋が弛緩していることを確認し膝蓋骨上にある膝蓋上嚢を深く押しつけ触診します．

b) 大腿四頭筋が弛緩していることを確認し，膝関節伸展位で膝蓋腱の側面に沿って深く押しつけ触診します．

c) 膝立て背臥位にて，膝蓋下脂肪体を押さえたうえで膝関節を伸展します．膝蓋下脂肪体の炎症がある場合は同部位の疼痛が出現すれば陽性です．

節側方不安定性が確認できます（側方ストレステスト，図9）．膝関節に伸展制限がある場合では，不安定性がなくても側副靱帯が緩むため，ストレステストにより不安定性を感じます．膝関節に不安定性がある場合，股関節の外転や内転運動への徒手抵抗において，下腿遠位に抵抗をかけると膝の内外反が強制されるため，大腿骨の遠位に抵抗を加えるようにしましょう（図10）．

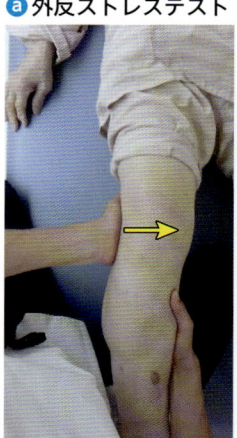
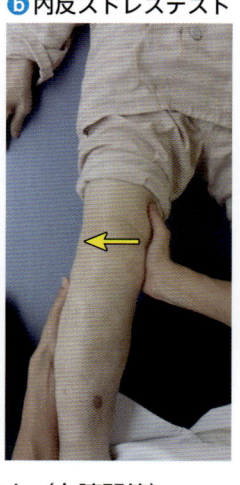

ⓐ 外反ストレステスト　　ⓑ 内反ストレステスト

図9　側方ストレステスト（右膝関節）

➡は抵抗の方向を示します．
陽性基準：内外側への動揺があれば陽性．
反対の膝が変形性膝関節症でなければ左右比較，内側型
変形性膝関節症であれば外反テストと比較をします．

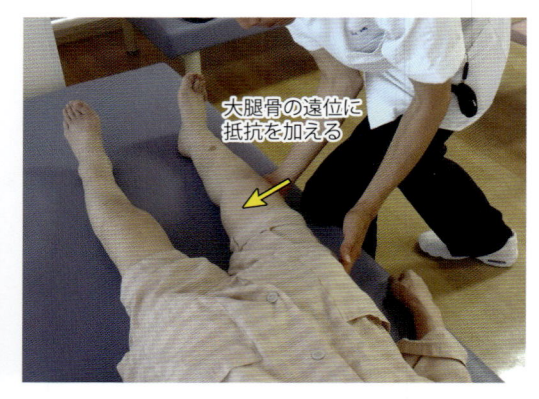

大腿骨の遠位に
抵抗を加える

図10　股関節が外転抵抗運動時の徒手抵抗位置例

2) 狭小化・重度の変形がある場合

関節裂隙の狭小化がある症例は（図3，4），十字靭帯や側副靭帯の緊張も低下しているため，関節運動時には正常な関節包内運動をイメージして動かす必要があります．

重度の変形がある場合，それに反応するように脛骨の彎曲や足部の回内変形を伴うことがあります（図4b）．これらは同部位での疼痛を生じる場合もあります．また内反変形による脚長差も出現するため注意が必要です．

5　リハビリテーション

1) 関節可動域運動

症状の進行により関節裂隙の狭小化や膝関節周囲筋の筋力低下が生じ，膝関節の不安定性が増加すると，関節の不安定性を補うように骨棘が増殖し可動域が低下します．そのため，X線画像を確認しながら愛護的に可動域運動をする必要があります．

また，関節内圧の上昇による疼痛の出現を回避するため，膝関節屈曲位となる傾向があり多く患者は，膝関節の伸展制限を有します．しかしながら軽度屈曲位では，伸展位に比べ，膝関節の側副靭帯や十字靭帯は緩んでいるため不安定性が増大します．伸展制限が強いほど，荷重応答期，立脚中期，立脚終期での膝関節内反角度の増大を認めたとされています[3]．内反角度の増大は歩行時の不安定性をさらに助長するため注意が必要となるため，伸展制限は必ずアプローチするべき重要な項目となります．

2) 足底板療法

Grade 1および2などの軽度の変形を伴う内側型膝関節症に対して，外側ウェッジなどを用いた足底板療法は，歩行時の疼痛に改善効果あります．

3) 筋力トレーニング

重要な筋として大腿四頭筋があげられ，この筋力の改善により疼痛の軽減を図ることができます．内反膝変形の場合，外反にかかわる筋である股関節内転筋群や大殿筋，大腿四頭筋や大腿筋膜張筋の働きが下肢のアライメント調節に重要になってきます．また腓腹筋による歩行時の蹴り出しと着地時の衝撃吸収作用による制御も重要とされています．

自転車エルゴメーターは膝関節にストレスが少なく，ガイドラインでも推奨されている筋力トレーニングと有酸素運動が同時に行えます．変形性膝関節症患者では減量もかねて，ペダルトレーニングがより有用です．自転車エルゴメーターでの運動に比べて，サドルへの乗り降りという負担もなく，膝関節に多少可動域制限がある方でも実施が可能です．

4) 保存療法

① 生活指導

炎症症状の軽減のため，日常生活で膝関節に過度な負担のかかる動作を回避する必要があります．疼痛が強い時期などは，長距離の歩行や階段昇降はなるべく避け，必要に応じて杖・固定式歩行器・前腕支持型歩行車などの歩行補助具を使用して免荷歩行の指導をします．また正座を避け椅子に座る，トイレを洋式にする，寝具にベッドを導入するといった生活様式変更も大切です．

食事指導と適度な運動による減量は非常に大切です．減量は，動作時に膝関節にかかる負担を大きく減らすことが可能です．運動は，膝関節に疼痛がない状態での実施が望ましいです．

② 物理療法

主に温熱療法と寒冷療法があり，基本的には膝関節の炎症の有無により使い分けます．膝関節周囲の熱感や腫脹があれば寒冷療法，なければ温熱療法を実施します．そのほかに，超音波治療やTENS療法も疼痛改善に効果があり，これらの物理療法は運動療法との併用が大切とされています．

③ 装具療法

患者に内反や外反などの変形がある場合には下肢のアライメント修正のための矯正装具，関節不安定性に対しては支持装具，疼痛の軽減の目的で足底板や膝関節装具を使用することがあります．軽度から中等度の内反および外反不安定性の患者における膝装具着用は，疼痛の軽減，安定性の改善と転倒リスクの減少することが確認されています[1]．

■ 参考文献

1）Zhang W, et al：OARSI recommendations for the management of hip and knee osteoarthritis, Part Ⅱ：OARSI evidence-based, expert consensus guidelines. Osteoarthritis Cartilage, 16：137-162, 2008

2）Kellgren JH & Lawrence JS：Radiological assessment of osteo-arthrosis. Ann Rheum Dis, 16：494-502, 1957

3）中山善文, 他：膝関節伸展制限が歩行時の下肢関節に及ぼす生体力学的影響. 臨床バイオメカニクス, 33：427-432, 2012

4　変形性脊椎症

山﨑道晴

Summary

● 頸椎や腰椎に多く生じ，X線画像としては椎間板腔の狭小化，椎体上下縁での骨棘形成，椎間関節の肥厚などを認めます．

● 症状としては，疼痛や可動域制限を主に認めますが無症状の場合もあります．

● 脊柱管や椎間孔の周囲での異常所見は神経根症状が出現しやすいため肢位による変化がないか注意しましょう．

　　変形性脊椎症は無症状のことも多いですが，加齢による椎間板の退行性変性を基盤とし椎間関節や椎体・靭帯などに影響を及ぼします．主に**頸椎**や**腰椎**で認め，変形が高度になると疼痛や可動域制限が生じ，ときには黄色靭帯の肥厚，脊柱管や椎間孔の狭窄化により脊髄や神経根が圧迫され神経症状を呈します．ただ，画像所見と臨床所見に解離が生じやすいことも念頭において確認しましょう．

1　変形性頸椎症

　　X線画像の所見としては，主に単純X線画像で椎間板腔の狭小化（椎間板の変性を表す），椎体上下縁やLuschka関節での骨棘形成，椎間関節の肥厚などがあります（**図1**）．神経孔周囲に骨棘などが形成されると神経根症状が出現することがあるため，正面像と側面像に加え，斜位のX線画像や，CT・MRIなどによる詳細な検査が必要となります（**第1章–2-1 図11**）．

　　臨床症状として，脊髄症，神経根症，軸椎，その他の4つに分類することが可能です（**表1**）．

　　変形性頸椎症の保存療法は，安静（頸椎カラー），鎮痛を目的とした温熱や牽引などの物理療法，関節モビライゼーションやストレッチなどがあります．そのほか，筋弛緩薬や鎮痛剤などの薬物療法，ブロック注射などが用いられます．運動療法の実施においては，脊髄症や神経根症が生じていないか神経学的検査を実施し，画像所見との整合性がとれているか確認します．理学療法を行う際には，疼痛を生じる動作を避け，神経症状の悪化が生じないよう注意します．その際，画像から責任部位を把握し，その部位にストレスがかからないよう注意します．

2　変形性腰椎症

　　変形性腰椎症における特徴的な画像所見は，椎間板腔の狭小化，椎体の前後縁における骨棘形成，椎間関節の変性です（**図2**）．椎体前方に骨棘を認める場合は基本的には体幹の屈曲制

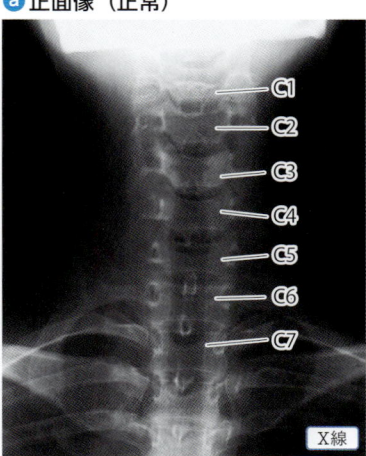

ⓐ 正面像（正常）

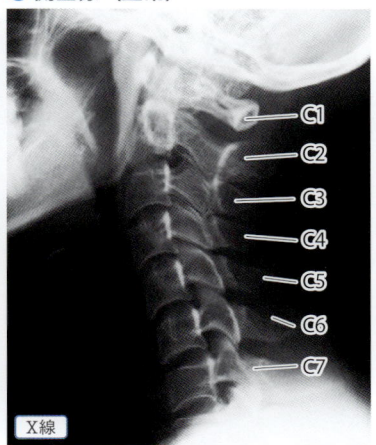

ⓑ 側面像（正常）

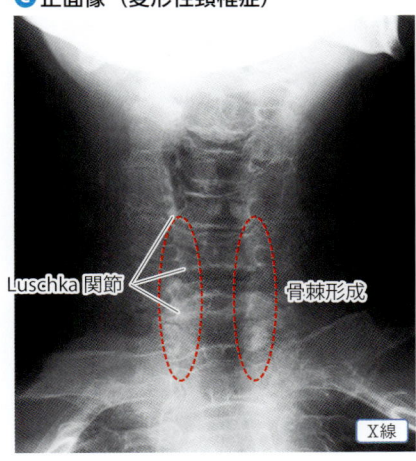

ⓒ 正面像（変形性頸椎症）

Luschka 関節　骨棘形成

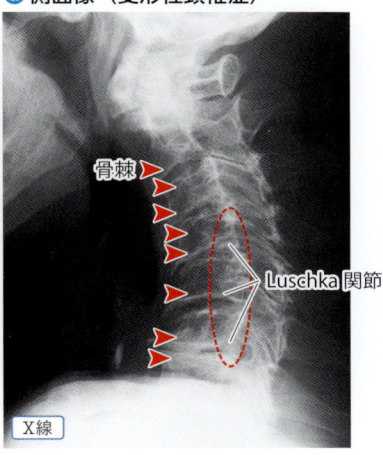

ⓓ 側面像（変形性頸椎症）

骨棘　Luschka 関節

図1　頸椎の正常画像と変形性頸椎症

a，bは20代，女性．正常例．
c，dは60代，女性．変形性頸椎症．
c）Luschka関節周囲の骨棘形成（◌）が確認できます．特にしびれなどの神経症状は呈していないものの，頸部屈曲伸展の可動域制限に加え，強度の側屈制限を認めました．
d）頸椎の前彎変形．椎間板腔の狭小化，椎体上下縁に著しい骨棘形成（▶）を認めます．Luschka関節周囲の骨棘形成（◌）が確認できます．

表1　変形性頸椎症の臨床症状

脊髄症	椎間板の変性や頸椎の生理的前彎の消失などから生じる頸部痛や可動域制限．
神経根症	神経根が椎間孔周囲の骨棘により圧迫や炎症から生じる神経根症状．
軸症	椎間板ヘルニアや骨棘，黄色靭帯の肥厚による圧迫により手指のしびれや巧緻性低下，膀胱直腸障害や歩行障害．
その他	Luschka関節の骨棘などにより椎骨動脈周囲の交感神経や椎骨神経に刺激が加わり椎骨動脈の血流不全をきたすことによる頸部痛，めまい，耳鳴りなど（Barré–Liéou症候群）．

　限を想定します．また，病態の進行により上下の椎体間で骨棘が架橋するように繋がった場合，骨棘の位置にかかわらず椎体間の可動性は失われています．椎間関節部の骨病変や椎間のすべりがある場合，神経根症状が生じることが予測されるため，X線画像では，正面像と側面像に加え，斜位像により椎間孔の狭小化を確認しましょう．またCT撮影ではより明確にこれらの骨や靭帯性の所見が明確に確認できます．神経症状を有している場合では，MRI撮影も実施され，脊柱管や馬尾神経への問題も評価が可能となります．

　リハビリテーションを進めるにあたり，側彎症やすべり症・狭窄症やヘルニアなどの症状の

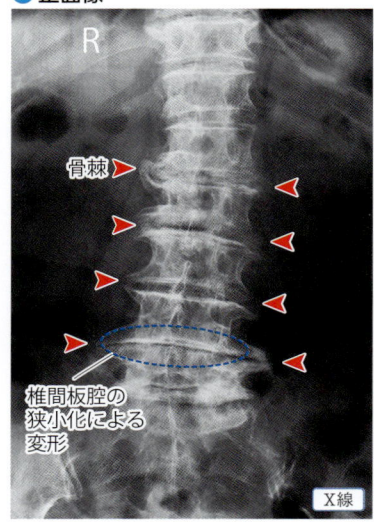

ⓐ 正面像

骨棘 ▶

椎間板腔の
狭小化による
変形

X線

ⓑ 側面像

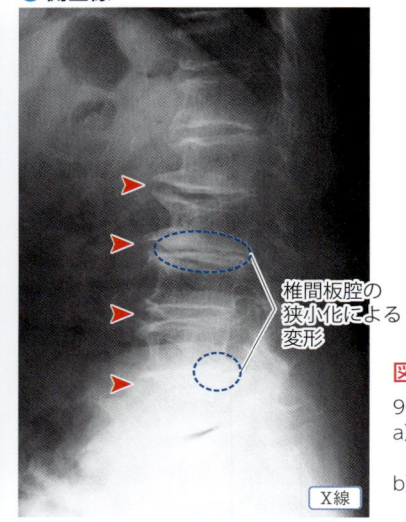

椎間板腔の
狭小化による
変形

X線

図2　変形性腰椎症

90代，女性.
a) 椎体上下縁に骨棘の形成（▶），椎間板腔
　の狭小化による変形（⋯）を認めます.
b) 椎体前面に骨棘（▶），椎間板腔の狭小化
　による変形（⋯）を認めます.

　有無を医師に確認したうえで臨床所見から評価をすすめます．また肢位による症状の変化にも注意しましょう．

　運動療法の実施にあたっては，責任部位を画像所見より把握するとともに，腰椎における主症状は腰椎より上位のアライメントや股関節の機能障害の有無と密接に関係しているため，最低限股関節の可動域も加えて評価および治療をすることが大切です．

5　変形性足関節症

山﨑道晴

Summary

- 多くが外傷や関節炎に続発して生じ，腫脹や疼痛・可動域制限を認めます．
- X線画像により，内反型と外反型に分類することができ，距腿関節や距骨下関節に異常所見を呈します．
- 関節に骨棘などが生じている場合，可動域運動時には骨性の衝突に注意しましょう．

　変形性足関節症は多くが脛骨天蓋骨折や距骨骨折，足関節の靱帯損傷，関節炎後に生じる二次性関節症ですが，一次性関節症も増加傾向にあります．

　一次性は脛骨に対して距骨が内反する内反型と外反している外反型に分類することができます．大部分占める内反型の病因として，荷重線の内側変位，外側靱帯の機能障害，脛骨下端関節面の内反があります．単純X線立位足関節正面像にて撮影することが主であり，軟骨下骨硬化や骨棘，関節裂隙の狭小化を認めます（図1）．

　後足部のアライメントは4つの段階に分類されます（表1）．偏平足に伴う外反型の足関節症もまれですが確認できます．また，X線学的計測法として，正面像および側面像における脛骨軸と脛骨下端関節面との角度である正面天蓋角（TAS角）および側面天蓋角（TLS角）があります．

ⓐ 正面像

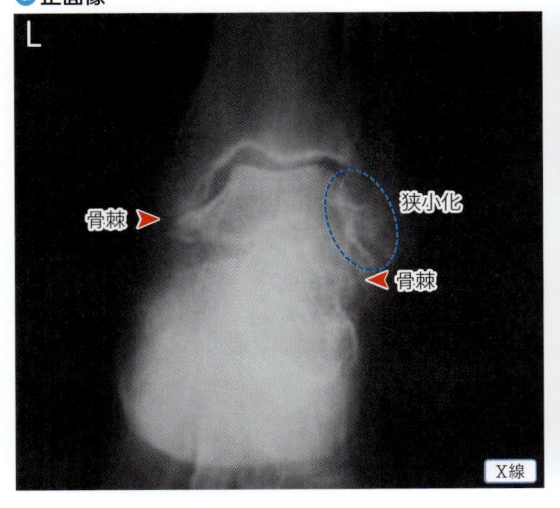

ⓑ 側面像

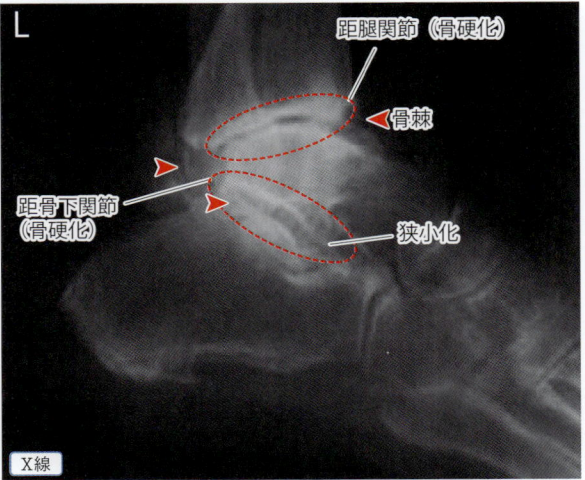

図1　変形性足関節症

70代，女性．
a) 距腿関節の両縁に骨棘形成（▶），関節裂隙の狭小化（⸱⸱⸱）を認めます．
b) 距腿関節の両縁および距骨下関節に骨硬化像（⸱⸱⸱）を認めます．距腿関節の前後に骨棘（▶），底背屈最終域での骨性の衝突を生じ，可動域制限に加え，疼痛やつまり感の訴えがありました．また，距骨下関節にまで関節裂隙の狭小化を認めたため足関節の回内外の制限も認めました．

表1 後足部のアライメントの分類[1]

ステージ1	関節裂隙の狭小化はなく初期の骨硬化および骨棘の形成
ステージ2	内側関節空間の狭小化
ステージ3	軟骨下骨接触を伴う関節裂隙の消失
ステージ4	完全な骨接触を伴う関節裂隙の消失

ステージ3は関節裂隙の狭小化が天蓋関節まで及ぶかどうかでaとbに細分類されます.

　治療に関しては，保存療法が第1選択となります．まずは，炎症の軽減を図るため，薬物療法や関節内注射での対応となり，症状が完治しない場合や2次障害が残存している場合にリハビリテーションが処方がされます．多くの場合，内反型の変形を伴っているため，炎症の早期改善に向け，同一組織に対してストレスの集中を防ぐ必要があります．関節可動域としては，足関節背屈と外反の制限を認めることから，下腿三頭筋や後脛骨筋，長母趾屈筋，長趾屈筋などの短縮が生じていることが多いのでストレッチなどで対応します．それとともに筋力トレーニングとしては，後脛骨筋や長短腓骨筋，足内筋などの足アーチや足関節の安定性を高める筋群を中心に実施します．変形が強度でなければ，足底板療法によるアライメント修正で体重が内側にばかりかかるのを避け，外側にも分散させることで除痛を図ります．場合によっては，足関節への負担軽減のための杖などの歩行補助具の使用も検討する必要があります．

■ **参考文献**

1) Tanaka Y, et al：Low tibial osteotomy for varus-type osteoarthritis of the ankle. J Bone Joint Surg Br, 88：909-913, 2006

6　変形性手・肘関節症

山﨑道晴

Summary

- 変形性手関節症は，更年期以降の女性に多くみられ，X線画像においてDIP関節やPIP関節に異常所見を呈します.
- 変形性肘関節症は，外傷や炎症，過用により生じ，X線画像において腕尺関節を中心に異常所見を呈します.
- 関節の変形や周囲の骨棘などにより関節可動域制限が骨性制限因子の場合があるため，リハビリテーション実施時には特に注意が必要です.
- 炎症の緩和に向け，過用や誤用への指導が重要となります.

1　変形性手関節症

　　変形性手関節症は，更年期以降の女性に多くみられ，疼痛，腫脹，変形，可動域制限などの手の機能障害をきたします．単純X線画像において特徴的な所見は，IP関節における骨棘形成，関節裂隙狭小化，軟骨下骨硬化などです（図1）．主にDIP関節の腫脹や疼痛を伴うヘバーデン結節やそれに伴う合併症でありDIP関節に症状を呈するブシャール結節があります．図1の症例の場合は，主にIP関節に関節裂隙狭小化，骨棘形成，軟骨下骨硬化を認め，同部位の腫脹と動作時痛が著しい状態でした．

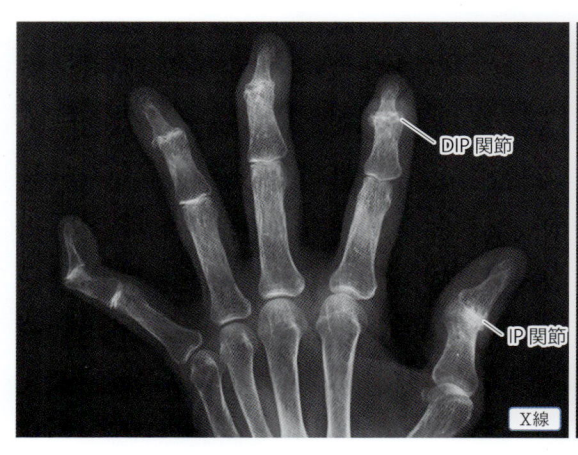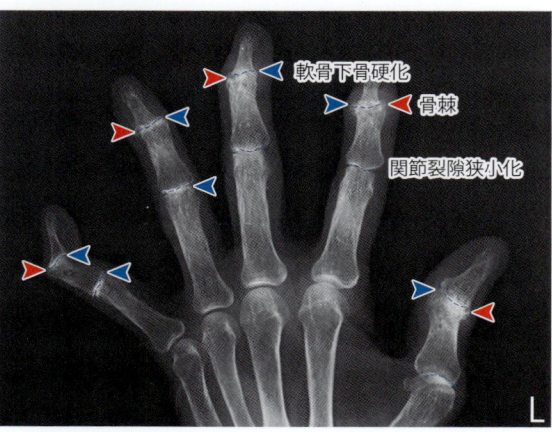

図1　変形性手関節症の正面像

80代，女性.
主にIP関節に関節裂隙狭小化（----），骨棘形成（▶），軟骨下骨の硬化（▶）を認めます.

母指のCM関節での変形を認める母指手根中手関節変形性関節症などもあります．そのほかに，舟状骨と月状骨および橈骨の変形を伴うSLAC（scapholunate advanced collapse）wristや舟状骨の偽関節によるSNAC（scaphoid nonunion advanced collapse）wristがあります．

治療としては，痛みに対して，患部安静，内服・外用薬，ステロイド注射などがあり，日常生活に支障のある場合や，関節の場所によっては固定術や人工関節などの外科的処置を行います．症状が疼痛のみであれば，リハビリテーションの処方が出ることはまれですが，多くの場合，手指関節や手関節の可動域制限を伴っていますので，マイルドに関節可動域運動や関節モビライゼーションを実施します．必要に応じて，運動療法に物理療法を併用し対応します．

2 変形性肘関節症

変形性肘関節症は，肘関節の関節内骨折や脱臼などの外傷，関節炎，離断性骨軟骨炎や労働・スポーツによる過用などにより生じます．症状としては最大屈曲・伸展時の疼痛，屈曲伸展の可動域制限，ときにはロッキングを伴います．進行としては腕尺関節を中心とした障害からはじまり，しだいに腕橈関節や近位橈尺関節の関節症変化に至ります．

特徴的な単純X線による所見は，肘頭窩，鉤状窩，肘頭・鉤状突起に骨棘の形成や，関節裂隙狭小化，軟骨下骨硬化です（図2）．

> **memo** ▶ **変形性肘関節症の進行により生じる症状**
> 変形性肘関節症が進み，尺骨神経溝付近に骨棘を認める場合，尺骨神経麻痺（肘部管症候群）が生じることがあるので注意が必要です．

医師による治療としては，保存療法として，三角巾や装具を用いた安静や固定，薬物療法が選択されます．変形が重度であり日常の活動が制限されるときや関節内遊離体が存在するとき，尺骨神経麻痺例では手術療法の適応となり，骨棘や滑膜の切除，遊離体の摘出などが行われま

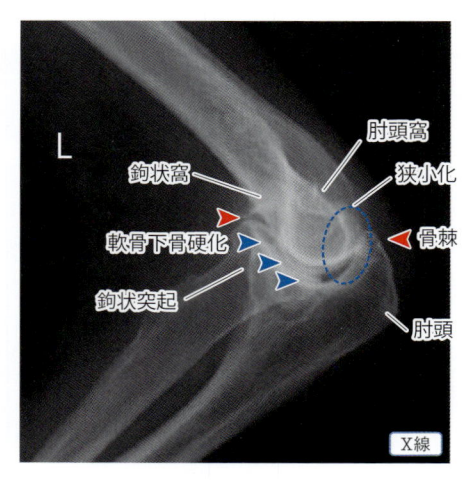

図2 変形性肘関節症の側面像
骨棘（▶）が存在し，骨性の屈曲および伸展制限を認めます．

す．リハビリテーション時には，画像所見より，遊離体や**図2**のような骨棘の存在による屈曲や伸展時の骨性制限因子に留意するとともに，尺骨神経領域の感覚障害や疼痛，手内在筋の萎縮が出現していないかを確認します．

　構築学的な問題でなければ，愛護的に関節モビライゼーションやストレッチを実施します．炎症症状が強いときには，寒冷療法などを併用します．また罹患期間が強く，肘関節の不動期間が長いと，肘関節以外にも影響を認めることが多いため，肩関節（肩甲帯含む）や手関節に可動域制限や筋力低下などの機能低下が及んでいないかを確認します．炎症症状や疼痛がある場合や日常生活での過用も注意する必要があるため，肘関節のみに過負荷がかからないよう動作指導は必要です．

第 4 章

人工関節の見かた

　この章では人工関節について学んでいきます．人工関節は肩・肘・股・膝などさまざまな関節で使用されており，その原因も，関節リウマチや変形性関節症，外傷など多岐にわたります．人工関節置換術を施行する前の画像所見から，関節にどんな変化が起きているのかを理解し，術後の画像と照らし合わせて理学療法を施行できるようにしていきましょう．

　また，数年前のものと比べてもそれぞれの人工関節の耐久性が上がったり，可動性が向上していたりと人工関節の機能は進歩しています．それら人工関節の構造や性能を理解し，画像を確認することにより関節がどんな動きをするのか，どんなことに注意しなければならないのかを理解しましょう．

　今回は臨床でよく目にする股関節・膝関節に加え，上肢の肩関節・肘関節の人工関節について解説します．

〈金子　聡〉

1 総論

金子　聡

Summary

- 人工関節は，金属やセラミック，超高分子量ポリエチレンなど人工物でできた関節に置換する挿入物です．
- 骨折や関節リウマチなどで関節破壊が著明な際に使用されます．
- 人工関節にすることで関節内の問題は解決し，疼痛などの原因は取り除けることが多いですが，周囲軟部組織の疼痛や修復状態を知ることは大切です．
- 人工関節には術後注意が必要な脱臼や，長期的な問題となる緩みや沈み込みなどがあります．どんな予後，禁忌になるのかを医師に確認しましょう．

1 人工関節とは

　人工関節とは，ステンレス・チタンなどの合金や，セラミック・超高分子量ポリエチレンなどの高分子材料などを用いて関節の機能・形状を模して造られた人工挿入物です．人工関節置換術とは，もともとの関節を再形成する手術の際に関節面を切除して，人工関節に置き換える手術です．対となる関節面すべてを人工関節に置換する全置換術と，対となる関節面の1側あるいは一部のみを置換する部分置換術とがあります．

　適応は，変形性関節症や関節リウマチなど進行性の関節疾患により疼痛や運動制限をきたし，関節面を温存する治療法では改善が望めない場合となります．外傷によって，骨内の血行が絶たれ，骨壊死がおこると人工関節の適応となります．また，関節面に骨折があると軟骨の損傷や変形がおこり，将来的に人工関節置換術を行うこともあります．関節の痛みの原因となっている部位を取り除くことが1番の特徴となります．

2 リハビリテーションでの注意点

　慢性進行性の疾患の場合は，長期間の疼痛や運動制限のため，手術後にも可動域や筋力の低下の影響が考えられます．まずは**術前の画像を確認すること**が大切です．術前の可動域や筋力など，どの程度の関節機能をもっていたのかを画像から想起しましょう．

　また，身体機能の低下によって動作もイメージするものと異なる場合があります．その人の生活について，問診や動作の評価をしっかり行いましょう．

　人工関節全置換術は関節をすべて変える手術のため，関節周囲の関節包や関節構成体（軟骨・半月板・靱帯など）も摘出することがあります．手術を行った医師に術中の状態を確認す

るとともに，それらの代わりをする人工関節の特徴を確認しておきましょう．

人工関節は人工物であるので実際の関節と異なり，脱臼や破損が生じるため**禁忌となる動きが存在します**．可動域について医師に確認するとともに，その禁忌動作が生活にどのように影響するかも考えましょう．

高齢者の人工関節では，関節症や円背など他関節にも問題を抱えている場合があります．そのため，当該関節以外の関節の評価・問診も行いましょう．また，高齢者の場合，活動性や自宅での生活パターンも評価しましょう．

人工関節は最新の技術のよって造られたインプラントなどを使用していますが，人工物である以上，可動性や耐久性には限界があります．長期間使用することで緩みや沈み込みなど起こることがあります．さらに，肥満などの要因で耐久年数が短くなることがあるので注意しましょう．

3　人工関節の種類

表1に代表的な関節ごとの人工関節とその特徴について記載します．X線画像やCT画像などを見たときに，どのように挿入されているのかイメージできるようにしておきましょう．

表1　人工関節とリハビリ

部位	術式	適応	画像チェックポイント
股関節	THA（人工股関節全置換術）	・変形性関節症や関節リウマチなど進行性の関節疾患 ・関節窩に影響のある股関節脱臼骨折，若年者の大腿骨頸部骨折	・術前後のアライメント変化 ・脚長差の変化 ・ステムと骨皮質に隙間はないか？ ・臼蓋に対してのカップの位置（スクリューの有無）
	BHA（人工骨頭置換術）	大腿骨頸部骨折	・骨皮質に十分な厚さがあるか？ ・ステムと骨皮質に隙間はないか？
膝関節	TKA（人工膝関節全置換術）	末期の変形性膝関節症，関節リウマチ	・FTA ・術前の変形（骨棘・狭小化など）
	UKA（単顆人工膝関節置換術）	・特発性大腿骨頭部骨壊死 ・限局型変形性膝関節症	・FTA ・術前の変形（内側型か外側型か）
肩関節	TSA（人工肩関節全置換術）	骨頭とともに関節窩の損傷も著しい疾患	・関節窩と骨頭との位置関係（距離） ・ステムと骨皮質に隙間はないか？
	BSA（人工骨頭置換術）	・重症な骨折 ・軽度な骨折でも軟部組織損傷が重度な場合や骨粗鬆症の場合	・骨頭からの位置（後捻25～30度） ・大結節，小結節がしっかり固定されているか
肘関節	TEA（人工肘関節全置換術）	関節リウマチ	・ステムと骨皮質に隙間はないか？ ・carrying angle

2　人工股関節

金子　聡

Summary

- 股関節の人工関節は人工骨頭置換術と人工股関節全置換術とに分かれます.
- 股関節のX線を見ることで，股関節の機能障害について想起することができます.
- 下肢長や可動域の評価を行い，画像から想起した機能障害と照らし合わせましょう.
- 人工股関節は脱臼リスクについて考える必要があります. しゃがみこみや寝返りなどでなぜ脱臼するかを理解しましょう.

1　人工骨頭と人工股関節の構造

1) 人工骨頭

　　股関節の置換手術は大きく人工骨頭置換術と人工股関節全置換術とに分かれます（図1）.
　　人工骨頭は，最近主流のbipolarタイプの場合，アウターヘッド，インナーヘッド，ステムで構成されています（図2）. アウターヘッドとインナーヘッドはインサートを介して結合していますが，可動性がありボールジョイントとして機能します（図1a）. ステムの固定は骨セメントを使う方法と骨セメントを使用しない方法（セメントレス）があります. セメントレスで使用されるステムには，ステムの近位に細かい凹凸加工（porous構造）がされています（図3）. 骨髄腔にステムを挿入した際に固定性を高めるために使用されます.

2) 人工股関節

　　人工股関節はカップ，ライナー，ヘッド，大腿骨ステムで構成されています（図4）. カップは金属を用い，臼蓋に埋め込みます（図1b）. 骨嚢胞など寛骨の問題がある場合，スクリュー

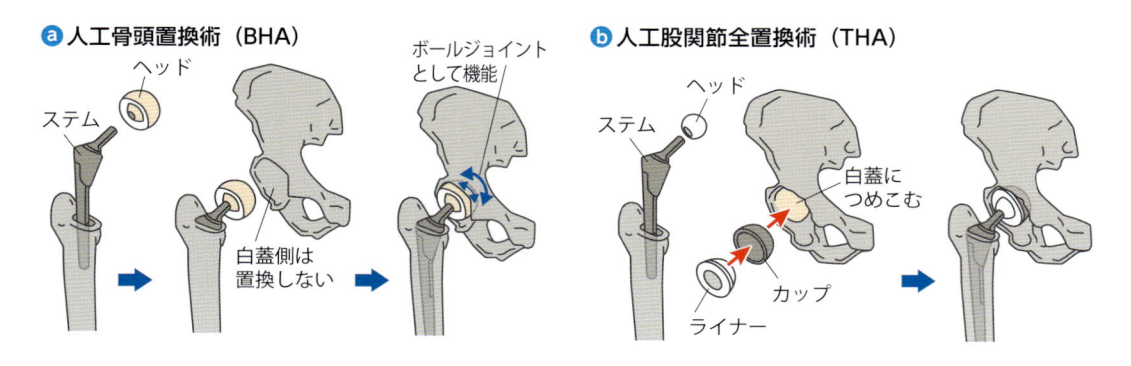

図1　股関節の置換手術

で固定したり，骨移植したりすることもあります．ライナーはヘッドとカップの間にあり，関節面の役割をし，主に超高分子量ポリエチレンを用いられます．ヘッドとステムは金属を用いることが多く，ステムは大腿骨に埋め込みます．

ⓐ ヘッドを分解したもの　　**ⓑ ヘッドとステムのネックを結合した状態**

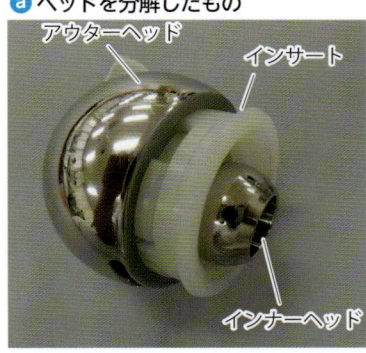 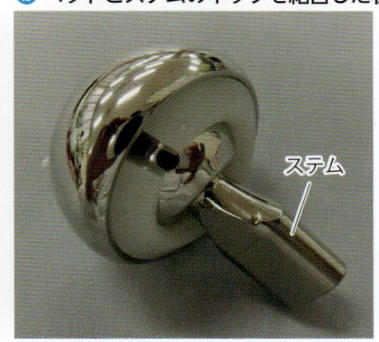

図2　Bipolar タイプ人工骨頭のヘッドの構造

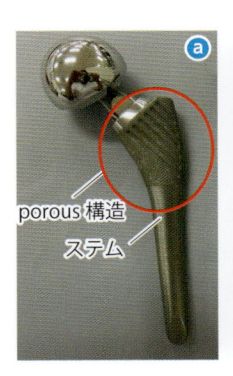 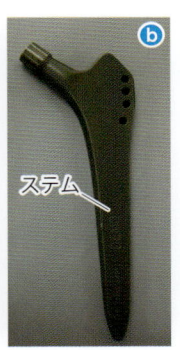

図3　人工骨頭ステムの形状
ヘッドは臼蓋に合わせて交換できるようになっています．
a) のステムはセメントレスタイプ．◯ がporous 構造.
b) のコンポーネントはヘッドを外した骨セメントを使用するタイプのステム.

ⓐ ヘッドを分解したもの　　**ⓑ 結合した状態**

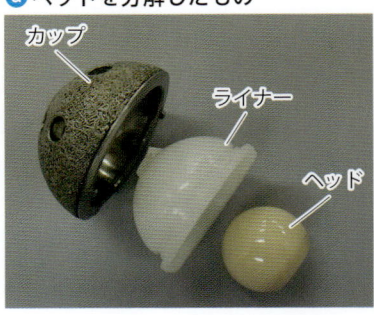 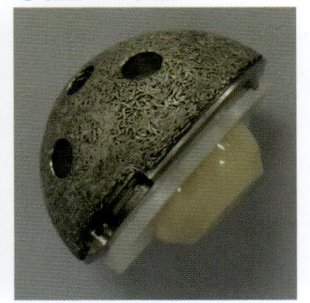

図4　人工股関節の関節部の構造
臼蓋部にはカップが固定され，それにライナーが取り付けられます．ヘッドは人工骨頭同様にステムに取り付けられます．関節としての動きはライナーとヘッドの間で起こります.

2 治療法

1) 人工骨頭置換術

① 適応

人工骨頭置換術は大腿骨頸部骨折で多くみられる術式です．大腿骨頸部骨折ではGarden分類（**第2章–3 図2**）を使用することが多く，Garden分類のstage III以上の場合に選択されます．その場合，骨折に伴い栄養血管が損傷している場合が多いこと，関節内骨折であるため骨膜性仮骨が形成されないことより，骨癒合が得にくく骨頭壊死などの合併症を生じやすいため人工骨頭が選択されます．

② セラピストが医師に確認すること

人工骨頭置換術の大腿骨頭へのアプローチとして，前外側・外側・後外側があります．アプローチ方法によって**侵襲筋**（切離などダメージを受ける筋）や**禁忌肢位**も変わるため，**手術所見**を確認する必要があります．医師に確認する必要があるものとして，**侵襲筋・脱臼肢位・骨とステムやカップの固定性・荷重時期**などがあげられます．侵襲筋は筋力低下を起こすだけでなく，伸張痛や収縮時痛を起こすため動作に影響するものです．また，脱臼肢位を知ることは動作指導やトレーニングで必要になります．固定性や荷重時期は今後の訓練にかかわります．

2) 人工股関節全置換術

① 適応

変形性股関節症や関節リウマチなど**進行性の関節疾患**で多く用いられます（**第3章–2，第6章**）．骨折でも，関節窩に影響のある股関節脱臼骨折や，若年者の大腿骨頸部骨折（**第2章–3**）でも活動性の高く早期荷重が必要な場合に選択されることがあります．また活動量が多い場合，臼蓋と人工骨頭の間で摩耗変化を起こすことがあるため用いられることがあります．進行性疾患では罹患期間が長い場合，関節への負担も長期に及んでいるため骨頭や関節窩が変形し，股関節のアライメント異常や脚長差などが起きやすくなっています．その結果，周囲筋の短縮や関節構成体の変性，他関節の変形などが見られることがあります．また，術後にも脚延長や深部感覚異常などの影響が考えられ，X線画像でのアライメントのチェックが重要です．

② 注意点

人工股関節全置換術の主な効果は，除痛・関節可動域の改善・脚長差の改善です．アプローチ方法には前外側・外側・後外側などがあります．後外側アプローチの場合，股関節後方の短外旋筋群と後方関節包を切開するため術後の後方脱臼に注意が必要です．人工骨頭置換術と同様に侵襲筋・脱臼肢位・骨とステム固定性・荷重時期について医師に聞いておく必要があります．

> **アプローチ**
> アプローチには「近づく」，「接近する」という意味があり，理学療法においては介入方法などの意味で使用されます．今回のような手術においては，侵入方向という意味で使用されます．

3 骨盤〜股関節の見かた

1) 股関節正面像から読みとれること

　　股関節正面像からは骨盤・股関節の運動を確認することができます．骨盤では骨盤腔の形状で骨盤の前後傾を確認することができます．骨盤の偏位については閉鎖孔の非対称と腸骨翼の左右差でスクリーニングすることができます．

　　脚長差は両坐骨結節を結んだ線（━）と左右の小転子の位置関係で見ることができます．小転子から線（━）へと垂線を引き，交わる点までの距離を測ります（⊔）．左右で距離に差がある場合，脚長差があると判断します．大転子・小転子の見えかたから大腿骨の回旋を確認します（図5）．ただし，X線撮影時は疼痛や腰椎変形の影響で骨盤が傾き，非対称性が出ていることがあるので，実際に上前腸骨棘や腸骨翼を**触診**し，位置関係を確認しましょう．

① 骨盤前傾（図6）

　　骨盤前傾位では骨盤腔（⟡）は大きく見え，球体に近い形状となり，閉鎖孔（⟡）は小さく見えます．大腿骨頭（⟡）は骨盤前傾に伴い，確認しにくくなっていることがわかります．これは骨頭の被覆率が増したことを意味します．また，側面からみると骨盤は前傾し，股関節は屈曲位となっています．

② 骨盤後傾（図7）

　　骨盤後傾位では骨盤腔（⟡）は小さく見え，楕円の形状となります．逆に閉鎖孔（⟡）は大きく見えます．大腿骨頭（⟡）は骨盤後傾に伴い，骨頭の前方が見えやすくなっていることがわかります．これは骨頭の被覆率が低下したことを意味します．また，側面からみると骨盤は後傾し，股関節は伸展位となっています．

　　骨盤の前後傾は，上前腸骨棘と上後腸骨棘の高さで判定されます．正常では2〜3横指上後腸骨棘の方が高いとされており，それ以上で前傾，それ以下で後傾と判断できます．

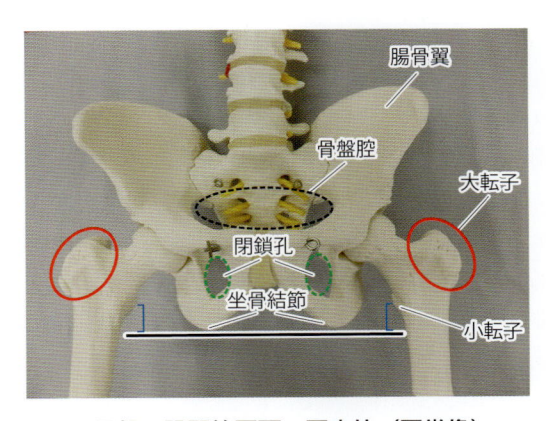

図5　骨盤・股関節正面：正中位（正常像）

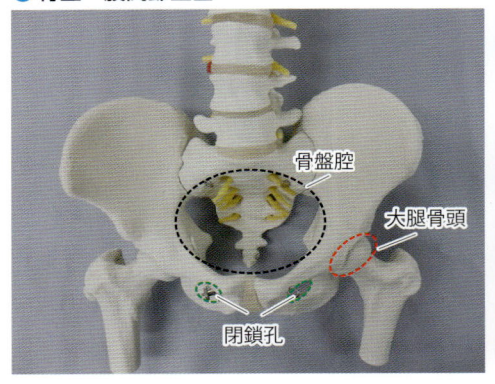

ⓐ 骨盤・股関節正面

骨盤腔

大腿骨頭

閉鎖孔

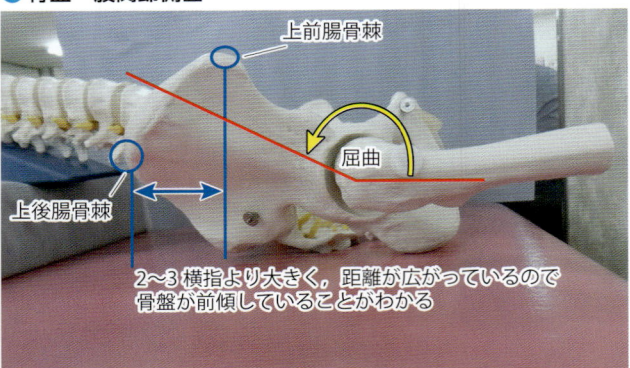

ⓑ 骨盤・股関節側面

上前腸骨棘

屈曲

上後腸骨棘

2〜3横指より大きく，距離が広がっているので骨盤が前傾していることがわかる

図6　前傾位

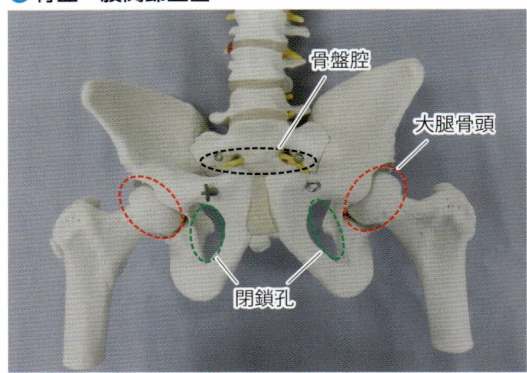

ⓐ 骨盤・股関節正面

骨盤腔

大腿骨頭

閉鎖孔

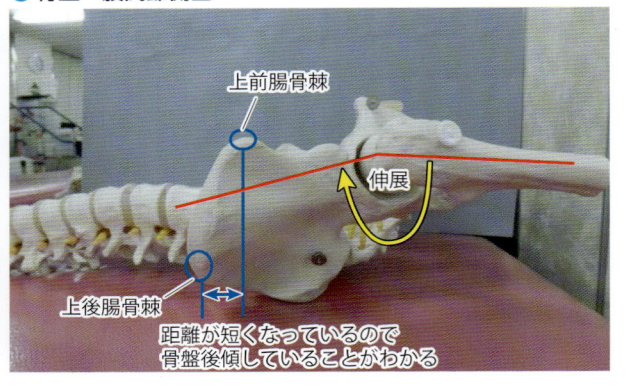

ⓑ 骨盤・股関節側面

上前腸骨棘

伸展

上後腸骨棘

距離が短くなっているので骨盤後傾していることがわかる

図7　後傾位

4　大腿骨頭部骨折の術後画像の見かた

　人工骨頭置換術では人工骨頭（アウターヘッド）が臼蓋荷重部に支えられるよう設置されます．ステムの安定性は，大腿骨の骨髄腔内での固定性が重要になります．骨皮質に十分な厚さがあるのか，ステムと骨皮質に隙間はないのかを確認しましょう（図8）．ステムの位置は近位部が骨幹端部骨髄腔の形態にほぼ合う高さで，遠位部が骨髄腔の大きさに合うものを選択します．また，頸部の長さも重要となります．沈み込みや頸部の長さが不足していると小転子と骨盤の位置が近くなり，インピンジメント（衝突）を起こすことで脱臼が起こります．左右を比較して脚長差がないか，骨盤の偏位がないかもX線や実際に評価しましょう．

　正面像では骨髄腔とステムの大きさがあっているか，頸部長に左右差がないか，臼蓋の状態（骨硬化や囊胞などの変形があるかどうか），ステム近位・遠位部の骨折の有無などが確認できます（図9a）．ラウエンシュタイン像では骨髄腔とステムの大きさがあっているか，臼蓋の状態（骨硬化や囊胞などの変形があるかどうか），ステム近位・遠位部の骨折の有無などが確認できます（図9b）．骨髄腔に対してステムが小さい場合や骨密度の低下している場合，荷重を

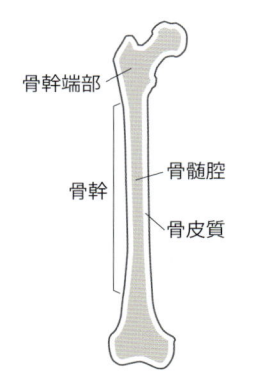

図8　大腿骨の模式図

骨幹端部
骨幹
骨髄腔
骨皮質

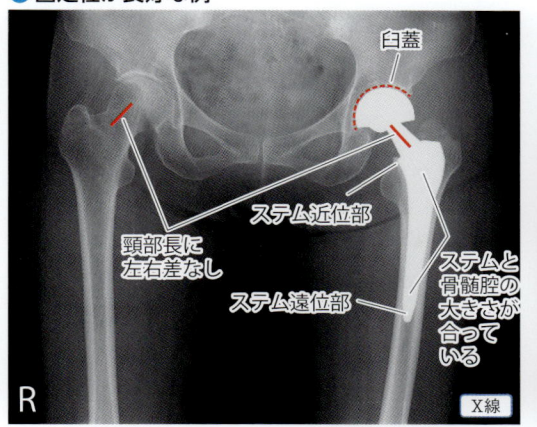

ⓐ 固定性が良好な例

臼蓋
頸部長に左右差なし
ステム近位部
ステム遠位部
ステムと骨髄腔の大きさが合っている
R
X線

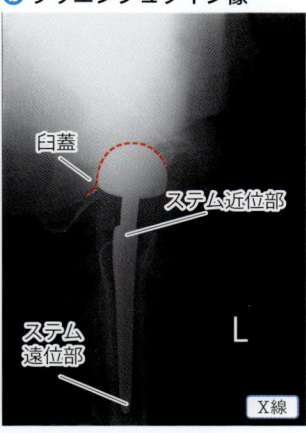

ⓑ ラウエンシュタイン像

臼蓋
ステム近位部
ステム遠位部
L
X線

図9　人工骨頭置換術後：固定性が良好な例

60代，女性．大腿骨頭部骨折．
ステム近位部・遠位部ともに骨髄腔と大きさがあっており，固定性は良好であると考えます．また，頸部の長さの左右差は見られません．

遅らせる必要があります．また，骨密度の低下が強度な場合は，骨セメントを使用していることもあります（**第2章–3 図5**）．明らかに骨皮質が薄く，かつ骨セメントが使用されていない場合は骨折の可能性もあるため，医師に確認をとるようにしましょう．骨折が生じた場合，荷重が禁止されることや再手術もあるので骨幹部の骨皮質の確認もしましょう．また，ステム遠位で骨折することがあります．骨折があることで荷重が遅れることや再手術もあるので骨幹部の骨皮質の確認もしましょう．

5　変型性股関節症の術後画像の見かた

1) 可動域・屈曲位に気をつけてリハすべき例

図10aでは，骨盤腔（⋯）の形状が円形に近い形となっているため骨盤は前傾していると考えられます．また，左大腿骨に比べて右の小転子（⋯）は大きく見えており，大転子（⋯）は見えにくくなっています．このことから，股関節が外旋していると考えられ，関節裂隙の狭小化していることからも内旋可動域制限が想起されます．坐骨を結んだ線（—）と小転子の関係から，脚長差は0.5 cm程度であるとも想起されます．

このことより，X線からは股関節外旋拘縮（内旋制限）があること，骨盤が前傾しており，股関節屈曲位になっていること，脚長差は0.5 cm程度であることが考えられます．

図10cは術後のX線画像です．術前同様，骨盤前傾していることも合わせて考えると，股関節屈曲位になりやすく，股関節伸展・外旋での前方脱臼リスクは低いと考えられます．同様に，後方脱臼も屈曲位になりやすいものの，外旋拘縮がみられることからリスクは低いと考えられます．ただし，過屈曲への注意は必要で，生活スタイルが和式かどうか（和式トイレを使用していないか）など問診をする必要はあります．脚延長は1.0 cm以内と考えられ，神経障害や筋の過伸長など起こりにくいと考えられます．

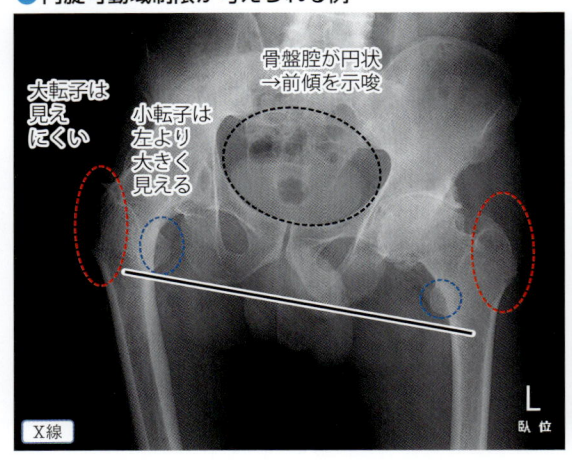

ⓐ 内旋可動域制限が考えられる例

大転子は見えにくい

小転子は左より大きく見える

骨盤腔が円状→前傾を示唆

L 臥 位

X線

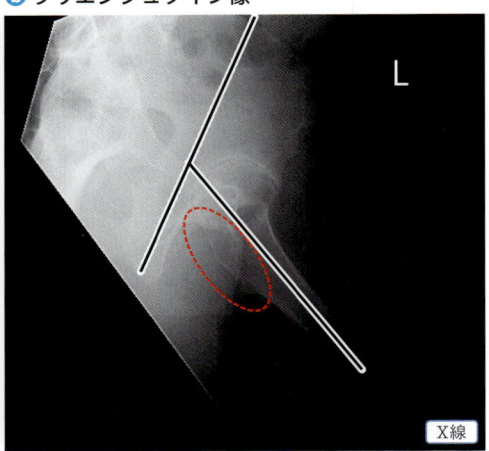

ⓑ ラウエンシュタイン像

L

X線

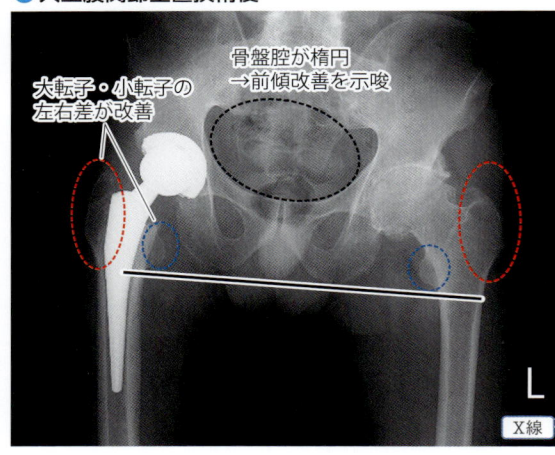

ⓒ 人工股関節全置換術後

大転子・小転子の左右差が改善

骨盤腔が楕円→前傾改善を示唆

L

X線

図10　人工股関節全置換術後

40代，男性．変形性股関節症（強直）．
b) 骨頭に対して，臼蓋がどのような位置関係となっているかを見ます（被覆率など）．
c) 術前と比べ骨盤腔（◌）の形状の丸みがうすれ，多少楕円になっていること，大転子（◌）・小転子（◌）の大きさ左右差が少なくなっていることから骨盤前傾の改善，股関節外旋拘縮の改善がみられます．

 pitfall
人工股関節全置換術で脚延長を行う場合，基本的には3 cm以内となっています．3 cmを超えた場合，脱臼整復困難や神経麻痺が起こりやすくなるとされています．術後3 cm以上の脚長差がある場合は靴の補高なども考えます．

2) インピンジメントに注意すべき例

　図11のX線では関節窩と骨盤腔の距離が右に比べ左が短くなっています（⊔）．また，坐骨を結んだ平行線と骨頭との距離は左が長くなっています（⊔）．このことから，転子部と臼蓋の距離が短くなっており，小転子と骨盤とのインピンジメントを起こしやすい状態であることがわかります．転子部では大転子・小転子ともに見えにくい状態で，内・外旋は判断できませんが，どちらかに拘縮があると考えられます．骨盤腔の形状は円形に近く，前傾していると考えられます．このことから，術後に股関節屈曲，内転，内旋や伸展，外旋には十分注意する必要があります．患者の臥位・立位でのアライメントを確認し，どのような動作に注意が必要なのかを説明し，動作指導を行いましょう．

pitfall
大腿骨頸部骨折により一時的に脚長差は出るものの，手術によって多くは解消されます．

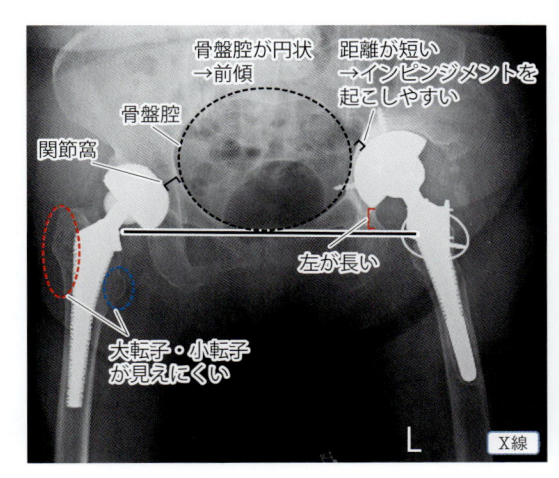

図11　人工股関節全置換術後

80代，女性．変型性股関節症．

図10に比べ関節窩の位置が深くなっています．その結果，小転子と坐骨（骨盤）の位置が近づき，インピンジメントを起こしやすくなっています．また骨盤腔が円状に見えており，骨盤前傾していることが考えられます．前傾していることで股関節屈曲が起こりやすく，端座位で股関節屈曲や体幹前傾することで脱臼するおそれがあるため注意が必要です．

3) 狭小化に注意すべき例

　図12のX線は変形性股関節症のものです．右股関節で関節裂隙の狭小化がみられ，骨頭も外上方に偏位し骨嚢胞が見られます．また，骨頭の当たる関節窩でも骨嚢胞や骨棘が見られます．関節裂隙の狭小化は，脚長差を起こすことがあります．変形性股関節症では軟骨の損傷により炎症が起こること，関節内圧が増強すること，アライメント変化により過剰な筋収縮になることなどから，疼痛を引き起こしやすい環境に陥ることが多くあります．そのため多くの患者は疼痛が増強することにより手術にふみ切ることがあります．疼痛が関節内の原因なのか，アライメントによるものなのか，筋に対する過負荷によるものなのかをしっかりと考える必要があります．術前より臼蓋に骨嚢胞が認められ，骨の強度が低下していることが考えられます．そのためスクリューを使用してカップの固定性を高めます．さらに強度が低下している場合には，臼蓋側の沈み込みが起こることもあるため，臼蓋に骨移植する場合もあります．

4) 偏位に注意すべき例

　図12では，骨頭が外上方に偏位し，扁平化している様子も確認できます．先天性股関節脱臼や臼蓋形成不全から変形性股関節症になった場合，臼蓋が浅いために骨頭の外上方偏位が起こり，しだいに骨頭の扁平化が起こります．骨頭が外上方に偏位することで臼蓋の外側部に骨棘が形成されます．その結果，安定性は増すものの可動域は減少し，筋のアンバランスを引き起こすこともあります．関節軟骨は消失し，関節の動きが減少するため，関節内の疼痛は軽減するものの，脚長差や著明な可動域制限が出現します．また，左右大腿骨骨幹部の骨皮質を比べてみると左に対して右の皮質が薄いことがわかります．長期のアライメント異常や疼痛・脚長差などで荷重かかけられていない状態が続くと骨自体が脆弱となることがあります．骨皮質が弱いことでステムを挿入したときに骨折したり，過荷重でゆるみが生じやすくなったりすることがあります．

> **memo　骨棘**
>
> 機械的ストレスや炎症性刺激などによって骨辺縁部に新生する骨性隆起のことです（**図12a**）．骨棘ができているということはその部位に日常的に負荷がかかっているということです．それを見ることでどんな方向に対して荷重がかかっているかなどがわかります．

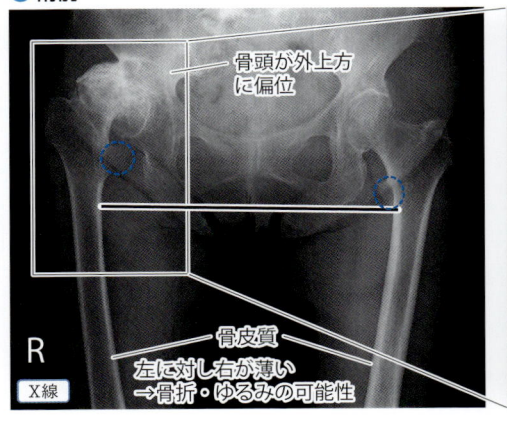
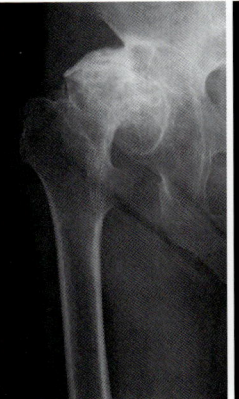
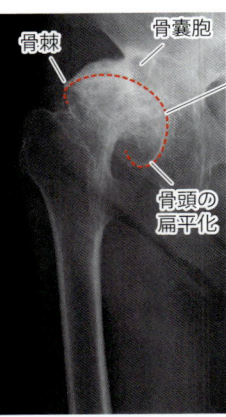

ⓐ 術前

骨頭が外上方に偏位

骨棘　　骨囊胞

関節裂隙の狭小化→脚長差あり

骨頭の扁平化

R　X線

骨皮質
左に対し右が薄い
→骨折・ゆるみの可能性

ⓑ 術後

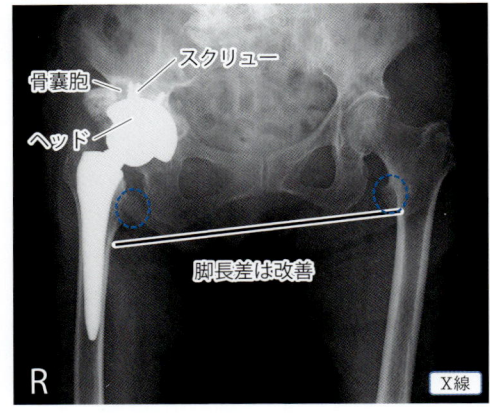

骨囊胞　スクリュー

ヘッド

R　　X線

脚長差は改善

図12　変形性股関節症（末期）

80代，女性．
b) 骨頭が扁平化しており，外上方に偏位しているため，術中にヘッドを本来の臼蓋の位置まで戻します．そのため，脚長差は術前と比べ少なくなっています．

骨硬化

骨の単位容積当たりの骨量が増加している状態です．骨は破壊と再生を繰り返しています．それが過度なストレスで再生に比重が偏った状態で骨硬化が起こります．

骨囊胞

骨内に存在する漿液性の液体で満たされた空洞で，組織学的に腫瘍・炎症・変性疾患などの病変を認めないものを指します（図12b）．骨囊胞が存在することで骨は脆弱化することがあり，変形を早めることや手術時に骨移植が必要になることもあります．

6　股関節高位脱臼の見かた

　　図13の症例は本来の関節窩の位置（━）に骨頭はなく，**腸骨翼**の位置（━）に骨頭があります．先天性股関節脱臼の患者において，成長期に脱臼したまま股関節を使用することで見られる所見です．腸骨翼で体重を支持するため，骨頭は関節窩に覆われることなく体重を支持するために成長しないままとなります．関節窩を使用しないことで骨頭を覆う機能がなくなり，頸部を支えている腸骨翼に**骨硬化**がみられます．長年の骨頭の位置の変化により手術を行って

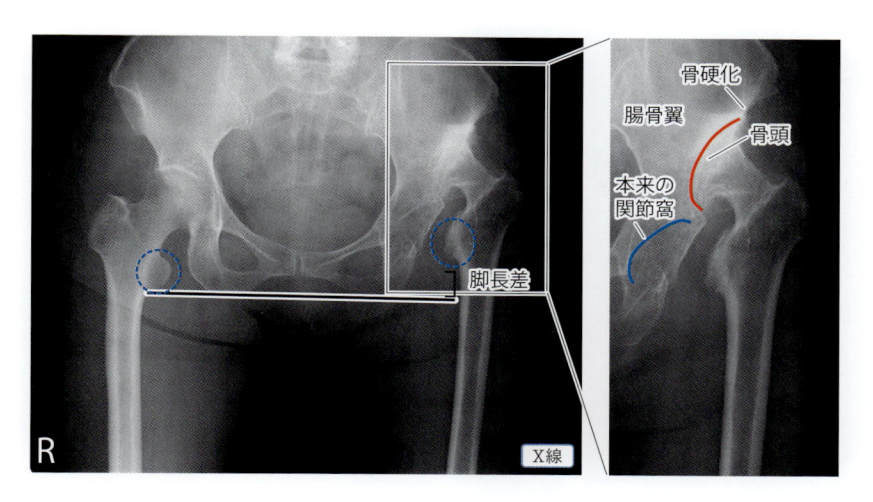

図13 股関節高位脱臼

70代，女性.

（画像内ラベル）骨硬化／腸骨翼／骨頭／本来の関節窩／脚長差／R／X線

も脚長差は改善することは難しく，筋の**起始停止の位置**も変化しているため，筋力低下（出力低下）も改善が難しいです．

　高位脱臼では，ソケットの脱転を避けるためにスクリューで固定することや，術中に臼蓋外上方部に骨移植を行うこともあります．変形性股関節症の末期，関節窩の骨嚢胞や骨硬化が強い場合も同様です．それらの処置は荷重を遅らせる原因となるため医師に確認をとりましょう．

7 画像からリスクを考える

　人工骨頭・人工股関節ともに短期的な合併症として**肺塞栓症**，**脱臼**があげられ，術後にリスクとして1番注意する必要があるのが**脱臼**です．脱臼する場合，軟部組織による安定性が低下している**術後早期**が多いです．一般的には後方侵入では股関節屈曲・内転・内旋，前方侵入では股関節伸展・内転・外旋で脱臼を起こしやすいといわれています．その理由として，手術では短外旋筋群と関節包を切開しているため関節構成体が弱くなることや，侵入路の組織が弱くなるためといわれています．自己で下肢をコントロールできない場合や動作中に脱臼することがあり，動作指導が必要です．

　長期的なものとして，**インプラントの摩耗や緩み**が問題となることがあります．以前よりもインプラントが改良されたことにより，耐久年数は延びているものの，活動性や生活での動作により生じます．

1) 術後の脱臼

　図14bでは骨頭が前方に脱臼しています．また，臼蓋に対して骨頭が上外側に位置していることがわかります．これは実際に脚長差が生じるため，脚長（棘下長）を測定することで異常に気づくことができます．大転子・小転子を左右で比べてみると，健側に対して患側の大転子が大きく見えること，小転子が見えないことがわかります．

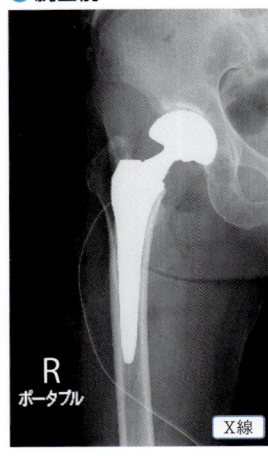
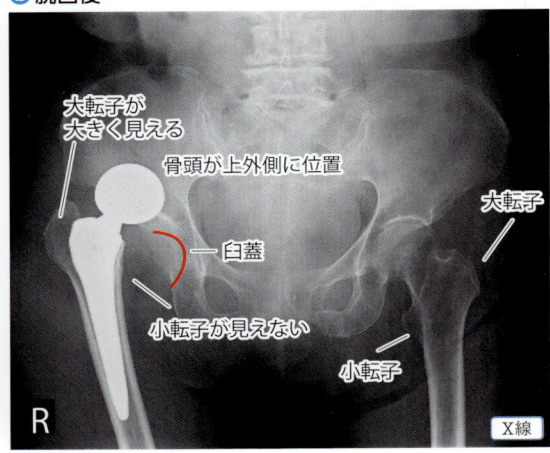

ⓐ 脱臼前　　ⓑ 脱臼後

（ⓑ内ラベル）大転子が大きく見える／骨頭が上外側に位置／臼蓋／小転子が見えない／大転子／小転子／R／ポータブル／X線／R／X線

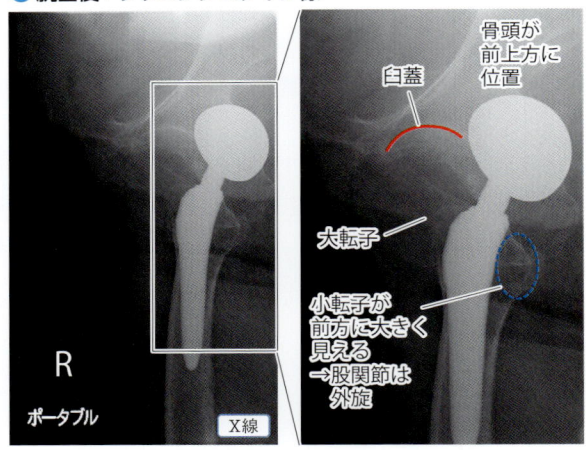

ⓒ 脱臼後：ラウエンシュタイン像

（ⓒ内ラベル）臼蓋／骨頭が前上方に位置／大転子／小転子が前方に大きく見える→股関節は外旋／R／ポータブル／X線

図14　人工骨頭置換術後の脱臼

80代，女性．

　　ラウエンシュタイン像（**図14c**）では関節窩に対して骨頭が前上方に，小転子が前方に大きく見えています．小転子・大転子の位置関係から，股関節は外旋していることがわかります．実際の場面でも，前方脱臼の場合，股関節は外旋位となり，股関節の可動域制限を呈することがあげられます．ベッドサイドなどでも**股関節可動域が低下している場合**や股関節外旋位で**運動時痛が強い場合，脚長差が強い場合**は医師に報告し，確認をしましょう．

2) ステムの沈み込み

　　ステムが髄腔内に沈み込むと，小転子と臼蓋の距離が短くなります（**図15**）．小転子と骨盤の距離が短くなることで，患側に短縮が起こります．

　　また，ステムが沈み込むことで骨幹部の骨折が起こることがあります．ステム周囲の骨皮質の確認を行いましょう．この骨折は，ステムの固定性に対して荷重量が多くなったりすることで起こることがあります．

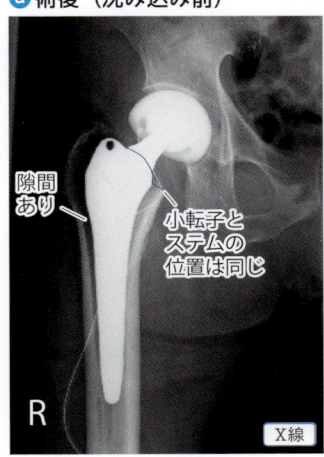

ⓐ 術後（沈み込み前）

隙間
あり

小転子と
ステムの
位置は同じ

R

X線

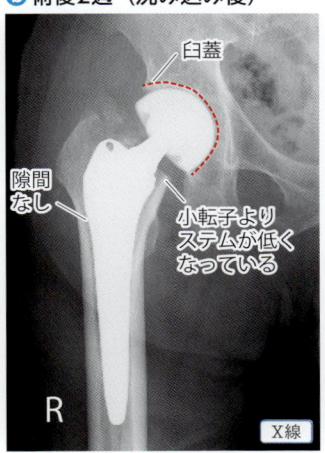

ⓑ 術後2週（沈み込み後）

臼蓋

隙間
なし

小転子より
ステムが低く
なっている

R

X線

図15　人工骨頭置換術後沈み込み

70代，女性．
術後沈み込みを認めた症例です．ただし，沈み込むことで疼痛が出現することなく，骨幹部にも骨折は認めません．ステムと骨髄腔の固定性も向上しており，医師からも荷重制限などの指示はありませんでした．

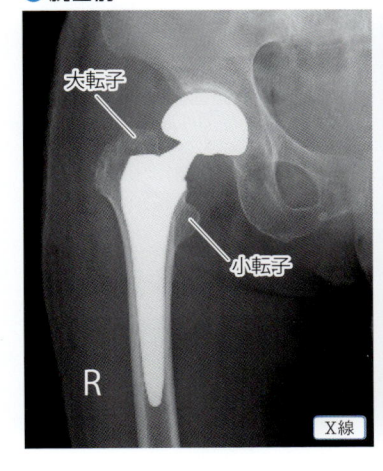

ⓐ 脱臼前

大転子

小転子

R

X線

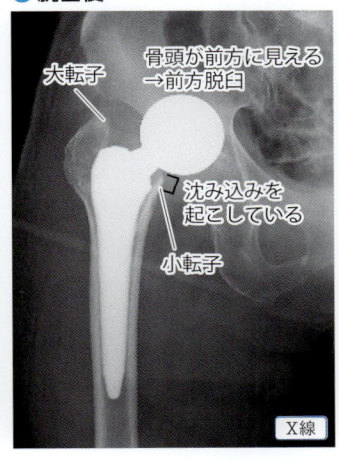

ⓑ 脱臼後

骨頭が前方に見える
→前方脱臼

大転子

沈み込みを
起こしている

小転子

X線

図16　人工骨頭置換術後脱臼・沈み込み

70代，女性．
脱臼後にステム側が沈み込みを起こした症例です．骨盤よりも骨頭が前方に見えること，臼蓋の位置に骨頭がないことから，前方脱臼していることがわかります．また，ステムが骨髄内に沈み込んでることがわかります．この症例は再置換術を行いました．

そのほか，転倒により，ヘッドやステムに回旋外力が加わり，脱臼や沈み込みが起こる可能性もあります（図16）．

 沈み込みのX線画像以外の徴候として，荷重時痛が起こります．急に荷重時痛が出現した場合は脚長差を測定し，差がある場合は医師に報告するようにしましょう．

8　リハビリテーション

1) 人工骨頭置換術後

　　人工骨頭置換術後のリハビリでは**術後の動作指導**が大切になります．長い罹患期間もなく，軟部組織の損傷も少ない頸部骨折では，術後に術創部以外の疼痛はほとんどありません．しかし，手術後には侵襲筋に筋力低下がみられ，股関節を求心位に保つための力が弱いため，脱臼

のほとんどが早期で起こります。下肢を自力でコントロールすることができない術後早期には特に注意が必要です。

2週経過すると術創部も安定し，熱感や疼痛も減少していきます。下肢も自力で動かせるようになり，歩行訓練も進められていきます。受傷理由が転倒の場合には，転倒の原因をしっかりと考え，今後再転倒しないようバランス訓練なども合わせて行っていきます。

2) 人工股関節全置換術後

人工股関節全置換術は人工骨頭同様，術後早期には下肢を自己の筋力でコントロールすることができないため，動作中に禁忌肢位に入らないように注意が必要です。人工骨頭との違いは，長い罹患期間で変形した関節での生活をしているため，跛行や動作方法がそのまま術後にもみられることがあることです。アライメントが改善したことにより，可動域向上や筋力を向上させることができます。動作のなかで可動域・筋力をしっかり使えるように筋力トレーニングや動作運動を行っていきましょう。また，若年者もいるため，スポーツ歴や仕事についてなど，その人に合った動作指導を行います。

3　人工膝関節

金子　聡

Summary

- 膝関節の人工関節は，関節リウマチや変形性膝関節症など進行性の疾患に施行されることが多いです．
- 人工膝関節の手術は単顆置換術と全置換術に分かれます．全置換術の場合，人工関節の構造によって3種類に大別されます．
- 進行性疾患の場合，術前の膝関節機能をX線画像より想起し，どんな機能障害が起こっているのかを考えましょう．また，膝関節の動揺や筋のアンバランスを考えて術後の動作や歩行に役立てましょう．

1　概要

　　人工膝関節を使用する症例は，関節リウマチや変形性膝関節症などの進行性の関節疾患を発症している場合がほとんどです．変形性膝関節症の発生頻度は年齢とともに増加し，60歳以上の8割にX線上の変化が認められ，4割に疼痛などの症状があり，1割がADLに障害をもっているといわれています．女性は男性よりも2〜4.7倍発症しやすくなります．わが国における変形性膝関節症の85％は**内側大腿脛骨関節**に生じ（**図1**），**内反膝変形**を呈するといわれています．

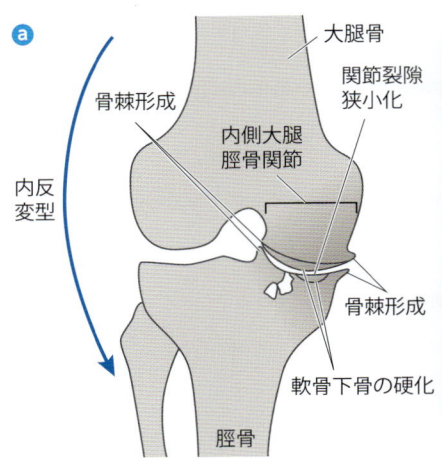
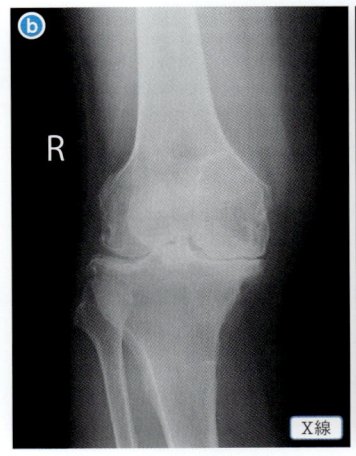
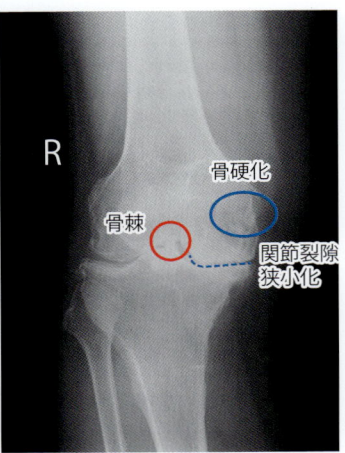

図1　変形性膝関節症

70代，女性．
a）特徴的な所見．

変形性膝関節症における手術治療には，関節鏡視下デブリドマン，人工膝関節全置換術 (TKA)，人工膝関節単顆置換術（UKA），高位脛骨骨切り術（HTO）があります（図2）．病変部位・変形の程度・年齢・活動性などにより手術適応が決められます．若年者の重労働・高活動性スポーツを望む内側型変形性膝関節症にTKA・UKAの適応は低いといわれています．

関節鏡や骨切り術では関節の構造に対して影響が少なく，時期がたてば可動域の制限などもなくなるため，運動などが認められることが多いです．

1) UKA

UKAは，表1のような高齢者に対して行われた場合，良好な成績を残しています．病変部の除痛効果が得られるだけでなく，骨切除量・出血量が少なく**低侵襲**であるために，術後早期の機能回復・良好な可動域獲得が可能といわれています．対して若年者や活動性の高い場合，**インサート**の摩耗による再置換のリスクが高くなるといわれています（図3）．

2) TKA

TKAは，末期の変形性膝関節症，関節リウマチなどに対して行われる膝関節再建手術で，1年以上積極的な運動療法や薬物投与・装具療法を行っても症状が不変あるいは増悪した場合に行われます（図4）．この手術は10年間の術後長期成績が90％以上という成績の安定した術式の1つです．TKAの構造はさまざまですが，大きく3種類（CR型・PS型・CS型）に分かれます（図5〜7）．これらは前十字靭帯・後十字靭帯を切離しているか，温存しているかで行える手術方法が異なります．それぞれは**post-cam**機構やインサートなどの違いもあります．

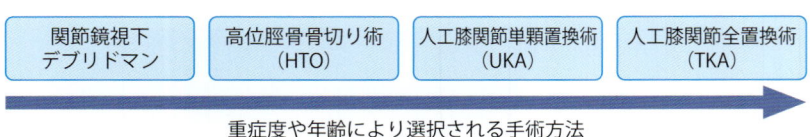

| 関節鏡視下デブリドマン | 高位脛骨骨切り術（HTO） | 人工膝関節単顆置換術（UKA） | 人工膝関節全置換術（TKA） |

重症度や年齢により選択される手術方法

図2　変形性膝関節症の手術の種類
関節軟骨などの場合には関節鏡，骨切り術は年齢が若い場合（40〜50代）や肉体労働を希望される場合に選択されます．

表1　UKAが高齢者に対して良好な成績を残している条件

・変形，拘縮があまり見られない内側（または外側）型変形性膝関節症・突発性大腿顆部骨壊死など
・著しい肥満がない
・前十字靭帯（ACL）が残存する
・活動性が低い

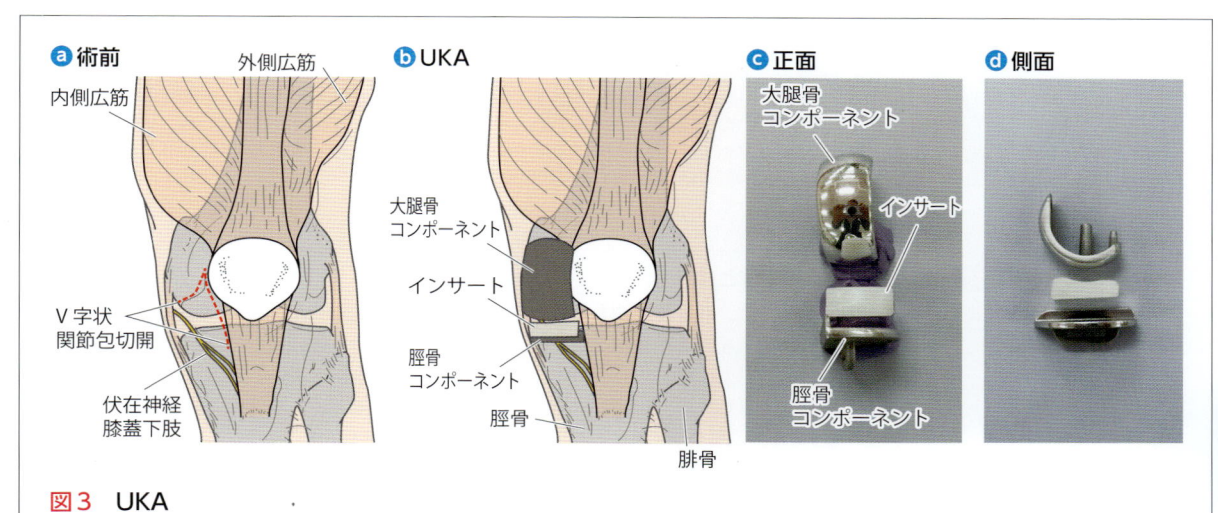

a 術前
外側広筋
内側広筋
V字状
関節包切開
伏在神経
膝蓋下肢

b UKA
大腿骨
コンポーネント
インサート
脛骨
コンポーネント
脛骨
腓骨

c 正面
大腿骨
コンポーネント
インサート
脛骨
コンポーネント

d 側面

図3 UKA
皮切が小さく，大腿四頭筋のメカニズムが損なわれないため早期のリハビリが可能といわれています．

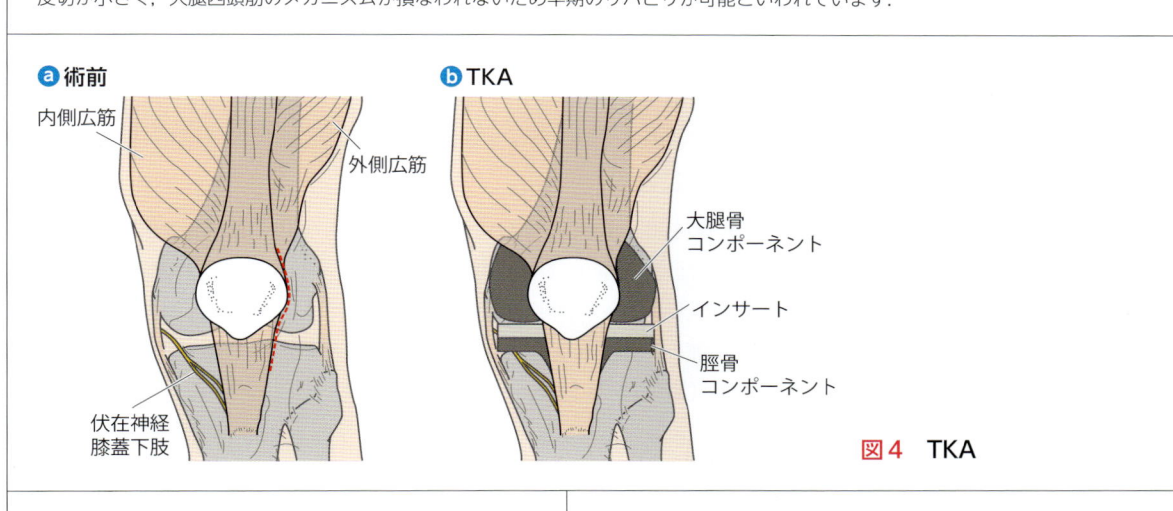

a 術前
内側広筋
外側広筋
伏在神経
膝蓋下肢

b TKA
大腿骨
コンポーネント
インサート
脛骨
コンポーネント

図4 TKA

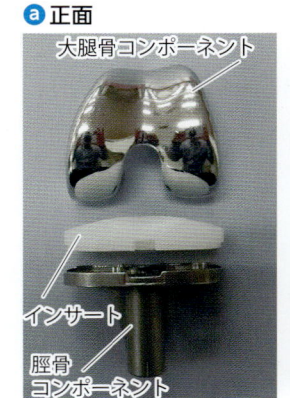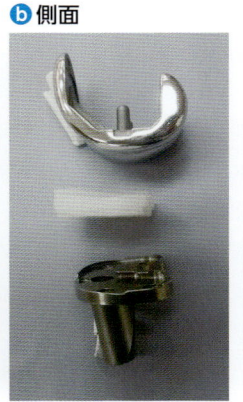

a 正面
大腿骨コンポーネント
インサート
脛骨
コンポーネント

b 側面

図5 TKA（CR型）
後十字靭帯温存型（CR型：cruciate retaining）：関節破壊，変形が比較的軽度で，側副靭帯，後十字靭帯が保たれている場合用いられます．

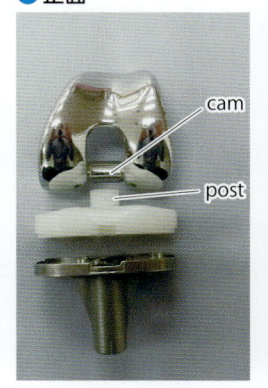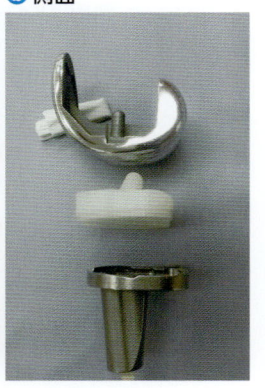

a 正面
cam
post

b 側面

図6 TKA（PS型）
後十字靭帯切離型（PS型：posterior stabilized）：post-cam機構により安定性を得ることができます．膝関節の屈曲に伴い脛骨上のpostが大腿骨側のcamに組み込まれます．この機構によって人工的なroll-backが誘発されるために安定したROMを得やすいといわれています．

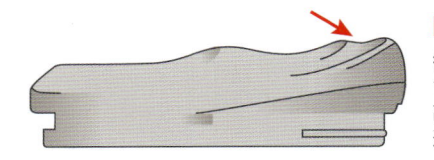

図7　CS型インサート

後十字靭帯代用型（CS型：cruciate substituting）：post-cam機構を有さず，脛骨インサートが深い皿状（deep dished plate）で，かつ前方リップが高く（➡：high anterior wall）なっているのが特徴です．関節面形状の高い適合性により後十字靭帯機能を代償するデザイン設計となっています．

> **memo▶ post-cam機構とは？**
>
> 大腿脛骨関節では，脛骨関節面上を大腿骨顆部が転がり（rolling）・滑り（sliding）・回旋（rotation）の加わった運動を行っています．膝関節90度屈曲位まで回旋運動がない運動から，90度以上屈曲していく際には脛骨顆部後方で内側を中心とする回旋運動を伴う後方移動（roll-back）が起きています．post-cam機構では，膝関節の屈曲に伴い脛骨上のpostが大腿骨側のcamに組込まれます．この機構によって人工的なroll-backが誘発されます．

3 膝関節の見かた

1) 各方向の画像から読みとれること

　正面では**大腿脛骨角**（FTA）を確認します．日本の成人男性の平均が178度，女性が176度といわれています．内側型変形性膝関節症では180度以上となります（**第3章-3 図1，2**）．膝蓋大腿関節の関節裂隙や脛骨大腿関節の関節面状態（骨棘の有無など）を確認します．膝蓋大腿関節軸射像では膝蓋大腿関節のアライメントとして，膝蓋骨が大腿骨滑車上の軟骨面中心部に乗っているかを判断します（**第3章-3 図7，8**）．

> FTAの平均は立位における大腿脛骨角とされているので，X線が臥位なのか立位なのかを確認しましょう．

2) 変形性膝関節症の術後画像の見かた

　変形性膝関節症では，膝蓋大腿関節の**狭小化**や**骨棘**があることで，屈曲の可動域制限が生じることや，疼痛の原因となることがあります（**図8，9**）．膝蓋骨の可動性を確認すること，大腿四頭筋の収縮時に膝蓋骨の動きが正しい方向に出ているかを実際に触りながら確認しましょう．変形性膝関節症が進行すると荷重時に大腿骨が側方に動揺することがあります（**スラスト**）．長期間膝関節の動揺があると，膝関節の側副靭帯は緩くなり，内・外反ストレスに対して弱くなります．術後に側副靭帯の緩みがあることで膝関節の支持性が低下することもあるので注意し，評価を行いましょう．

　後十字靭帯は手術によって，温存や切離を行うことがあります．**後十字靭帯の有無**で膝関節屈曲時最終域での動きや禁忌が変わってくるので医師に確認しましょう．変形や裂隙の狭小化によって，どこの軟部組織に短縮やストレスがかかっているのかを考え，手術後のリハビリに役立てましょう．内反型変形性膝関節症の場合，内側支持組織である股関節内転筋のなかで2関節筋である薄筋が過活動となり，鵞足の付着部に疼痛が出現することがあります（**図8**）．関節内では内側半月板に対してストレスが集中し，炎症によって疼痛が出現することもあります．

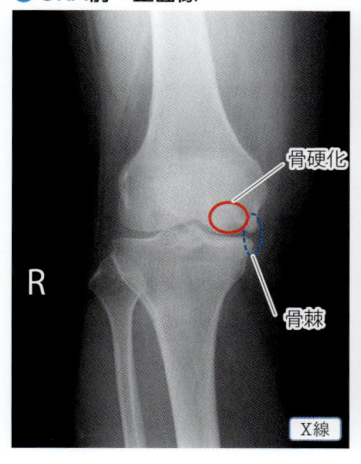

ⓐ UKA前：正面像

ⓑ UKA前：側面像

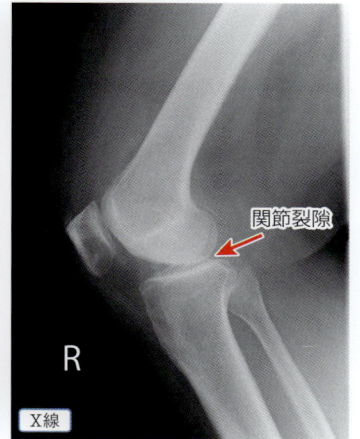

ⓒ UKA後：正面像

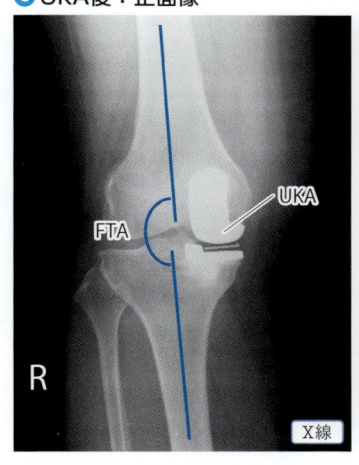

ⓓ UKA後：側面像

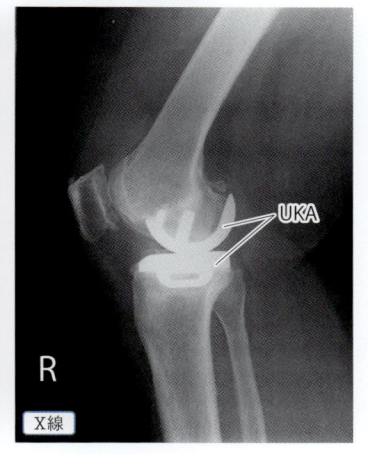

図8　内側型変形性膝関節症

60代，女性.

a) 内側に骨棘と軟骨下に骨硬化像が見られます．骨棘は関節の適合性を高めるためにできることが多く，関節症など関節の1カ所に負荷が集中する場合に見られます．関節裂隙は内外側ともに狭小化は見られませんが，内側の骨硬化部位はほかの関節面と比べ，薄く見えています．

b) 側面には骨棘などはなく，関節軟骨も保たれています．

c, d) この程度の変形でも疼痛が強く，日常生活に支障をきたす場合や大腿骨顆部突発性骨頭壊死症などではUKAが選択されることもあります．

また，内反トルクが増大することで外側広筋の過剰収縮や腸脛靭帯の過緊張が起こりやすく，柔軟性の低下が起きます．

> **memo　ファベラ**
>
> 腓腹筋外側頭の起始部に存在する種子骨です．関節症でできるわけではなく，特に疾患のない人でも存在している場合があります．

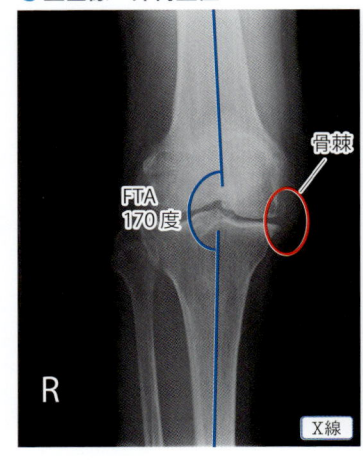

ⓐ 正面像：非荷重位

ⓑ 側面像：非荷重位

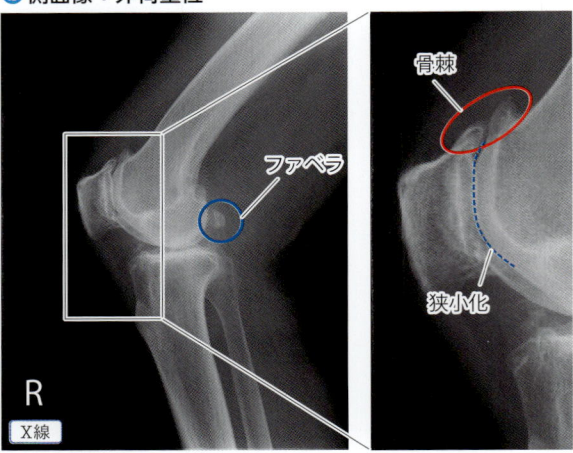

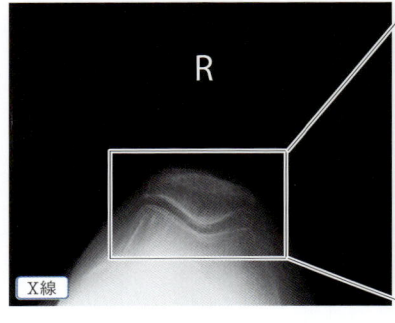

ⓒ 膝蓋大腿関節軸射像

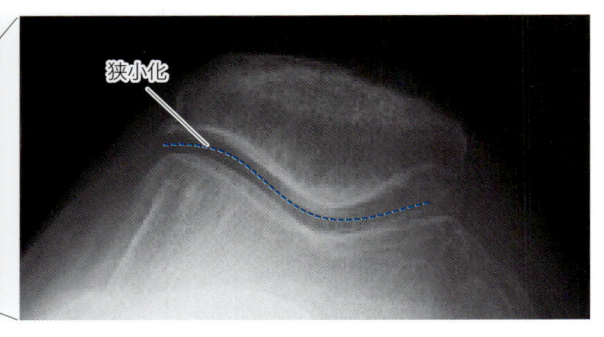

図9-①　外側型変形性膝関節症：非荷重位

80代，女性．
a) 末期の変形性膝関節症です．FTAは170度となっており，外側型膝関節症であることがわかります．大腿内側・脛骨内側に骨棘があります．
b) 側面では，膝蓋大腿関節の狭小化があり，膝蓋骨上部にも骨棘がみられます．また，大腿骨の後方にはファベラが見られます．

3) 術後画像から考察する

　　　内反変形が強い膝関節も手術によって変形は改善されます（**図9-②e〜g**）．手術で内側の骨棘や組織を削り，骨の配列も正常に近い位置に戻され，可動域制限も改善されます．術後の**可動域制限**は，筋や靭帯などの軟部組織や，術創部の腫脹などが原因となることが多いです．膝関節症で疼痛の原因の1つである軟骨損傷は手術によって取り除かれるため，関節内の疼痛は消失します．しかし，短縮している組織を伸ばすことで手術後に伸張された組織の**伸張痛**が出現することがあります．手術前と比較して，どの組織が伸張されているのか，どの方向に弱いのかなど考えながら理学療法を進めていく必要があります．

ⓓ 正面像：荷重位

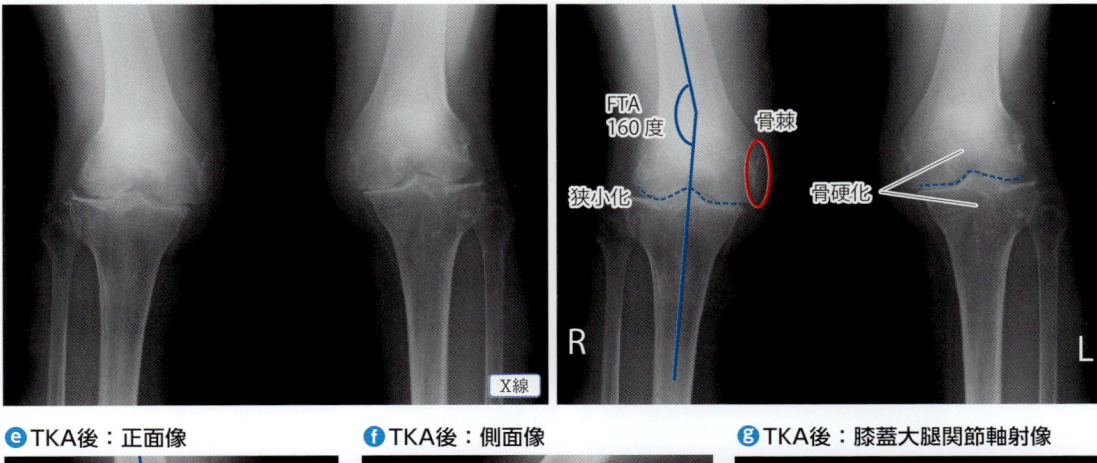

ⓔ TKA後：正面像　**ⓕ TKA後：側面像**　**ⓖ TKA後：膝蓋大腿関節軸射像**

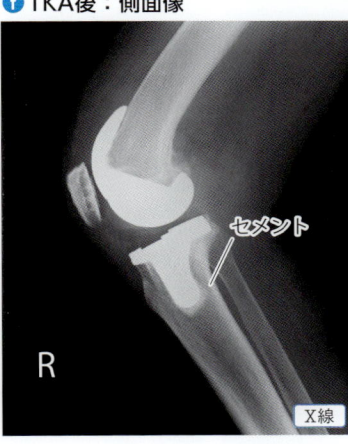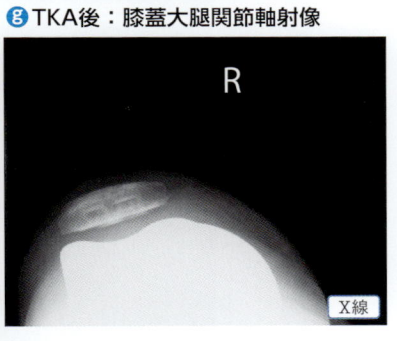

図9-②　外側型変形性膝関節症

80代，女性．**図9-①**と同一症例．
荷重位での膝関節を写したもので，**図9-①a**と比べると関節裂隙の狭小化が著明になっています．また，内側だけでなく外側の狭小化もみられます．また，荷重位ではFTAが小さく160度となっており，外反膝を呈しています．荷重関節では荷重位での関節の状態も大切です．荷重がかかることで関節裂隙の狭小化やFTAなどのアライメントを確認することができます．この症例では可動域制限が見られていましたが，X線を確認することでその原因を想起することができます．

---

４ 術後のリスクを考える

1) TKAのリスク

　　TKAではコンポーネントの**緩み**，**感染症**，脛骨コンポーネント下での**骨折**，**深部静脈血栓症**（DVT），**肺血栓塞栓症**（PTE）などがあげられます．整形外科手術後の静脈血栓塞栓症（VTE）予防ガイドラインには，TKAやTHAの関節置換術が高リスクとしてあげられています．術後離床時やリハビリ中に胸部痛，呼吸苦，動脈血中酸素濃度（SpO_2）の低下，血圧低下，意識障害をきたした場合，ただちに医師に報告・確認をする必要があります．

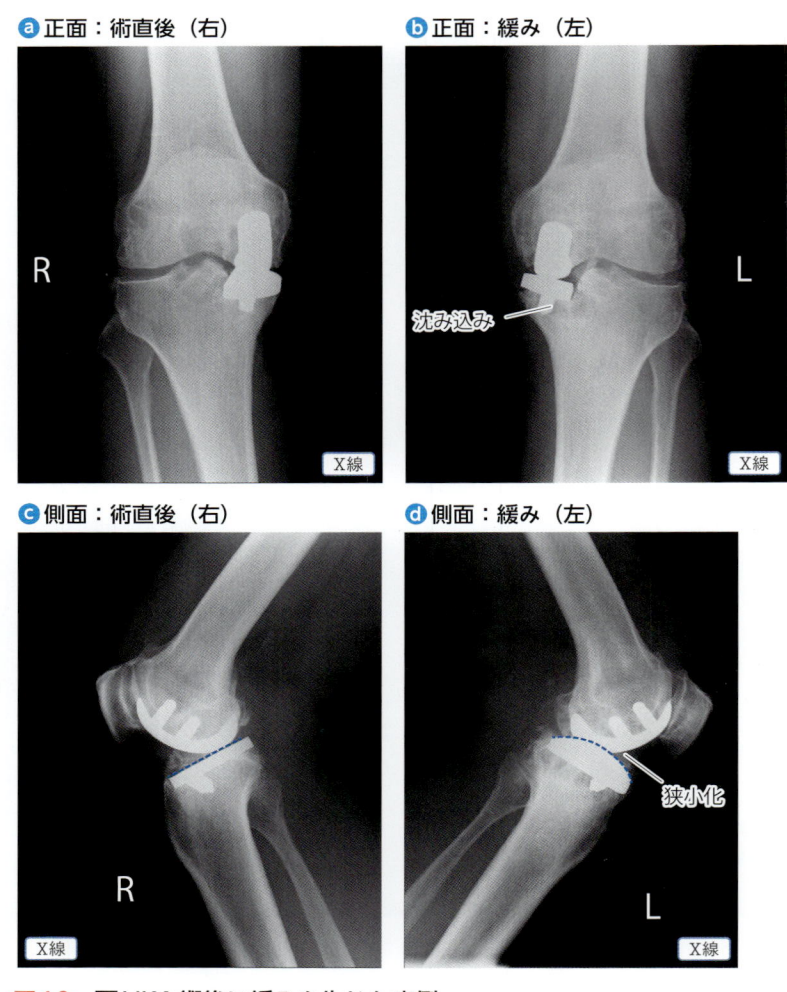

ⓐ 正面：術直後（右）　　**ⓑ 正面：緩み（左）**

沈み込み

ⓒ 側面：術直後（右）　　**ⓓ 側面：緩み（左）**

狭小化

図10　両UKA術後に緩みを生じた症例

70代，男性.
人工関節の緩みの原因として，感染や，人工関節の摩耗によって摩耗粉が生じそれを異物と認識した生体反応によって起こることがあります．それらの原因によって骨が溶ける（骨融解）ことで人工関節に緩みが起き，沈み込みや正常のアライメントから逸脱することで関節の狭小化を起こします．----では術直後には側面像で直線に見えていた関節裂隙が緩みの後では内側が沈み込んでいるため，直線には見えなくなっています．

2) UKAのリスク

　　UKAは術後深部感染に注意が必要ですが，感染率が著しく低いといわれています．また術後早期より荷重を行うため深部静脈血栓症の罹患率もTKAやHTOに比べて低いといわれています．

　　図10は両UKA術後に左の膝関節にのみ**緩み**を生じた症例です．インプラントの緩みは再置換の原因として1番多くなっています．その症状は膝関節周囲の疼痛が出現し，進行すると**可動域制限**や下腿の回旋異常がみられます．また，膝関節変形異常がみられ，それに伴う**跛行**も出現します．初期に緩みをX線で確認することは難しいですが，徐々にインプラントの設置位置が大きく移動すると発見は容易となります．

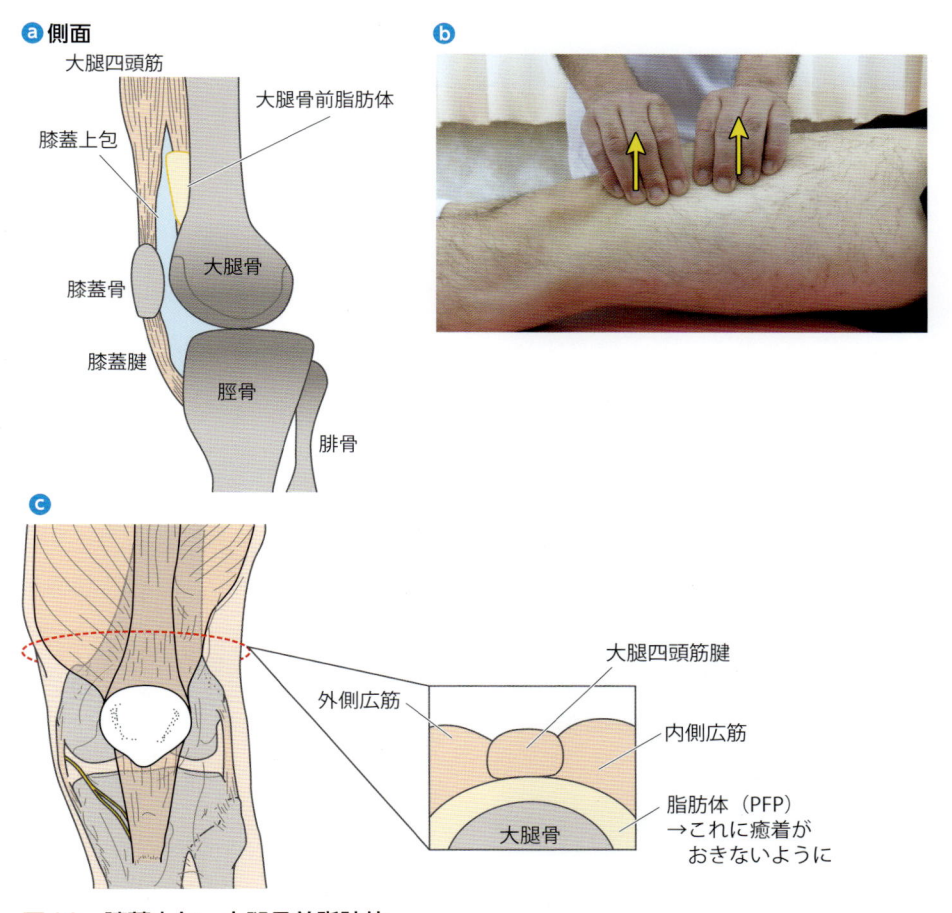

ⓐ 側面

大腿四頭筋
大腿骨前脂肪体
膝蓋上包
膝蓋骨
大腿骨
膝蓋腱
脛骨
腓骨

ⓒ

大腿四頭筋腱
外側広筋
内側広筋
脂肪体（PFP）
→これに癒着が
おきないように
大腿骨

図11　膝蓋上包・大腿骨前脂肪体

a) 大腿骨顆部前面と膝蓋骨の間には膝蓋上包と大腿骨前脂肪体が存在し，膝蓋骨の長軸移動を円滑化します．
b，c) 人工膝関節が前方に侵入している場合，術後早期から癒着防止に努め，柔軟性向上を目標にリハビリを
行います．皮膚の場合，圧迫固定しながら目的とする部位の筋を最大伸張位から最大短縮位まで繰り返し
行います．膝蓋上包や脂肪体の場合には筋を把持し，その下の組織を意識します．

5　リハビリテーション

　　進行性の疾患で人工膝関節への置換を行った場合，術前の疼痛は消失することがほとんどで
す．しかし，術創部は膝関節前面あり，筋の侵襲も大きいため，膝屈曲を行うと創部に強い疼
痛が出現する場合もあるので，リハビリを愛護的に進めていきます．術後は**腫脹**が生じやすく，
長期間続くと拘縮の原因となるため，リハビリ後に**アイシング**を行い，腫脹や熱感をとりなが
ら進めていきましょう．膝蓋骨直上には，膝蓋上包が大腿骨顆部前面と膝蓋骨をつなぐ滑液包
として存在しています（**図11a**）．膝蓋上包が癒着することで膝関節の**屈曲可動域制限**や**膝自
動伸展不全**（extension lag）を起こす要因となります．術後早期から皮膚だけでなく，筋の深
部にある**滑液包の柔軟性**に対しても注意しましょう（**図11b・c, 12**）．また，術前より膝関節
の伸展可動域制限がある場合，**後方組織の伸張性・滑動性低下**を引き起こしていることがあり
ます．創部以外の後方組織にも注意しましょう（**図13**）．

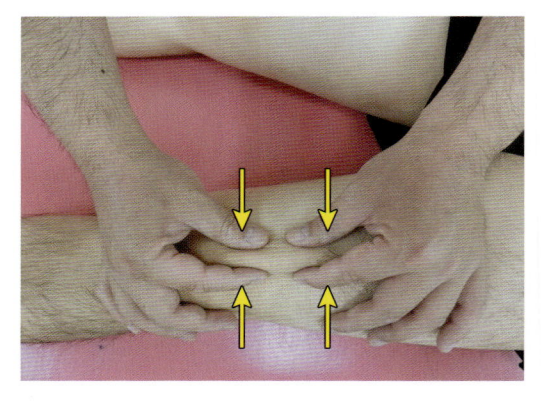

図12　人工膝関節術後の皮膚可動性運動

人工膝関節の術創部は広範囲となるため，皮膚下組織が癒着を起こし，屈曲可動域制限の原因となることもあります．抜糸までは創部周辺の皮膚の可動運動を行い，術後2〜3週で皮下の炎症が収まってから術創部の皮下組織の可動性運動を行いましょう．

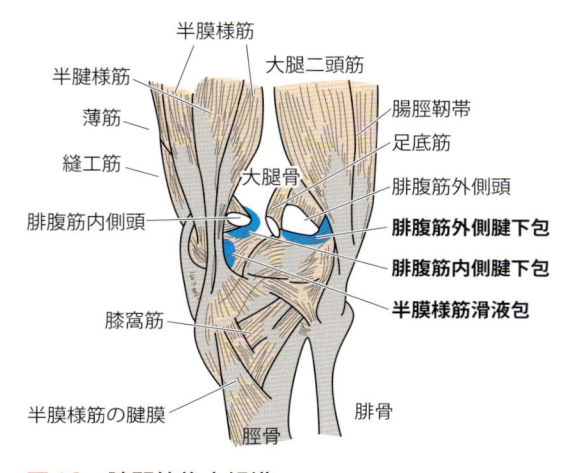

半膜様筋
半腱様筋
薄筋
縫工筋
腓腹筋内側頭
膝窩筋
半膜様筋の腱膜
大腿二頭筋
腸脛靭帯
足底筋
腓腹筋外側頭
腓腹筋外側腱下包
腓腹筋内側腱下包
半膜様筋滑液包
大腿骨
脛骨
腓骨

図13　膝関節後方組織

膝関節後面には腓腹筋や半膜様筋の深層に滑液包が存在します．これらの滑動性が低下することで膝関節可動域制限を引き起こすことがあるので注意が必要です．また，膝窩筋の伸張性低下により，下腿の外旋制限を生じることがあります．膝関節後方の滑液包の滑動性を出すためには，膝関節軽度屈曲位で腓骨神経に注意しながら，軽度な圧迫を加え徒手的に改善させます．

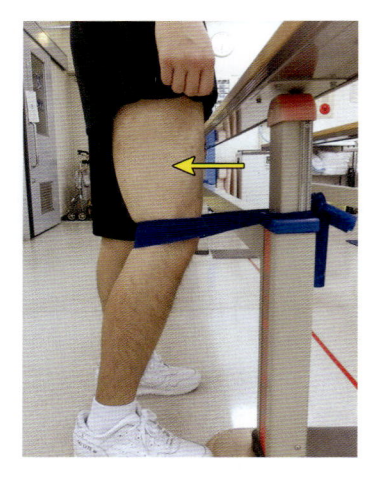

図14　荷重位での膝関節完全伸展運動

膝関節自動伸展不全のある患者では，立脚時に膝折れ（anterior thrust）が生じることがあります．そのような場合には，図のように膝後面にゴムベルトを巻き，膝を後ろに引くようにして膝伸展を促す方法もあります．ただしこの運動は下腿三頭筋やハムストリングの代償を促すもので，大腿四頭筋自体にアプローチしているわけではありません．

　　手術によって可動域が向上し，今まで使用していなかった筋の活動が必要となります．ベッド上での運動だけではなく，**荷重位での筋力訓練**も行っていきましょう（図14）．また，膝関節には終末伸展回旋（screw home rotation）とよばれるものがあります．

　　人工膝関節では**過度な屈曲が禁忌**となりますが，術後に患者が自ら行うことはほとんどありません．まずは転倒に注意することで防ぐことができると考えます．荷重は術後早期から許可されることも多いので，移乗時や立ち上がりの際に**膝折れ**が起きないように注意します．伸展不全や筋力低下がある場合，腰部介助や上肢支持をしましょう．また，後方重心では膝関節に屈曲モーメントが働くため，重心の位置にも注意しましょう．歩行訓練は疼痛に合わせて進めていきます．平行棒内からはじめ，可能であれば歩行器や松葉杖など，その人に合った補助具を提供します．最終的には独歩をめざしますが，高齢で反対側の変形性関節症や脊柱に問題がある場合は押し車やT字杖の使用も考えます．

4　人工肩関節

金子　聡

Summary

- 人工関節の手術は，人工骨頭置換術と人工肩関節全置換術に分かれます．
- 人工骨頭置換術は上腕骨近位端骨折や脱臼骨折で行われ，血流障害や軟部組織の損傷程度により選択されます．
- 人工肩関節全置換術には普通型とリバース型の2通りに分かれます．
- 人工肩関節は股関節・膝関節と比べて症例数は少なく，対象となる疾患は変形性肩関節症と関節リウマチがほとんどです．
- 人工肩関節の予後は術前の軟部組織，特に腱板損傷程度によるといわれています．X線画像で損傷程度を想起し，術後の予後予測や筋力トレーニングに活かしましょう．

1　種類

　　人工肩関節の手術は大きく**人工骨頭置換術**と**人工肩関節全置換術**に分かれます．人工骨頭は上腕骨側のみの置換で，人工肩関節は上腕骨側と関節窩の置換となります．また，人工肩関節には上腕骨側を骨頭状にする**普通型**と，肩甲骨関節窩を骨頭状にする**リバース型**とに分かれます．

2　治療法

1) 人工骨頭置換術

① 適応

　　人工骨頭置換術の多くは**上腕骨近位端骨折**によるもので，手術の適応かどうかはNeerの分類で判断されます（**第2章-2 表1**）．その適応は，①4-part骨折，②骨頭関節面の50％を超える骨頭陥没骨折，③比較的軽度の3-part骨折においても，高齢者で軟部組織損傷が重度の場合や骨粗鬆症を伴い上腕骨頭の強固な固定が得られないと判断された場合です．

　　変形性肩関節症でも腱板断裂や腱板機能が脆弱な場合は人工骨頭が選択されます．

　　術後成績に影響する因子として表1が重要といわれています．

② 手術

　　三角筋と大胸筋の間を切開し（図1），肩甲下筋を切離，前方関節包を切開して行われることが多いです．骨頭を摘出した後に大結節・小結節を整復・固定する術式です．解剖学的に正常な位置へ人工骨頭を挿入・固定することが重要で，大・小結節の強固な固定，正常な上腕骨長

表1　術後成績に影響する因子

・受傷から手術までの期間
・術後回旋可動域の獲得状況
・骨頭の転移，異所性骨化，大結節高位（癒合不全）などのX線像異常所見
・感染

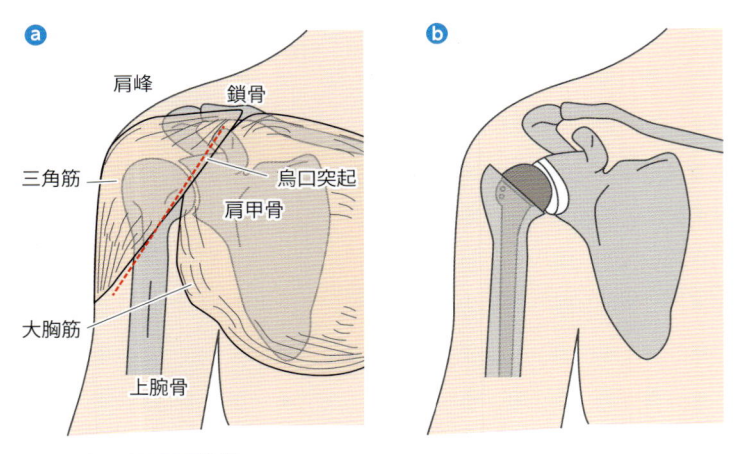

図1　人工骨頭置換術

a) 烏口突起の直上から三角筋の前縁に沿って皮切（----）を加えます.
b) 置換後のイメージ.

の再建がこの手術手技上のポイントとなります．骨粗鬆症を伴う高齢者が多いため，人工骨頭の固定に**骨セメント**を使用することで骨粗鬆症による脆弱性を補い，早期に固定性を得ることができます．縫合部は伸張に対して脆弱であり，術直後の**過外旋による脱臼**には注意しましょう.

2) 人工肩関節置換術

① 適応

　　人工肩関節置換術は，**変形性肩関節症**や**関節リウマチ**など骨頭とともに関節窩の損傷の著しい疾患ものが対象となります．慢性進行性の関節疾患は罹患期間が長く，関節の変形だけではなく，筋の**短縮**や**可動域制限**などの機能障害も併用している場合がほとんどです．関節リウマチ患者の肩関節障害は65〜90％と頻度が高いという報告もされています[1]．しかし，歩行で重要となる荷重関節と比較すると注意を払われることは少ないのですが，疼痛と可動域制限で著しいADL障害を引き起こします.

　　手術は除痛効果に優れていますが，筋の短縮や萎縮などで思ったように可動域を獲得できないこともあります．腱板断裂や三角筋の著しい萎縮を認める症例では可動域改善は難しいといわれています.

　　また，新しい人工関節としてリバース型があります（**図2**）．これは，腱板断裂の修復が難しい例や肩峰と骨頭が当たって関節を痛める腱板断裂関節症などで用いられることがあります．この手術は2014年に認可されたもので，今後はこの術式を目にすることも増えていくと思います.

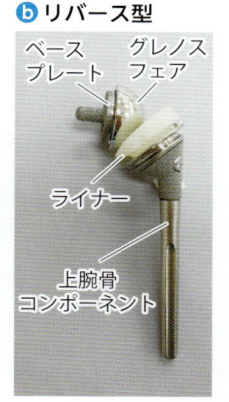

図2　人工肩関節

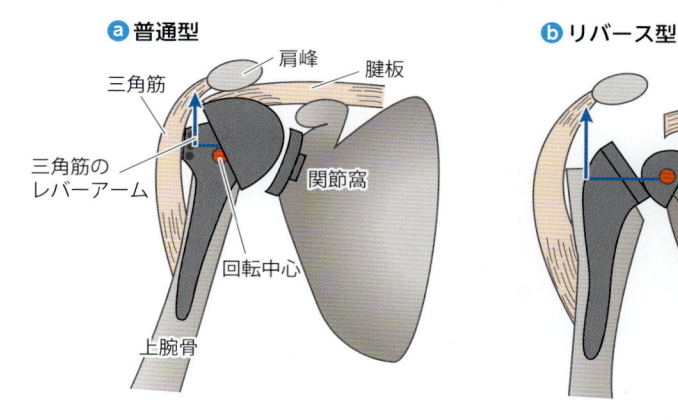

図3　普通型人工肩関節置換とリバース型人工肩関節

② 手術

　人工骨頭と大きな違いはなく，三角筋・大胸筋間隙を進入し，上肢を外転・外旋して肩甲下筋を露出し，切離します．患肢を伸展・外旋して骨頭を前方に脱臼させて，骨頭を解剖頸で切除します．関節窩では，骨頭を後方に脱臼させて，関節窩を十分に展開した状態でソケットを設置します．関節窩はソケットとの接触面積が狭いため，骨セメントを使用するのが一般的です．術中に骨棘や滑膜，肉芽組織を十分切除し，肩関節の外旋を獲得するために剥離を行うこともあります．

> **memo** **人工肩関節の構造の違い**
>
> 人工肩関節は骨頭中心に回転中心が存在し，腱板による求心位の保持とともに三角筋の収縮が生じることで回転運動を生じます．リバース型では回転中心が関節窩面上に内方化され，上腕骨が下方に牽引されることで三角筋のレバーアームが増大し，より効率的な三角筋筋力の発揮が可能となります（図3）．

1) 肩関節X線から考察する

肩関節正面像では，X線の入射角により確認できることが変わってきます．斜位像では**上腕骨頸部と肩甲骨関節窩の適合性**や，**肩峰と上腕骨骨頭との距離**を見ることができ，前後像では肩関節（肩甲上腕関節）の**関節裂隙**を見ることができます（**第5章-1 図1**）．

 肩峰骨頭間距離（肩峰突起下縁から上腕骨頭までの距離）が6 mm以下なら腱板断裂の可能性は88％であり，4 mm以下なら全例広範囲断裂であるといわれています[2]．

2) 変形性肩関節症の術後画像の見かた

変形性肩関節症では他関節と同様に，**関節裂隙の狭小化**や**骨棘**，**骨硬化像**などを確認することができます（**図4**）．ただし，X線の入射角によって見え方も変わってくるため1方向だけのX線で裂隙や骨の状態を判断せず，複合的な判断が必要となります．

関節裂隙の狭小化が起こることで関節包や腱板の**起始と停止の距離**は近くなります．各組織が短縮することで筋の収縮効率は低下し，腱板筋などインナーマッスルよりも三角筋などのアウターマッスルの働きが大きくなります．アウターマッスルが過剰な収縮を繰り返すことで負荷がかかり，疼痛や，肩峰下と大結節で**インピンジメント**を起こす原因となります．

また，骨棘や狭小化の影響で**滑膜炎**やインピンジメントが起きやすくなり，疼痛の発生も高くなります．どの位置に骨棘があるのか，どの動きでインピンジメントが起こりやすいのかを考えるためにX線は重要となります．

3) 肩関節の骨折・脱臼の見かた

① 上腕骨近位端骨折の術後画像

関節面に骨折線が見られる場合には骨癒合が見られた後でも可動域制限が残ることや疼痛が

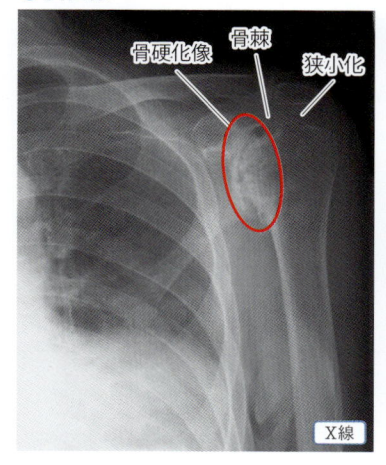
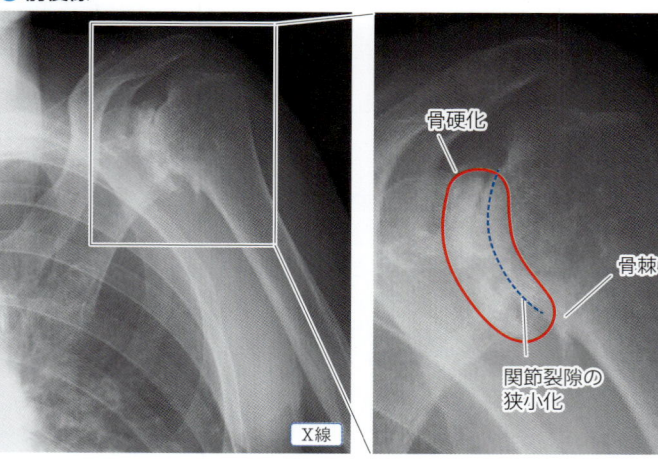

ⓐ斜位像

ⓑ前後像

図4 変形性肩関節症
80代，女性．

出現することもあるので人工骨頭を選択することがあります（図5）.

② 肩関節脱臼骨折の術後画像

　脱臼患者の骨折について，3-part，4-partでは骨折や脱臼を確認することは容易ですが，大結節や小結節のみの骨折では見逃されやすいです．X線では，外旋位の前後方向撮影が有用であるといわれています．それでもわかりにくい場合はCTやMRIを利用しましょう（図6）.脱臼骨折では骨だけでなく，周囲の**軟部組織も損傷**されることが多いです.前方脱臼では前下方の関節唇や中・前下関節上腕靱帯，前方関節包などの損傷が起こるといわれています.また，大結節や小結節は腱板筋の付着部となっており，肩関節の固定や運動に強く影響することが考えられます.

ⓐ 受傷後

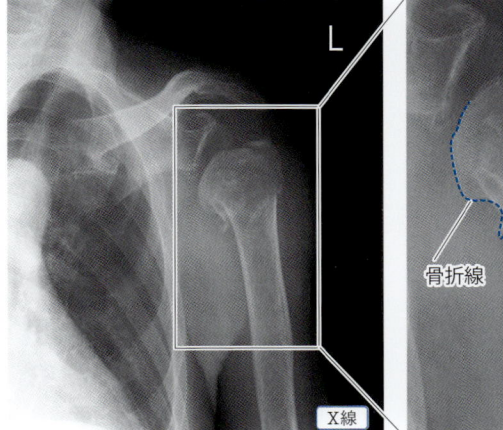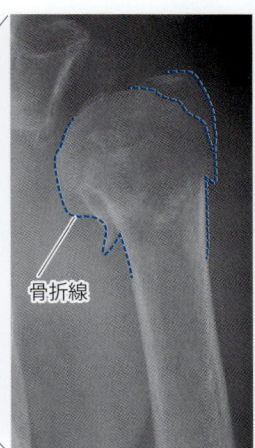

骨折線

ⓑ 受傷3カ月後

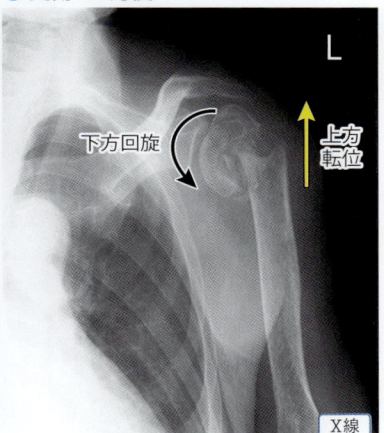

下方回旋　上方転位

ⓒ 人工骨頭置換術後

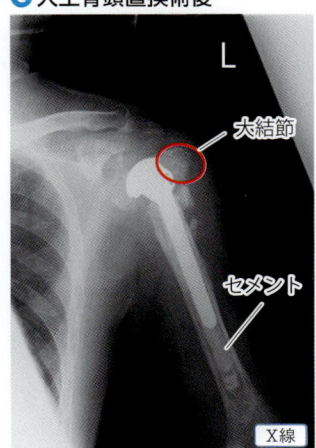

大結節

セメント

図5　人工骨頭置換術後

70代，男性.上腕骨近位端骨折（Neerの分類Ⅲ）.

a) Neerの分類Ⅲで外科頸骨折です.初期治療では骨折線の適合性はよく，関節面が保たれているため保存療法が選択されました.

b) 3カ月後のX線では上腕骨が三角筋など筋の影響により上方に転位しており，骨頭は棘上筋の影響により下方に滑りがみられます.

c) 結果，骨折線の適合性不良となり，血流も得られず骨癒合が期待できないため，人工骨頭置換術が選択されました.

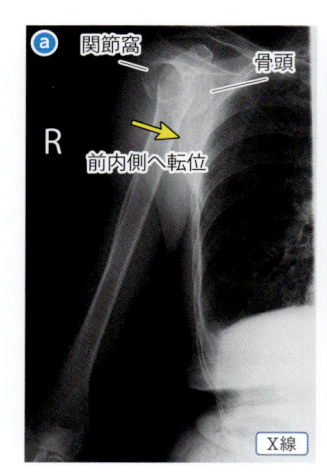
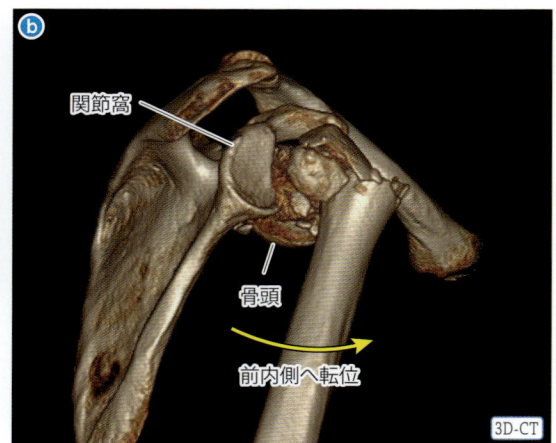

ⓐ 関節窩　骨頭　R　前内側へ転位　X線

ⓑ 関節窩　骨頭　前内側へ転位　3D-CT

ⓒ 術後：中間位

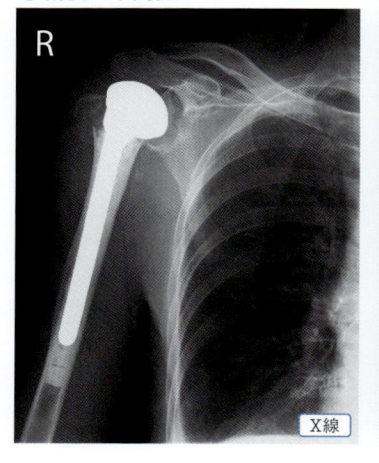

R　X線

ⓓ 術後：外旋位

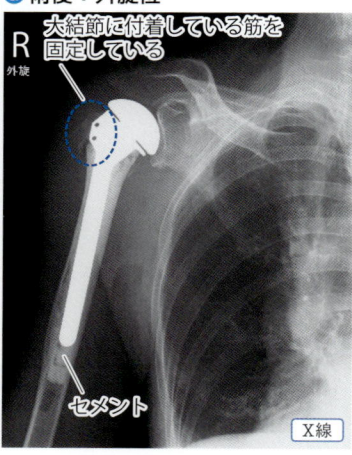

R　外旋　大結節に付着している筋を固定している　セメント　X線

図6　人工骨頭置換術後：肩関節に対する前後像

肩関節脱臼骨折.
X線では骨頭が前方に脱臼しているため確認しにくいですが，CTでは骨頭が前方に脱臼し，骨折していることがわかります．Neerの分類Ⅳの4-part前方脱臼骨折となっています．

4　術後の禁忌

　人工肩関節の手術では，前方組織（筋・関節包）を切開して行うため，縫合部は組織が脆弱となりやすいです．前方脱臼が起こりやすいポジション（**過外旋・伸展の複合運動**）は禁忌となります（**図7**）.

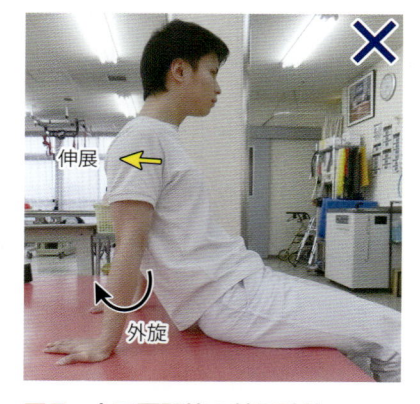

伸展　外旋

図7　人工肩関節の禁忌肢位

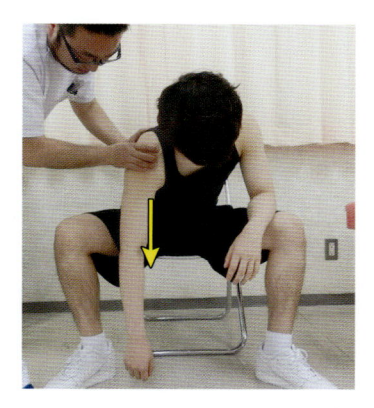

図8　stooping エクササイズ

肩関節後方組織の伸張を目的とした運動です.
肩甲骨固定してから上肢を脱力させ, 下垂し
た状態で体幹を屈曲します. 肩峰から肩甲棘
と内・外側縁を挟むようにして下角を把持し,
肩甲骨を固定します.

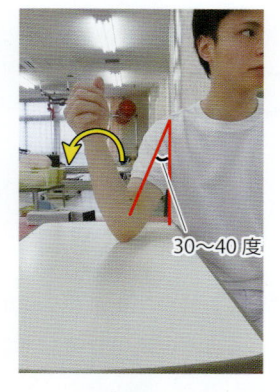

図9　腱板筋の筋力運動

関節の緩みの位置である肩甲骨面挙上
30〜40度の範囲で行います. 筋力が弱
い場合にはテーブルなどに肘を置き, 上
肢の自重を取り除いた状態で肩関節回旋
運動を行います.

5　リハビリテーション

　肩関節の自動運動は術後4週以降となり, それまでは肘関節や手関節など他関節の拘縮や筋力低下を防止するリハビリを進めていきます. 自動運動前に自動介助運動を行いますが, 筋収縮が入らないように注意が必要です. コッドマン体操やstoopingエクササイズでも疼痛が強い場合, 緊張が高く, 筋収縮が入りやすいことがあります. 関節を他動的に固定することや, 運動を単純にして介助量を増やすなどの工夫をしましょう. 体幹前傾と上肢を下垂し, 肩関節保存組織の伸長運動を目的にstoopingエクササイズを行います (図8). また, 移動能力の低下を起こさないように下肢の運動も同時に進めていきます.

　関節リウマチや変形性肩関節症は罹患期間が長いため, 関節裂隙の狭小化が生じており (図4), 関節包や腱板の短縮がみられます. 手術によってそれらが伸張されると筋の収縮効率の低下や長さが不足することで肩関節外旋や屈曲などの可動域低下が起こることがあります. 関節周囲の組織を意識して伸張させることや正しい運動方法を再教育するようにしましょう.

　上腕骨近位端骨折や肩関節脱臼骨折後の人工関節では, 肩峰骨頭距離の狭小化や骨頭の上方転位, 大結節・小結節の転位などがみられることがあります (図5, 6). それらが起こることでインピンジメントが起こりやすくなることや関節軸のズレが起こることが考えられます. その状態で長期間運動を行うと関節窩の摩耗や骨硬化が起こるため, アウターマッスルでの代償動作ではなく, 正しい位置での運動を心がけましょう (図9).

■ 参考文献

1）　Thomas T, et al：The rheumatoid shoulder: current consensus on diagnosis and treatment. Joint Bone Spine, 73：
139-143, 2006
2）　「肩関節外科の要点と盲点」（高岸憲二／編）, 文光堂, 2008

5　人工肘関節

金子　聡

Summary

- 人工肘関節は表面置換型と連結型に分かれます．
- 人工肘関節の多くは，関節リウマチや変形性関節症が対象となることが多いです．
- 股関節や膝関節に比べて耐久年数が短いため，緩みや沈み込みをX線で確認できるようにしましょう．
- 肘関節周囲には軟部組織が比較的少なく，術後のADL（荷重や使い方）には注意しましょう．

1　種類

　人工肘関節の形状は**表面置換型**と**連結型**に分かれます（図1，2）．

　表面置換型は上腕骨側と尺骨側の部分に分かれており，関節面の形状を整えることにより，骨以外の靭帯，筋肉などの軟部組織を安定させるものです（図3）．連結型は上腕骨側と尺骨側の部品を手術中に組合わせて一体化させ，人工関節自体で安定させるものです．

　人工肘関節は表面置換型，連結型両方でさまざまな改良がなされ，何種類もの人工関節が存在します．それぞれに臨床成績や問題点もあり，リハビリを行う前に医師に使用する人工関節の特徴や注意点など聞いておく必要があります．

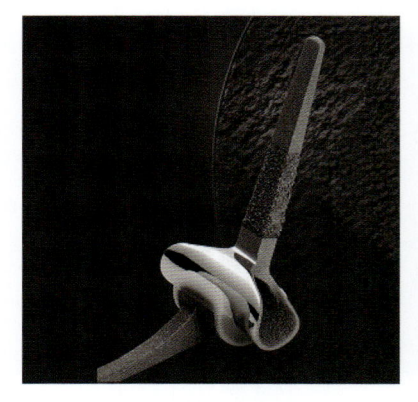

図1　人工肘関節（表面置換型）
画像提供：ジンマーバイオメット合同会社

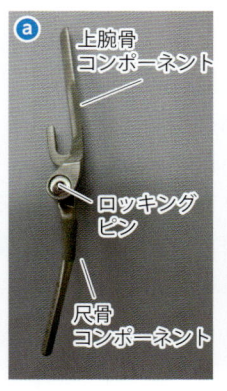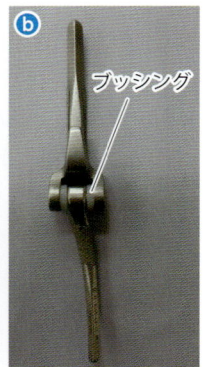

図2　人工肘関節（連結型）
連結型の肘関節は，上腕骨側と尺骨側の部品を手術中に組合わせるものです．上腕骨コンポーネントと尺骨コンポーネントをブッシングとロッキングピンでとめて固定します．ブッシングはポリエチレンでできていて，軟骨の代わりになります．

ⓐ 上腕骨コンポーネント　ロッキングピン　尺骨コンポーネント

ⓑ ブッシング

2 治療法

1) 適応

　人工肘関節の手術を行う場合，その多くは関節リウマチが対象となります．関節リウマチにより肘関節が破壊されると，疼痛を伴う肘の不安定性・運動制限・拘縮や強直などによる機能障害を生じ，人工肘関節の適応となります．人工肘関節は除痛効果，関節の安定性や可動性に優れています．関節リウマチの場合，疼痛・可動域制限・日常生活障害が高度となったLarsen分類グレード3〜4（表1）が，人工肘関節の適応とされています．

2) 手術

　上腕三頭筋腱膜をⅤ字形に切離して，内側側副靱帯を切離し，肘関節を展開します（図4a）．上腕骨の下部と尺骨の上部を切除し，コンポーネントを設置します（図4b, c）．ステムの不安定性を防ぐためには，切開した内側・外側の筋膜を適度な緊張で縫合することが重要です．縫合が難しいようであれば，上腕骨端の骨切除の追加による短縮，さらには両上顆の骨切除を加えて調節します．

ⓐ 側面像：術前

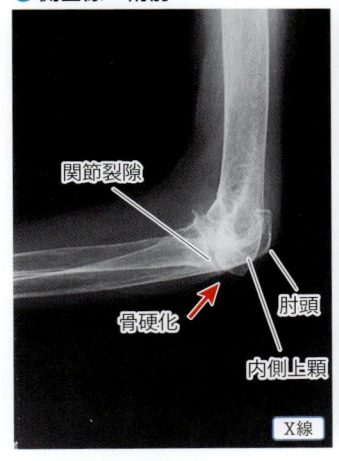

関節裂隙
骨硬化
肘頭
内側上顆
X線

ⓑ 正面像：術前

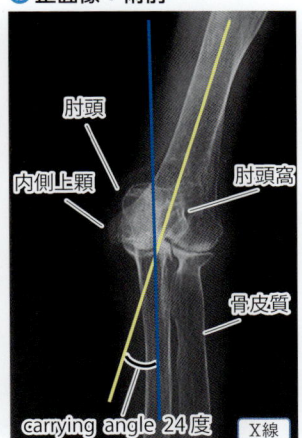

肘頭
内側上顆
肘頭窩
骨皮質
carrying angle 24度
X線

ⓒ 側面像：術後

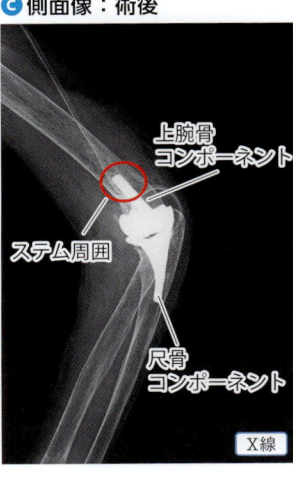

上腕骨コンポーネント
ステム周囲
尺骨コンポーネント
X線

ⓓ 正面像：術後

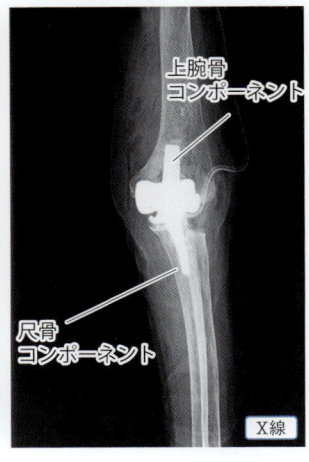

上腕骨コンポーネント
尺骨コンポーネント
X線

図3　人工肘関節表面置換型
50代，女性．関節リウマチ．

表1　改訂されたリウマチにおけるLarsenのグレード分類
（スタンダードX線像と比較する）

グレード0	正常
グレード1	軽度の変化（骨変化はない）
グレード2	明らかな初期変化（骨侵食像と関節裂隙狭小化）
グレード3	中等度の破壊性変化（骨侵食がどの関節にもみられる）
グレード4	高度の破壊性変化（荷重関節にも骨侵食がある）
グレード5	ムチランス変化

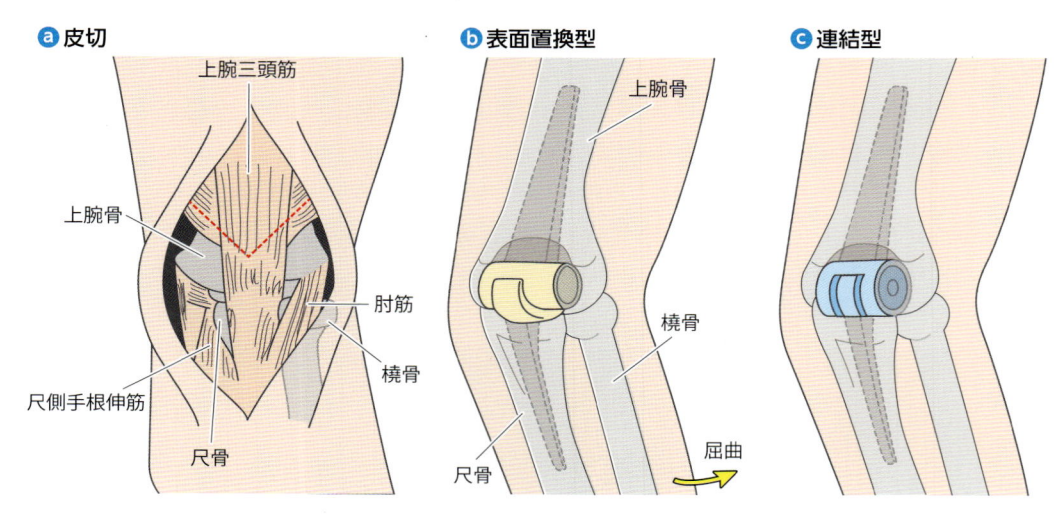

図4　人工肘関節置換術

3）合併症

　術中合併症として，骨切りやステム挿入時に生じる**骨折**があります．骨脆弱性のある関節リウマチなどでは十分に注意する必要があります．次に**脱臼・亜脱臼**があり，原因としてはコンポーネントの設置不良や軟部組織の修復不足などがあげられます．軟部組織が比較的少ないということもあり，TKAやTHAよりも**術後感染**は比較的高率に発生する傾向があります．尺側神経麻痺に関しては，術中の確実な剥離操作により麻痺は軽減したとの報告もあり，術中に尺骨神経を愛護的に扱っているかが大切となります．

3 画像情報を考察する

1）肘関節の見かた

　図5は正常の肘関節のX線像です．肘関節は腕尺関節と腕橈関節からなり，関節裂隙は正面・側面ともに見ることができます．側面では関節裂隙に加え，関節面の骨硬化や骨棘，遊離

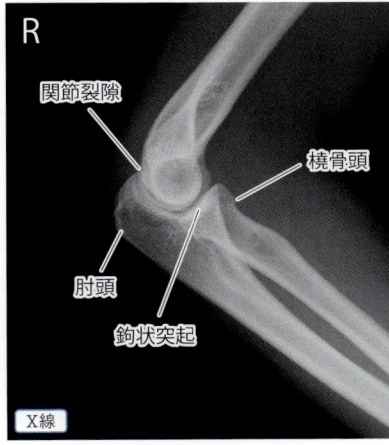

ⓐ 側面像

R

関節裂隙

橈骨頭

肘頭

鉤状突起

X線

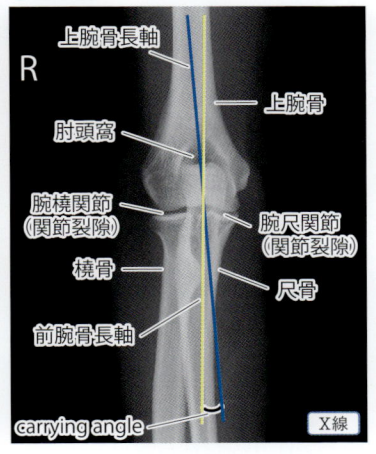

ⓑ 正面像

上腕骨長軸

R

肘頭窩

上腕骨

腕橈関節
（関節裂隙）

腕尺関節
（関節裂隙）

橈骨

尺骨

前腕骨長軸

carrying angle

X線

図5　肘関節（正常像）

ⓐ 側面像

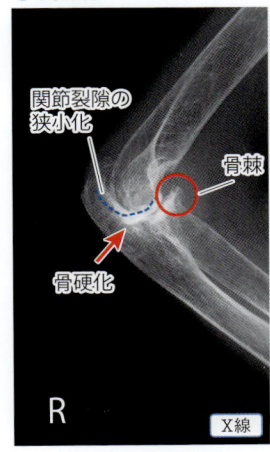

関節裂隙の
狭小化

骨棘

骨硬化

R

X線

ⓑ 正面像

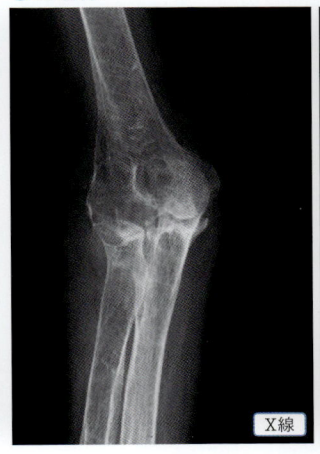

X線

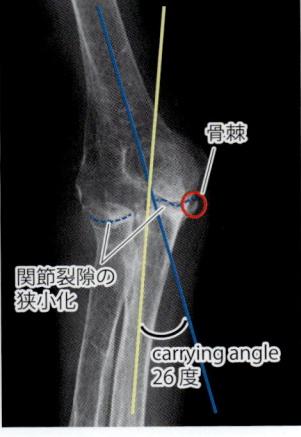

骨棘

関節裂隙の
狭小化

carrying angle
26度

図6　変形性肘関節症

80代，女性.

体などを確認することができます．また，正面像において，上腕骨長軸と前腕骨長軸のなす角を **carrying angle** といいます．正常では5〜15度で，完全伸展位での撮影下で20度以上増加していれば外反肘，0度未満は内反肘といわれています．

> **memo** carrying angle
> 上腕骨長軸と前腕骨長軸がつくる肘の角度のことをいいます．CA角や肘外偏角・運搬角ともいいます．

2) 変形性肘関節症の見かた

　図6は変形性肘関節症のX線です．側面では関節裂隙の狭小化や関節面下の骨硬化がみられます．また，尺骨鉤状突起に骨棘がみられます．正面像（図5b）ではcarrying angleを確認

でき，26度となっているので外反肘といえます．

　図3のX線は関節リウマチ患者のものです．肘頭と肘頭窩の位置関係をみると，正面では肘頭の位置が近位に移動しており，側面では内側上顆が下方に移動していることがわかります．また，側面で関節面の骨硬化がみられ，腕尺関節の関節裂隙は比較的保たれていることがわかります．carrying angleは24度となっており，外反肘と判断できます．

4　画像情報からリスクを考える

　人工肘関節置換術後では顆部の高さで沈み込みがないかを確認しましょう．また，ステム周囲に **clear zone** がないかも確認します．Clear zoneが見られた場合は，痛みが生じていないかを確認します．痛みを伴う場合は，緩みも生じているものと判断します．また，clear zoneを発見した段階で，不必要な荷重やストレスを避け，緩みの進行を防ぎましょう．緩みに関して下肢人工関節に比べると肘関節は高い傾向にあるといわれており，人工肘関節の耐久性の向上は今後の課題となっています．

> **memo　Clear zone**
>
> Clear zoneとはX線画像で人工関節との間の骨が薄く写ることをいいます．骨腫瘍や人工関節で骨の破壊が進行すると見られることがあります．ただし，clear zoneがあることで緩みが生じているとは言い切れません．

5　リハビリテーション

　術後2週まではシーネなどで固定することもあり，手指や手関節の拘縮予防に努めます．2週目以降から肘関節の可動域運動を開始して，伸展0度，屈曲は日常生活で困らない120度以上をめざします．関節内は人工物となるため疼痛などは出にくくなっていますが，周囲軟部組織由来の **可動域制限** や **疼痛** が起こることがあります．特に皮切が広範囲で行われるため，皮膚・皮下組織の癒着などに注意し，時期に合わせた可動性運動も行っていきましょう（図7）．表面置換型では，側方動揺性を確認し（図8），関節と靱帯が正しい位置関係にあるか確認しておいた方がよいでしょう．

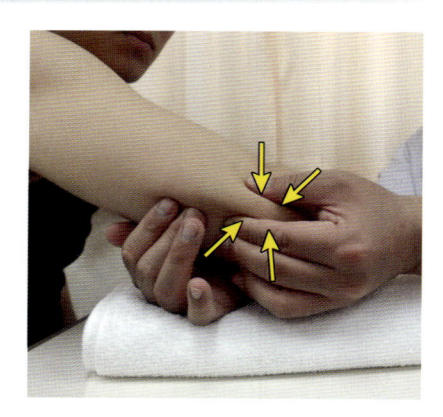

図7　人工肘関節術後の皮膚可動性運動

肘関節屈曲位では背側皮膚は伸長されます．皮下組織の滑走が阻害されると屈曲可動域制限を引き起こすことがあるため，皮膚の可動性にも注意しましょう．

　注意することとして，重量物をもつことや上肢で体を支える（起き上がりなど）などの動作に関しては指導する必要があります．細かいことは医師に確認して，何キロまでもつことが可能かなど確認しておきましょう．図6のように，骨皮質が薄く，骨梁がはっきりしない患者では，遠位に負担をかけず，肘関節に近い部分に負荷をかけ可動域運動や筋力増強運動を行う方がよいでしょう（図9, 10）．

ⓐ 外反ストレス

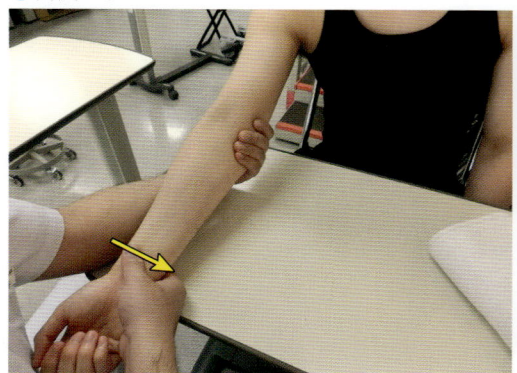

ⓑ 内反ストレス

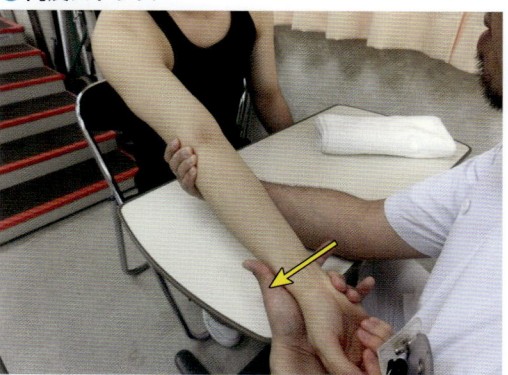

図8　側方動揺性評価

肘関節を固定して，前腕遠位部を外側・内側方向に力を加えます（➡）．動揺について個人差があるので，まずは健側との比較が必要です．リウマチでは，左右ともに動揺が強い場合があるので，carrying angle との比較も大切となります．術後関節が緩くなっている場合があるので，急激なストレスはやめましょう．

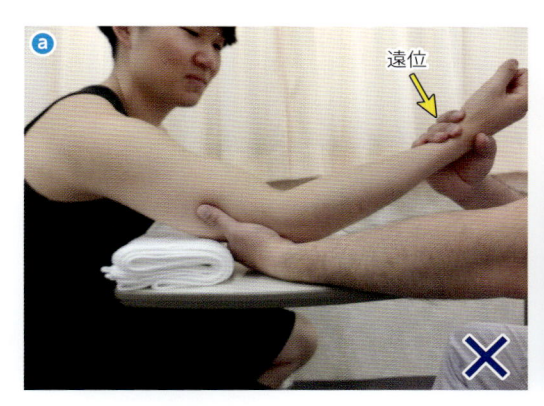

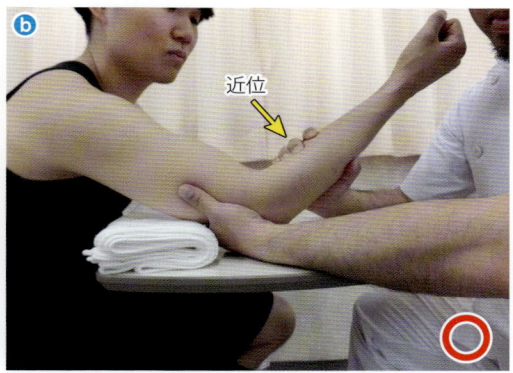

図9　肘関節可動域運動

a) 人工関節後の肘関節可動域運動では遠位でコントロールすると骨に対して過負荷になることがあります．
b) 近位を把持し，関節可動域運動を行うようにしましょう．

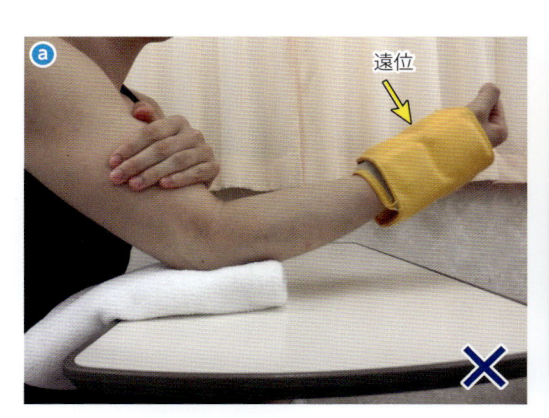

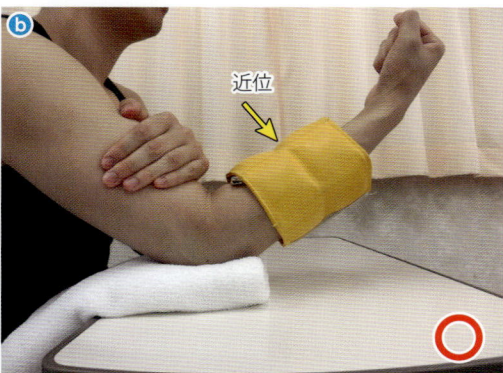

図10　肘関節筋力増強運動

可動域運動と同様，筋力運動でも近位に負荷をかけるようにします．ただし，人工肘関節術後早期は重量物を持つことを禁止されていることもあるので注意しましょう．

第 5 章

肩関節疾患の見かた

この章では，肩関節疾患における特徴的な病変や反復性肩関節脱臼，腱板断裂の画像所見やそれに伴うリスク管理・リハビリについて述べていきます．肩関節は，肩甲上腕関節・胸鎖関節・肩鎖関節で構成されており，各疾患部位の画像からリスクなどを十分に把握したうえでリハビリを実施する必要があります．

また肩関節は，肩甲骨関節窩の部分が小さく，上腕骨頭が大きいという不安定な構造ながら運動範囲が大きいため，周囲の筋や腱に負担がかかりやすく軟部組織の損傷を伴うものが多いです．また各疾患に共通している点は，疼痛や炎症が強い急性期のリスク管理が重要なため，単純X線やCTだけではなく，MRIからの情報も重要になります．各画像所見から軟部組織の損傷の程度や炎症の程度を把握し，リハビリに生かすようにしましょう．

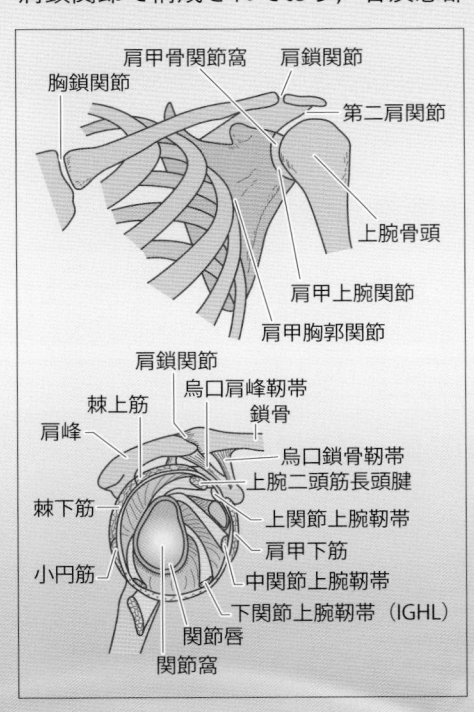

〈山本健太，生田彩奈〉

1 肩関節疾患の画像所見と運動療法の関係

山本健太

Summary

- 本稿では，肩関節疾患を見る際に，単純X線やCT，MRIなどからどのように運動療法の展開を考えるか述べていきます．
- リハビリの対象となる肩関節疾患は，軟部組織の損傷や変性によるものが多いため，単純X線だけではなく，MRIなどと一緒に観察し，運動療法について考えることが重要です．
- インピンジメントによる障害では，過度の接触が生じないよう牽引や運動方向の誘導が必要です．
- 局所に炎症が生じている場合は，愛護的な運動に終始します．

　　　狭義の肩関節は上腕骨頭と肩甲骨の関節窩からなる肩甲上腕関節のことをいいますが，広義の肩関節としては，肩甲上腕関節のほかに，胸鎖関節，肩鎖関節で構成されています．そのため，肩関節疾患は各疾患部位に応じた運動療法が必要であり，画像からもリスクなどを十分に把握したうえで実施する必要があります．本稿ではまず，X線画像・CT・MRIの見かたと運動療法の考え方について述べていきます．

1　X線画像からどう考える？

　　　肩関節のX線画像では，骨や関節の**変形**，**骨折**の有無や，軟部組織の**石灰化**の有無などを見ることができます．また，肩関節のX線画像は，前方や側方，上方からなどさまざまな方向から撮影を行います．

1) 前後像と斜位像

　　　肩関節の前後像（**図1a**），斜位像（**図1b**）ともに上腕骨，肩甲骨，鎖骨まで肩全体を見ることができるため，外観や骨折の有無などを観察することに適しています．

　　　前後像は撮影方向に体を約40度傾け，肩甲骨上角と肩鎖関節を結ぶ線が撮像面と平行になるようにして撮影し（**図2**）肩甲骨関節窩の前後を一致させることで，肩甲上腕関節の裂隙がわかりやすく観察することができます．

　　　斜位像は体幹をカセットと平行にして，体幹の正面から撮影を行います．前後像との違いは上腕骨と肩甲骨関節窩の一部が重なっている点となります．前後像と斜位像は肩甲骨関節窩の形から見分けることできます．

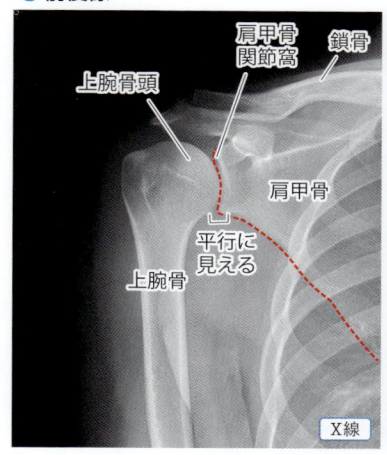

ⓐ 前後像

上腕骨頭　肩甲骨関節窩　鎖骨
肩甲骨
平行に見える
上腕骨
X線

ⓑ 斜位像

上腕骨頭　肩甲骨関節窩
一部重なって見える
X線

図1　前後像と斜位像の見わけかた（正常像）

a）前後像では上腕骨頭と肩甲骨関節窩が平行に見えます．
b）斜位像では上腕骨頭と肩甲骨関節窩の一部が重なって見えます．

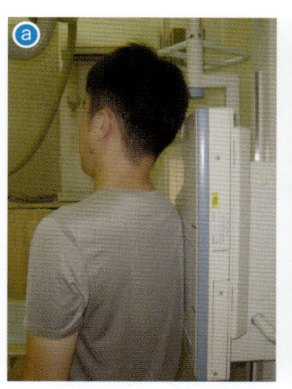
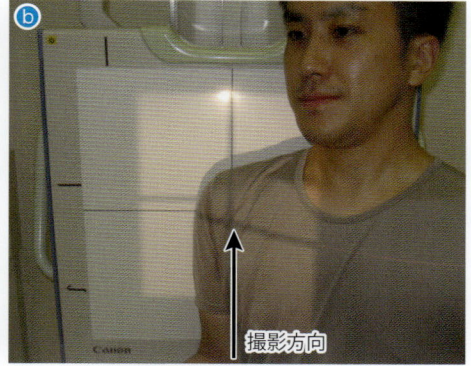

撮影方向

図2　前後像の撮影方法

2) 肩関節軸射像

　　軸射像では，**図3a**の撮影方法のように肩を60度程度外転させ，上方から撮影を行います．軸射像は肩関節関節窩と上腕骨頭の前後方向の位置関係や肩鎖関節の適合性の観察に適しています（**図3b**）[1]．

3) 肩甲骨軸射像 (scapula Y 像)

　　肩甲骨を前後像から観察しようとすると，体幹や肋骨と重なり，骨折などが不明瞭となりやすいため[1]，肩甲骨を観察する場合は，**肩甲骨軸射像**を撮影します．**図4a**の撮影方法のように肩甲骨内側縁が中心になるように撮影を行うことで肩甲骨を側面から観察することができます．肩甲骨は関節窩を中心に肩峰，烏口突起，肩甲体部がY字型となって見えます（**図4b**）．また，肩峰下の骨棘の有無を観察するためにも有効です．

ⓐ 撮影方法

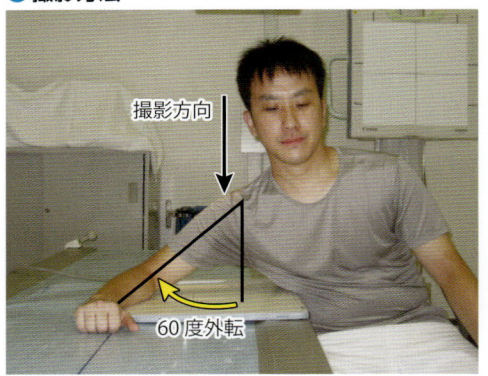

撮影方向

60度外転

ⓑ 軸射像

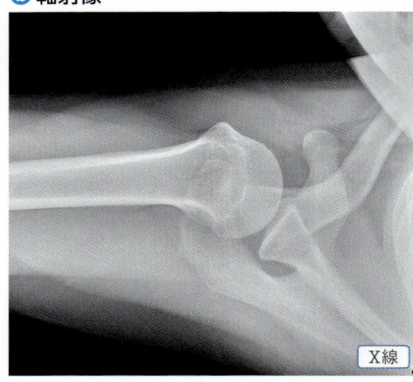

X線

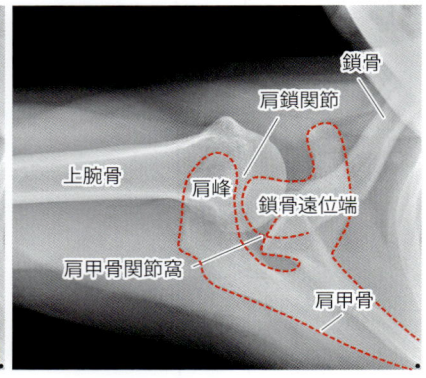

鎖骨

肩鎖関節

上腕骨

肩峰

鎖骨遠位端

肩甲骨関節窩

肩甲骨

図3　肩関節軸射像（正常）

a）➡方向（上方）から撮影を行います.
b）肩甲骨関節窩の上縁と下縁が一致し，肩甲骨関節窩と上腕骨頭の関節裂隙が観察できます．肩鎖関節の観察にも有用です.

ⓐ 撮影方法

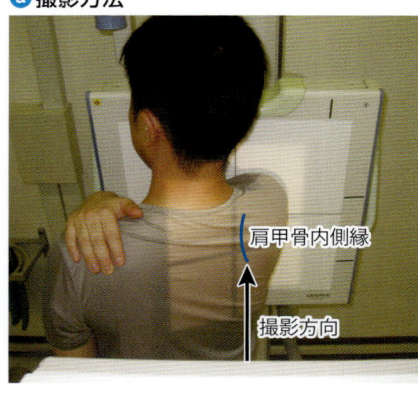

肩甲骨内側縁

撮影方向

ⓑ 軸射像

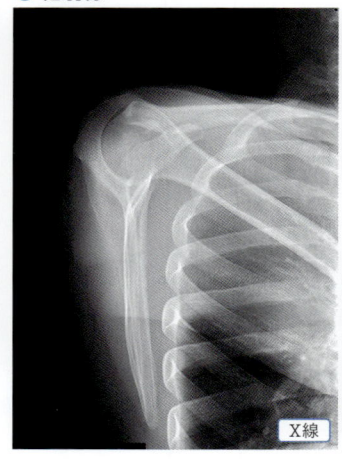

X線

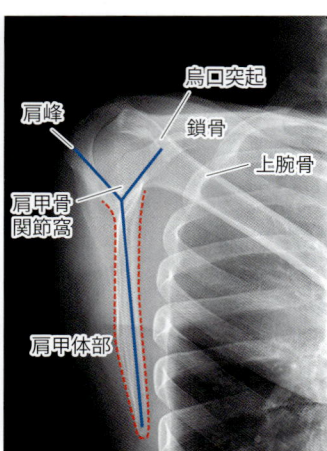

烏口突起

肩峰

鎖骨

上腕骨

肩甲骨
関節窩

肩甲体部

図4　肩甲骨軸射像（正常）

肩甲骨の肩峰，烏口突起，肩甲体部はY字となって見えます.

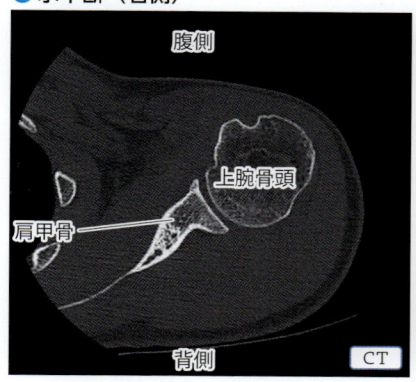

ⓐ 水平断（右側）

腹側

上腕骨頭

肩甲骨

背側

CT

ⓑ 正面像（左側）

鎖骨

肩甲骨

上腕骨

3D-CT

図5　肩関節のCT画像（正常）

2　CTからどう考える？

CTは**石灰化**や**骨棘**の存在の確認や骨性Bankart^{バンカート}損傷などの**小さな骨損傷**の判断に有用です．水平断では，肩甲上腕関節の関節裂隙や腹側には結節間溝が観察できます（**図5a**）．また3D-CTでは3次元的に肩関節を確認することができ，**関節の適合性**や**骨折の転位の程度**を把握するのに有効です（**図5b**）．

> **memo　Bankart損傷**
> 肩関節の前方脱臼の際に関節窩から関節唇靭帯複合体（関節唇，下関節上腕靭帯）が剥がれた状態.

3　MRI所見からどう考える？

リハビリの適応となる肩関節疾患は，骨折以外の**軟部組織の損傷**によるものが多いため，MRIからの情報は有用です．肩のMRI画像は通常のT1・T2強調像として横断像や，斜位冠状断のほか（**図6a**，**第1章-3-1 図12**），より腱板が観察しやすい斜位矢状断などがあります（**図6b**）．

4　各画像からわかる肩関節疾患と運動療法

それぞれの画像では**表1**のようなことを観察できます．次に，肩関節疾患にみられる病変や疾患の画像の見かたと，運動療法の考え方について述べていきます．各画像は，**図1〜6**の正常像と比べると，よりわかりやすくなります．

ⓐ 斜位冠状断

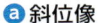

ⓑ 斜位矢状断

肩甲下筋
棘上筋
肩甲骨
棘下筋
小円筋

T1

T1

図6　健常人の肩のMRI

---- での断面像がbとなります．腱板（棘上筋・棘下筋・肩甲下筋・小円筋）が観察できます．

表1　各画像からわかること

X線・CT		MRI
・骨折	・石灰化	・軟部組織の損傷，変性の程度
・骨棘	・関節の適合性	

ⓐ 斜位像

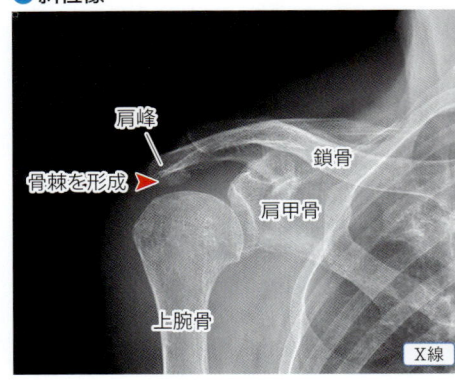

肩峰
骨棘を形成
鎖骨
肩甲骨
上腕骨
X線

ⓑ 軸射像

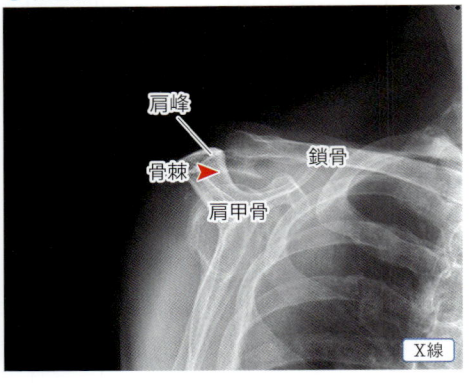

肩峰
骨棘
鎖骨
肩甲骨
X線

図7　肩峰下面の骨棘

80代，女性．
▶ のように肩峰の下面の形状が角張っており，骨棘（肩棘）を形成しています．

1）骨棘

　　腱板断裂や肩関節周囲炎では図7のように肩峰下の骨棘が見られます．骨棘が生じる原因は，烏口突起，烏口肩峰靭帯，肩峰からなる烏口肩峰アーチの下を通る棘上筋腱と，肩峰下滑液包との衝突で起こる**肩峰下インピンジメント**があげられます[2]．

　　運動療法を行う場合は，疼痛を引き起こさないように愛護的に関節可動域運動を行う必要があります．特に外転方向への運動時には，大結節とインピンジメントによる疼痛が生じないように肩甲上腕関節の外旋運動や肩甲骨の上方回旋を上腕骨に合わせて行うことが重要です．

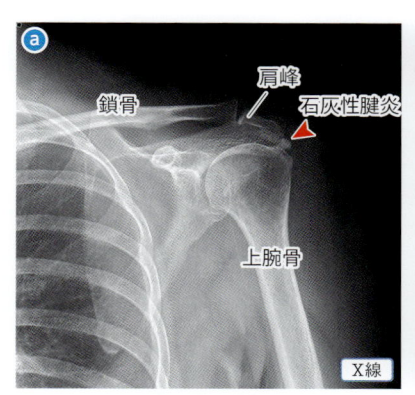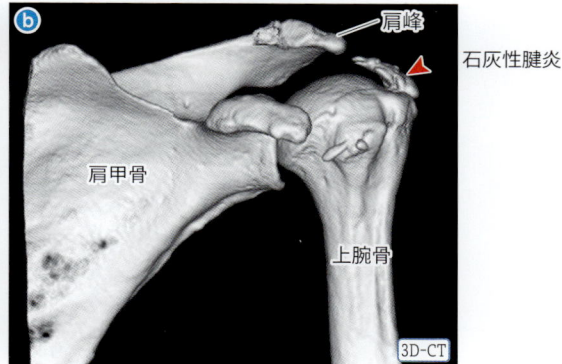

図8　石灰沈着性腱板炎

70代，女性．
▶は，肩峰下にある棘上筋内にある石灰沈着性腱板炎の所見です．正常では軟部組織である部位に，石灰化（高信号域）の所見を認めます．

2) 石灰沈着性腱板炎

　棘上筋腱内の**石灰化変性**もX線画像で確認することができ（**図8a**），また，3D–CTを観察することで，その大きさや形などをより詳細に確認することができます（**図8b**）．石灰化病変は腱板内に炭酸アパタイトが沈着することで生じます．単純X線やCTでは通常低信号（軟部組織）である部位が，高信号の所見として認めます．

　急性期では局所の炎症があるため，関節可動域運動は愛護的に行う必要があります．慢性期には疼痛がそれほど強くない場合もありますが，骨棘がある場合と同様に，外転運動時のインピンジメント症状に注意しながら，肩甲骨の上方回旋を誘導する方法や，骨頭を下方に引き下げて，肩関節を動かす方法などがあります．

3) 変形性肩関節症

　変形性肩関節症の特徴的な画像所見としては，肩甲上腕関節などの関節裂隙の狭小化，軟骨下骨の硬化性変化，軟骨下嚢胞，骨棘形成などがあります[3]．骨棘形成は**図9b**のように**上腕骨頭の内側下面**でよく見られます．**図9a**のような変形性関節症が進行し，骨頭の変形が強い症例では，一般的には人工肩関節置換術の対象となります（**第4章–4**）．

　運動療法を行う場合は，肩甲上腕関節の可動性を出すことは難しいため，肩甲胸郭関節や体幹の可動性を出すようなアプローチが必要となります．練習方法としては，胸椎を屈曲・伸展しながら肩甲骨の内外転運動（**図10**）などを行います．

4) 亜脱臼

　脳卒中片麻痺患者にしばしばみられる肩関節亜脱臼は，棘上筋や三角筋の**麻痺・筋力低下**が原因としてあげられます．理学所見では肩峰下と上腕骨頭間に1横指以上開いていると亜脱臼と診断されます．単純X線で評価を行う場合は前後像での**肩峰骨頭間距離**（AHI）を用いて評価を行います（**図11**）．AHIは7〜14mmが正常値とされており，それ以上だと亜脱臼を疑います．

　亜脱臼に対してはアームスリングや三角巾を用いたポジショニングが重要です．亜脱臼を認

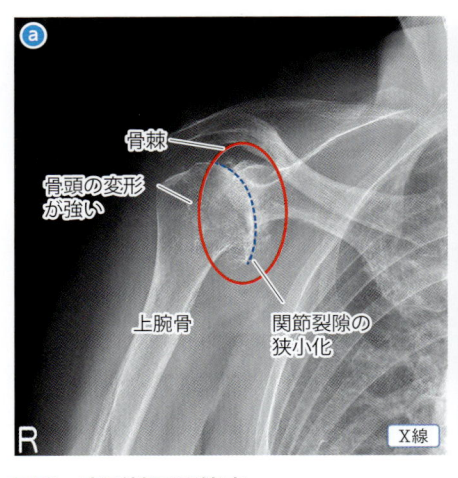
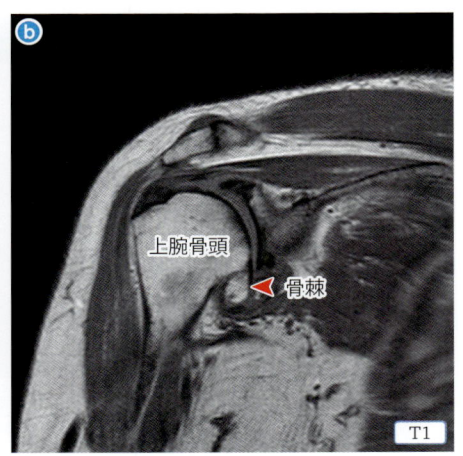

図9　変形性肩関節症

80代，女性．
a) 単純X線では肩甲上腕関節の裂隙の狭小化（----）が著しく，骨棘も認めます（○）．
b) MRIでは骨頭下方に骨棘を認めます（▶）．

❶肩甲骨外転，胸椎屈曲

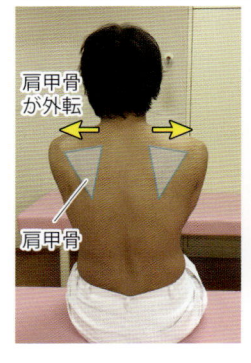
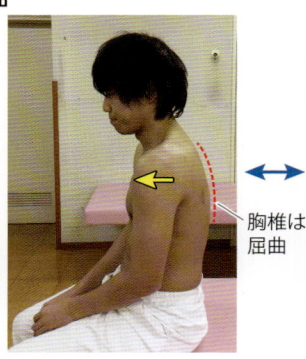

❷肩甲骨内転，胸椎伸展

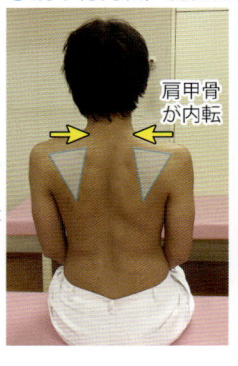
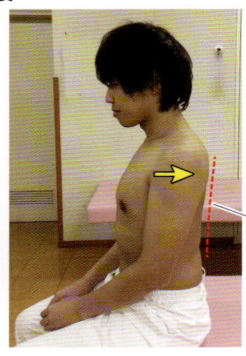

図10　肩甲骨内外転運動の1例

肩甲骨外転時は胸椎屈曲，肩甲骨内転時は胸椎伸展を伴いながら行うようにします．肩甲骨内転する際は，挙上の代償が出ないように注意します．

める間の過剰な関節可動域運動は，肩の痛みを増悪させる可能性があるので注意が必要です．そのため，関節可動域運動を行う際は，骨頭を関節窩に押し付けるようにして行うなど工夫の必要があります．

5) 滑液包の液体貯留

　　肩峰下インピンジメントは，上肢を外転させたときに上腕骨頭と腱板が上方の烏口肩峰アーチに衝突を繰り返すため，肩峰下滑液包の炎症を繰り返すことで**図12**のように滑液包に液体貯留を認めることがあります．液体貯留を示唆する所見としては，以下があげられます[2]．

- 滑液包の厚さが3 mm以上
- 肩鎖関節より内側での滑液包内の液体貯留
- 上腕骨頭より前方での滑液包内の液体貯留

ⓐ 術後2カ月

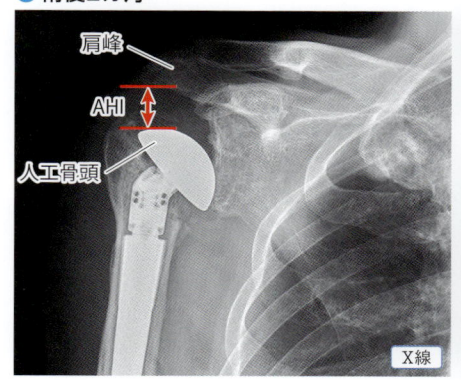

ⓑ 術後8カ月

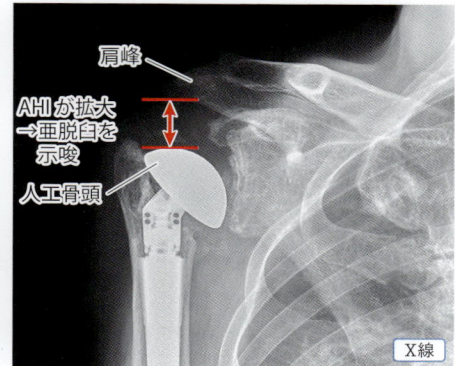

図11　人工肩関節置換術後に生じた肩関節の亜脱臼

70代，男性.
aに比べ，bは肩峰下と骨頭（人工骨頭）間が広がっています.

ⓐ 斜位冠状断

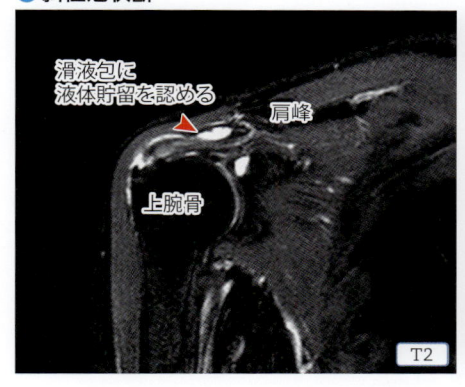

ⓑ 軸射像

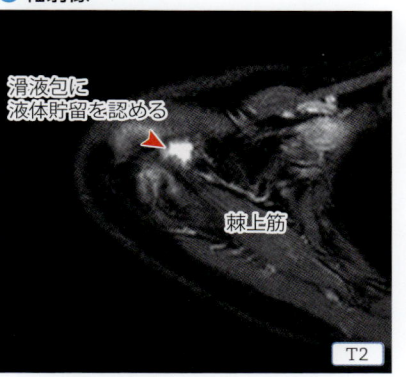

図12　肩峰下−三角筋滑液包の液体貯留

80代，女性.
画像の症例は，棘上筋の付着部の部分断裂を伴っています. ▶部が肩峰下−三角筋滑液包の液体貯留です. 肩峰下で上腕骨頭に対してやや前方に病変を認めます.

　運動療法を行う場合は，疼痛を引き起こさないものから開始し自動介助運動から徐々に負荷を上げていきます. 関節可動域運動は肩甲上腕関節の内外旋の他動的なROMの改善が重要です. 肩峰下インピンジメント症候群では骨頭が烏口肩峰アーチの下を通過できるようにしなければならず，また肩甲上腕関節とともに肩甲胸郭関節の可動域改善も必要になります.

　図13のように烏口下滑液包に液体貯留を認める場合は，肩関節水平内転，内旋時に烏口突起と上腕骨頭前面の間で肩甲下筋が挟まることにより生じる**烏口下インピンジメント**が考えられます[2]. 烏口下インピンジメントの原因としては，肩甲骨が外転・前傾位となり，烏口突起下スペースが狭小化していることが1つとして考えられます. そのため運動療法を行う際は，僧帽筋中・下部の筋力トレーニング（**図14**）や小胸筋のストレッチングなどを行います.

　肩関節疾患は単純X線，CT，MRI，それぞれの所見から運動療法について考える必要があります. 特に炎症が強い急性期である場合は，慎重に運動療法を行う必要があります.

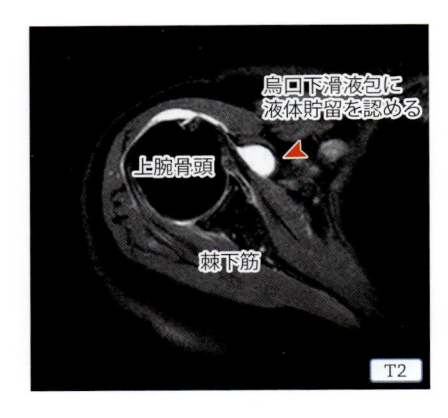

図13　烏口下滑液包の液体貯留

71歳，女性.
►に烏口下滑液包の液体貯留を認めます.

ⓐ 腹臥位

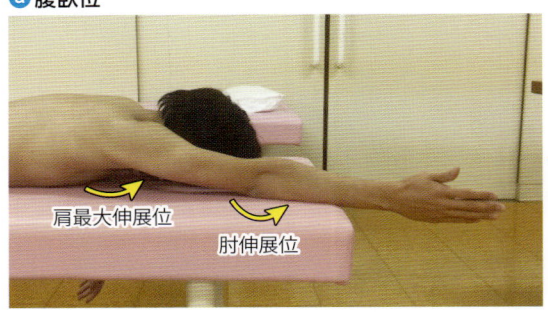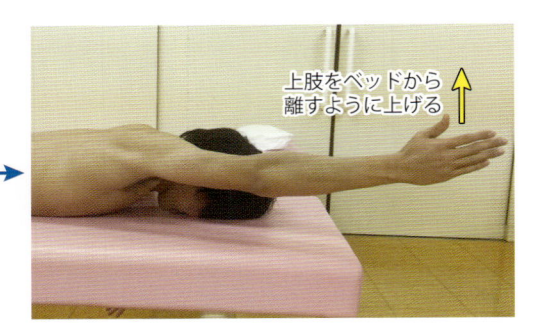

ⓑ 側臥位

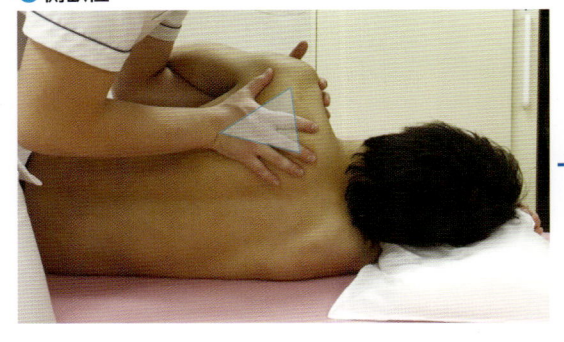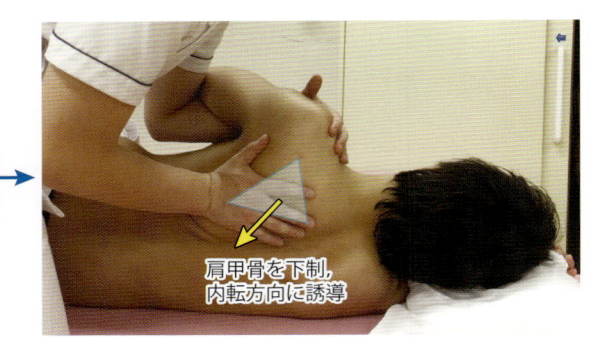

図14　僧帽筋下部の筋力トレーニング

aは腹臥位で，肩最大外転位，肘伸展位で上肢をベッドから離すように上げ，肩甲骨の下制・内転運動を行います．肩の可動域制限がある例ではbのように側臥位で行い，肩甲骨を下制，内転方向に誘導しながら自動介助運動を行います．

■ 参考文献
1）鎖骨・肩.「運動療法に役立つ単純X線像の読み方」（青木隆明／監，浅野昭裕／著），メジカルビュー社，2011
2）米永健徳，他：肩関節のインピンジメント症候群．画像診断，31：898-908，2011
3）米永健徳，他：肩関節の関節炎．画像診断，33：196-205，2013

2　反復性肩関節脱臼

山本健太

Summary

- 反復性肩関節脱臼の特徴的な画像所見としては，Bankart損傷や関節窩前下部の骨折（骨性Bankart損傷），Hill-sachs損傷，関節包の断裂や剥離などがあります．
- 保存療法においては，画像所見で前方組織の損傷が重度な場合，脱臼肢位に留意しながら肩甲胸郭関節の関節可動域運動や腱板のトレーニングを行います．
- 術後は，修復部へのストレスに注意しながらリハビリを進めていきます．

1　原因

　　肩関節は人体の中で最も脱臼しやすい関節であり，転落や転倒，コンタクトスポーツでのプレー中に生じることが多いです．肩関節が外転・外旋・伸展の複合運動を強制された場合は前方に，水平屈曲された場合には後方にそれぞれ脱臼しますが，肩関節の構造上ほとんどが前方脱臼になります（図1）．また，若年男性を中心に再脱臼を生じやすく**反復性肩関節脱臼**へと移行する場合が多いです．

　　肩関節が脱臼しやすい原因としては，上腕骨頭の関節面が肩甲骨の関節窩の約3倍の大きさであり，関節の安定化に関節包や腱板に依存していることがあげられます[1]．前方脱臼では前下方の関節唇と下関節上腕靭帯（IGHL）の損傷（**Bankart損傷**，**図2a**）が生じると，上腕骨頭の前下方への移動を制動することができず，反復性肩関節脱臼へと移行しやすくなります．

　　Bankart損傷のほかに，関節窩前縁の骨片を伴う**骨性Bankart損傷**や上腕骨頭後外方の陥

ⓐ 斜位像

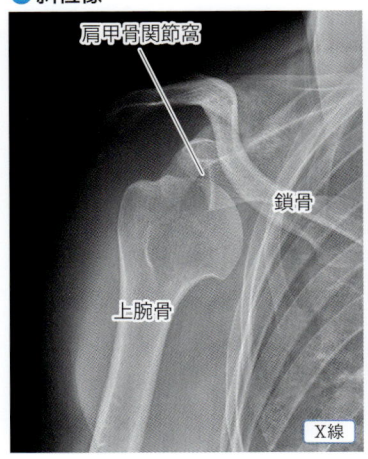

肩甲骨関節窩

鎖骨

上腕骨

X線

ⓑ 軸射像

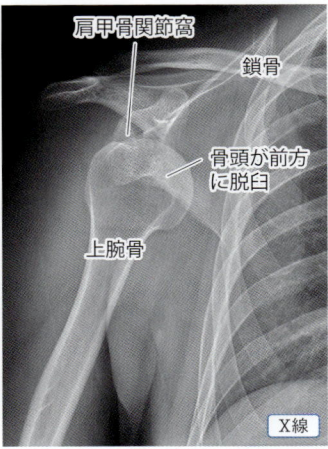

肩甲骨関節窩

鎖骨

骨頭が前方に脱臼

上腕骨

X線

図1　前方脱臼

70代，女性．
前方脱臼，整復前の画像です．bの肩甲骨軸射像では骨頭が前方に脱臼していることが確認できます．

没骨折である **Hill-sachs損傷** などを合併する場合もあります．これらの所見がある場合も再脱臼のリスクが高くなるとされています．

2 治療法

1) 保存療法と手術療法

初回脱臼の場合は保存療法が選択されることが多いです．三角巾などを使用し，内旋位の固定を3週間程度行います．

頻回の脱臼を繰り返し，反復性肩関節脱臼へ移行した場合は手術療法が進められます．手術療法には，関節窩前下方の関節唇とIGHLを修復する **鏡視下Bankart修復術** を第一選択として考えられることが多いですが，コンタクトスポーツ競技者の場合では，脱臼防止に効果の高いBristow変法を選択することもあります[1]．この稿では主に鏡視下Bankart修復術について述べていきます．

2) 鏡視下Bankart修復術

鏡視下Bankart修復術は，不安定性の主病変がBankart損傷によるものと考えられる場合に施行される手術方法です．本手術ではアンカーを用いて剥離した前下方の関節唇およびIGHLを関節窩前縁に固定し，修復します（**図2，3**）．

Hill-sachs損傷がある場合は，鏡視下Bankart修復術と同時に **Remplissage法** を行います．Remplissage法は，Hill-sachs損傷による骨欠損部にアンカーを用いて，関節包と腱板を縫い込む手技です（**図4**）[3]．Remplissage法はアンカーにて腱板を骨頭に縫い込むため，鏡視下Bankart修復術のみ行った場合に比べて，**外旋制限** を生じやすいため，注意が必要です．

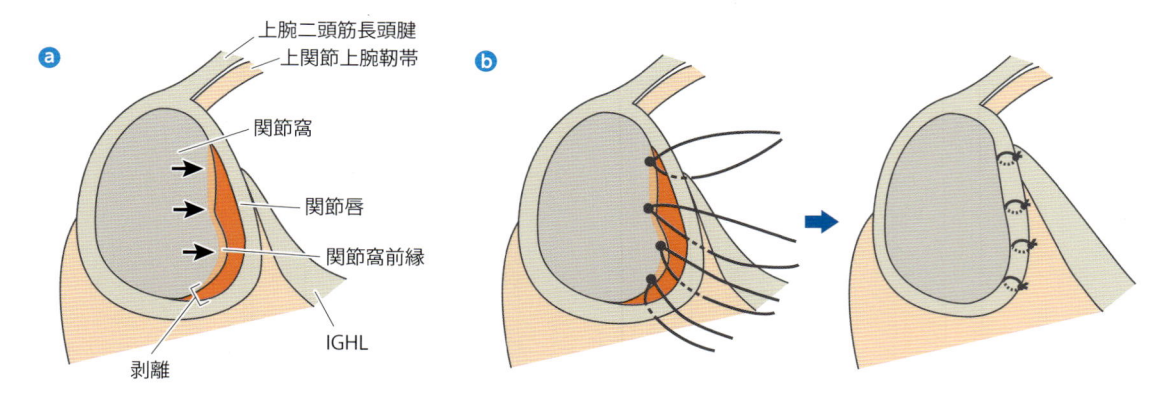

図2　鏡視下Bankart修復術
a）➡部は関節唇が骨膜より剥離しています．
b，c）アンカー縫合糸を関節窩前縁に通し修復を行います．
文献2を参考に作成

初回脱臼後，数日以内であればMRIでも関節内の血腫や水腫の有無（**図5a**）により診断が可能な場合がありますが，実際はMRI関節造影の対象となることがほとんどです．また，MRI関節造影の際は，肩を外転外旋位で撮影する**ABER法**（**図5b**）を行うことも多いです．ABER法では，IGHLが関節前面を覆う形となり，より前方への**不安定性評価**に適しているとされています．

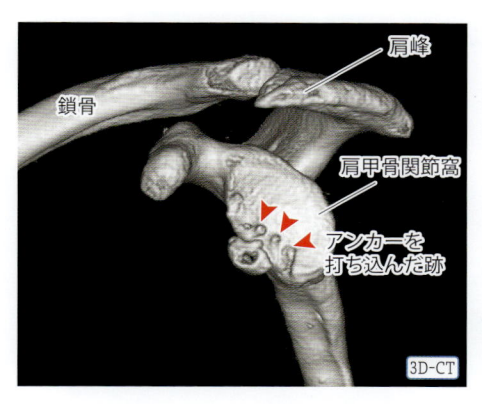

図3　鏡視下Bankart修復術後の関節窩

20代，男性．
▶ 部がBankart修復術にてアンカーを打ち込んだ跡です．

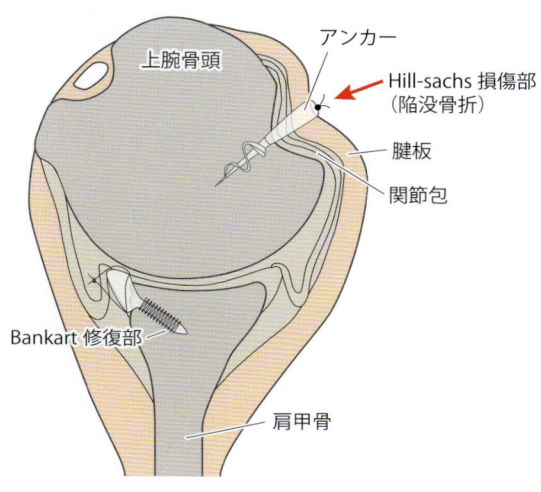

図4　鏡視下Bankart修復術とRemplissage法

Remplissage法では ➡ 部のHill-sachs損傷部に腱板と関節包をアンカーを用いて縫い込んでいます．
文献3を参考に作成．

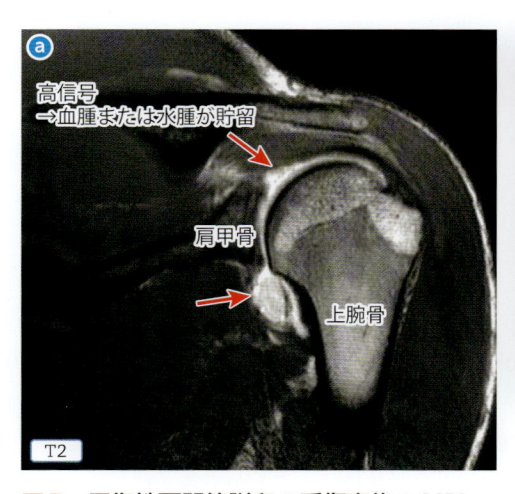

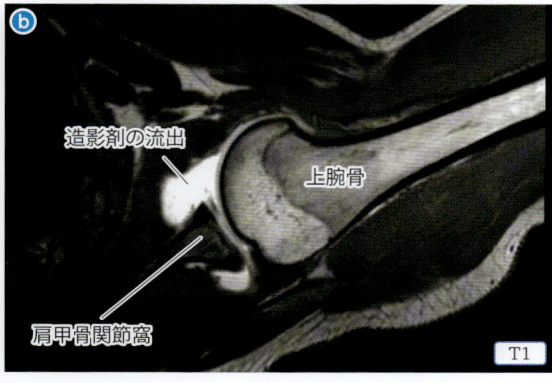

図5　反復性肩関節脱臼の受傷直後のMRI

20代，男性．
a）受傷例では関節内全体に高信号域（ ➡ ）の所見を認め，血腫もしくは水腫が貯留していることが確認できます．
b）ABER法とは肩関節外転・外旋位で造影剤を入れ，観察する方法です．肩関節外転・外旋位にすることで，前方の軟部組織にストレスをかけ，造影剤の関節外への流出を確認しやすくなります．

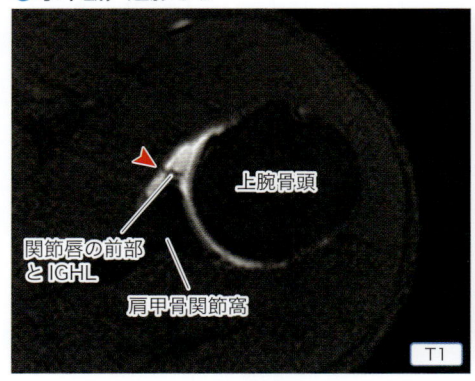

ⓐ 水平断，造影なし

上腕骨頭
関節唇の前部とIGHL
肩甲骨関節窩
T1

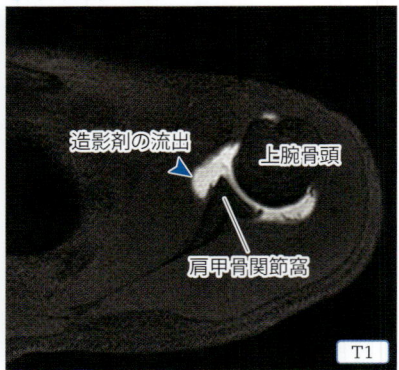

ⓑ 水平断，造影あり

造影剤の流出
上腕骨頭
肩甲骨関節窩
T1

図6　Bankart損傷の造影MRI

a) 10代，男性.
　Bankart損傷による関節唇の断裂では，▶ のところのように関節唇の前部とIGHLが不規則な形となります.
b) 30代，女性.
　Bankart損傷により，前方組織の破綻が重度な場合は，図のように造影剤が前方の関節外に流出します（▶）.

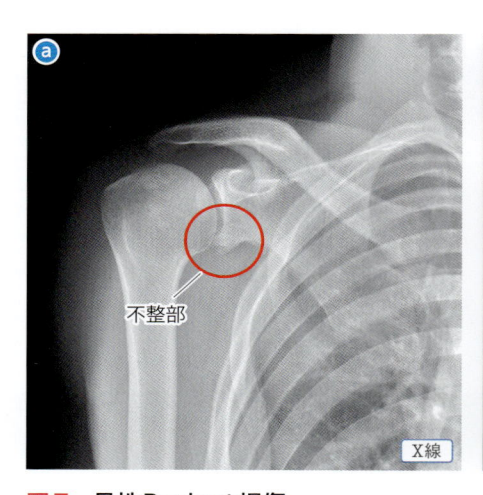

ⓐ
不整部
X線

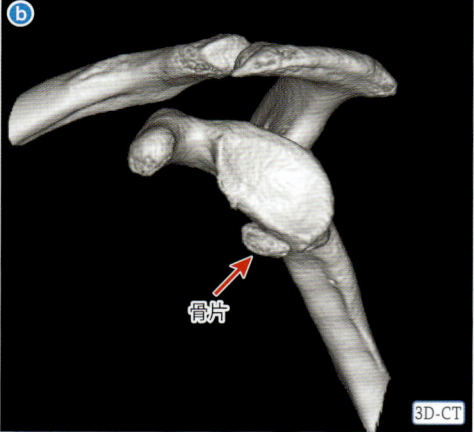

ⓑ
骨片
3D-CT

図7　骨性Bankart損傷

20代，男性.
a) 単純X線（前後像）では，関節窩の下方に不整部（○）が観察されます.
b) 3D-CTでは関節窩前下縁の骨片（➡）が明確に観察できます.

　　反復性肩関節脱臼の特徴的な画像所見としては，**Bankart損傷**（図6）や関節窩前下部の骨折（**骨性Bankart損傷**，図7），**Hill-sachs損傷**（図8），**関節包の断裂や剥離**などがあります.

　　Bankart損傷は，下関節上腕靭帯の関節窩側の損傷のことを指します. 関節MRI造影では関節唇の損傷による関節外への**造影剤の流出**の有無から明確にすることができます（図6b）.

　　骨性Bankart損傷は，単純X線でも観察することができますが，CT（3D-CT）がより**骨片**の描出には有用です（図7）. 前方脱臼の際，肩甲骨関節窩との衝突で上腕骨頭の後方に生じるHill-sachs損傷も単純X線（図8a）やCTで観察することができます（図8b, c）. これら

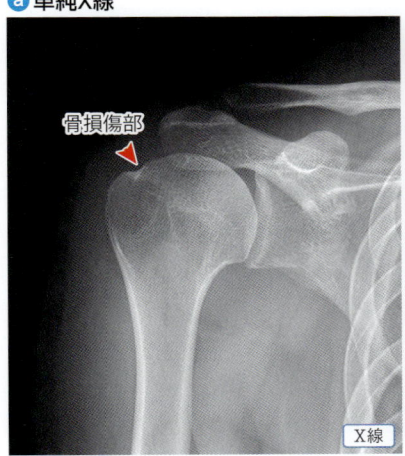

ⓐ 単純X線

骨損傷部

X線

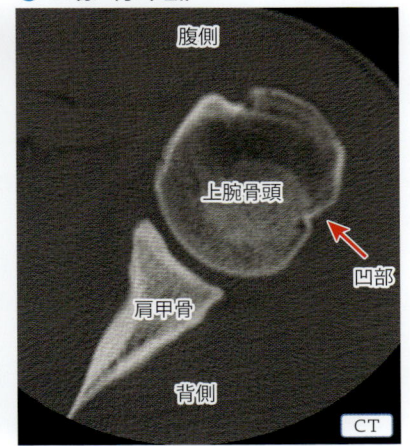

ⓑ CT像（水平断）

腹側

上腕骨頭

凹部

肩甲骨

背側

CT

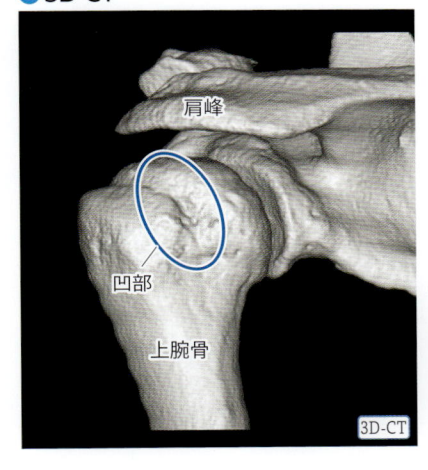

ⓒ 3D-CT

肩峰

凹部

上腕骨

3D-CT

図8　Hill-sachs 損傷（前後像）

20代，男性.
a）▶ 部分の陥凹部がHill-sachs 損傷による
　　骨損傷部です.
b）骨頭の後方に➡の凹部が確認できます.
c）3D-CTでも骨頭の後方の凹部が確認でき
　　ます（○）.

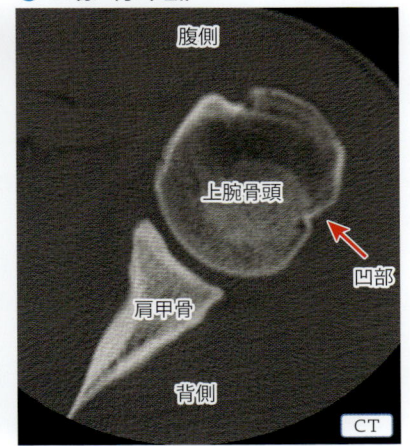

の所見がある場合，反復性の肩関節脱臼に移行している可能性が考えられます.

> **memo　Hill-sachs損傷**
>
> 肩関節脱臼の際に上腕骨頭の後方が関節窩に衝突することで生じる陥没骨折のことをいい
> ます．CT画像では上腕骨頭の後方の凹部として見えます.

4　画像所見からリスクを考える

　　関節包やIGHLが損傷により，造影MRI検査で関節包外への造影剤の流出を認める（図6b）
場合は反復性脱臼に至っている可能性が高いです．その場合，関節構造が大きく破綻している
ため，軽度の外力でも脱臼しやすくなっています．そのため，関節可動域運動を行う場合は，
脱臼肢位である**外転・外旋方向に誘導しない**よう慎重に行う必要があります.

　　また，Hill-sachs損傷（図8）を認める場合も外転・外旋位への運動で骨頭後方の陥凹部が
関節窩に嚙み込み，再脱臼の要因となるため，注意が必要です.

第
5
章

2
反復性肩関節脱臼

5 リハビリテーション

1) 保存療法

　　脱臼直後の急性期で固定している場合は，炎症・疼痛のコントロールを目的に**アイシング**や，肘，手関節や肩甲胸郭関節の**関節可動域運動**などを行います．反復性肩関節脱臼では，胸椎後彎の増加や，肩甲骨のアライメント不良（下制・前傾）により肩甲胸郭関節の可動域制限をきたしている例が多く見られます．特に肩甲骨の内転や後傾が制限されることで，肩甲上腕関節の前方へのストレスが増加します．肩甲胸郭関節の可動域には，胸椎の可動性や胸郭の可動性を向上させることも重要であり，同時に肩甲骨の内外転運動を引き出していきます（図9）．肩甲上腕関節の可動性については，上腕骨頭の前方偏位を引き起こしている肩関節後方の軟部組織のストレッチング（図10）などを行います．

　　腱板は関節の前方・上方・後方を覆う腱性組織として，内旋・外転・外旋作用のほかに4つの筋が協調して収縮し，骨頭を関節窩に引きつける作用があり，脱臼防止には重要な機能があります．腱板のトレーニングは軽い等尺性運動やゴムバンド利用したトレーニングが有効です．

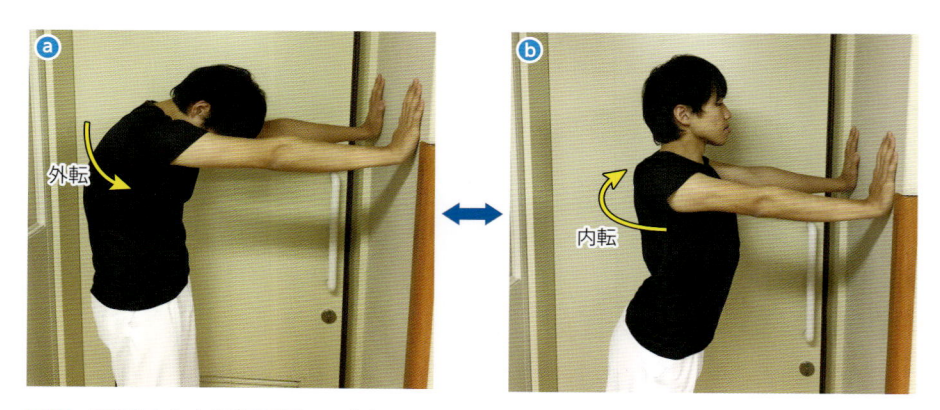

図9　肩甲骨の内外転運動の1例
壁に両上肢をつき，aのように肩甲骨を外転するように腕を突き出したり，bのように伸ばした両腕の間に体幹を沈み込ませるように肩甲骨を内転したりします．

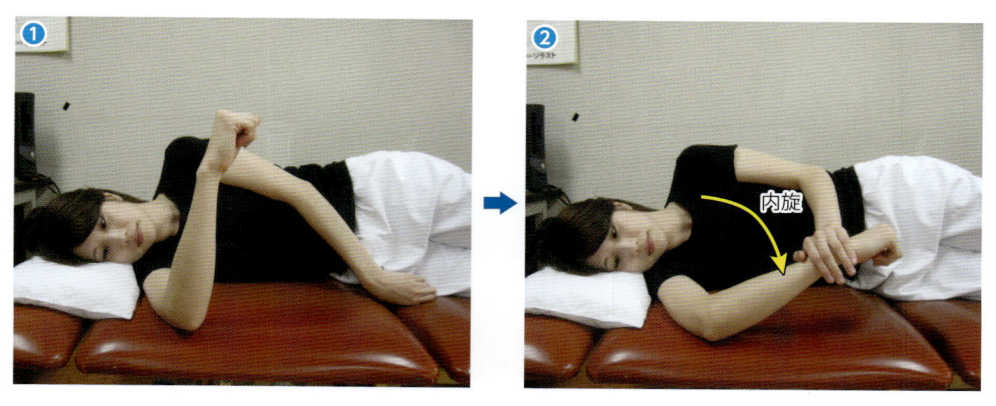

図10　肩関節後方のストレッチングの1例
側臥位となり，肩・肘屈曲位から，体側の手で内旋方向（⇒）にストレッチングを行います．

2) 術後療法 (鏡視下Bankart修復術後) (表1)

術後から固定期間である3週間は修復した前方組織へのストレスを防ぐため，**過度の外転・外旋**は禁忌であり，術中の医師の所見，可動範囲の角度の確認が必要です．また，この時期は術創部の疼痛や過剰な**筋緊張**により，肩甲骨のアライメントなどの姿勢不良を招きやすいため，積極的なアイシングやリラクセーションによる疼痛コントロールも必要です．

表1　鏡視下Bankart修復術後のプロトコール

術後	運動療法	日常生活
～3週	・アイシング ・頸部・肩甲帯スパズムの除去 ・肩甲帯，手指，手，肘関節の他動および自動運動	・良肢位指導 ・ADL指導
3～4週	・肩関節の自動介助運動 ・腱板トレーニング（等尺性）	結帯，結髪動作
4～12週	・腱板トレーニング（抵抗運動） ・肩，肩甲骨周囲の抵抗運動	軽作業は可能
12週～6カ月	肩関節複合運動（抵抗運動）	職業復帰

文献4を参考に作成

　装具が除去となる3週目から徐々に肩関節の関節可動域運動と腱板の等尺性運動を開始します．この時期も修復部への過大なストレスをかけないよう関節可動域運動を行う必要があります．修復した軟部組織が十分な強度が得られるとされる術後3カ月後[1]から最終可動域でのストレッチングや積極的な腱板の抵抗運動を行っていきます．また，外旋可動域の獲得も積極的に行います．

■ 参考文献

1 ）園部利晴，他：反復性肩関節脱臼に対する術後リハビリテーション．「スポーツ外傷・障害に対する術後のリハビリテーション 改訂版」（内山英司，岩噌弘志／監），運動と医学の出版社，2013
2 ）林田賢治，中川滋人：鏡視下Bankart法と後療法．臨床スポーツ医学，27：1325-1330，2010
3 ）Purchase RJ, et al：Hill-sachs "remplissage": an arthroscopic solution for the engaging hill-sachs lesion. Arthroscopy, 24：723-726, 2008
4 ）菅谷啓之，高村 隆：鏡視下手術における肩関節術後理学療法の進めかた．整形・災害外科，48：573-583，2005

3 腱板断裂（腱板損傷）

生田彩奈

Summary

● 腱板断裂とは，棘上筋・棘下筋・肩甲下筋・小円筋からなる腱板構成筋群の上腕骨頭周囲付着部周辺での断裂を指します．

● X線画像では石灰化や骨棘の有無と肩峰−骨頭間距離，MRIでは断裂の有無や脂肪浸潤の程度，エコーでは腱板損傷部位や炎症が判断できます．

● 急性期には愛護的な関節可動域運動，慢性期には温存されている筋の筋力増強が行われます．

1 断裂の原因と症状

1) 原因と症状

　　腱板断裂とは，腱板構成筋群の骨付着部である腱板の断裂であり，1つの腱に限局するものから複数腱に断裂が及ぶものまで大小さまざまです（表1）．断裂の原因として，**急性外傷**，加齢に伴う**腱板の変性**，インピンジメントによる**2次性変化**（肩峰や肩鎖関節の変形性関節症など）が考えられている一方，特に誘因はなく腱板の停止部が骨から剥離することもあり，発症要因は多彩です．

　　腱板断裂は肩の挙上困難と痛みをきたし，特に**夜間に強い痛み**を訴えることが多いとされています．ただし腱板断裂が必ずしも症状を呈するわけではなく，全く無症状のこともあります．

　　腱板停止部は，上腕骨頭と腱板中枢部からの血行供給の境目で血管の吻合部となっており，変性を受けやすく組織の修復がよくないことから，危険な部位という意味の **critical zone** とよばれています．この critical zone に棘上筋が存在するため，腱板断裂は棘上筋腱に最も多く見られ，特に大結節付着部付近が好発部位です．棘下筋腱や肩甲下筋腱の単独損傷は少なく，ほとんどが棘上筋腱断裂に合併します．また小円筋腱断裂は非常に少なく単独損傷はまずないとされています．

2) 分類

　　腱板断裂の形態分類は Cofield の分類により，肩関節腔と肩峰下滑液包との交通のある**完全断裂**と交通のない**不全断裂**に分けられます．さらに DeOrio & Cofield の分類では完全断裂と不完全断裂は表1，2のようにまとめられます．

表1　不全断裂の断裂部位

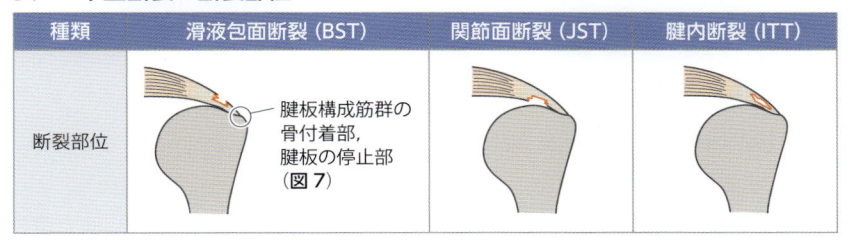

種類	滑液包面断裂（BST）	関節面断裂（JST）	腱内断裂（ITT）
断裂部位	腱板構成筋群の骨付着部，腱板の停止部（**図7**）		

表2　完全断裂

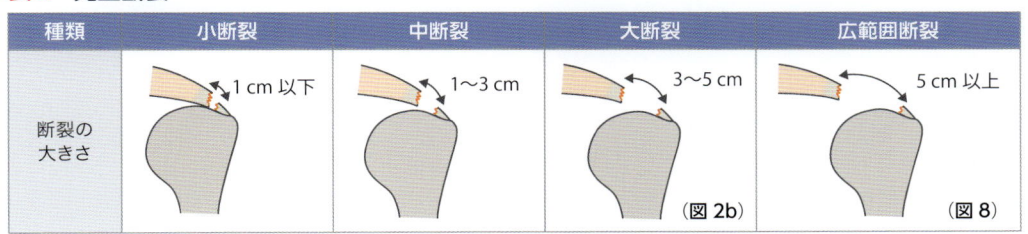

種類	小断裂	中断裂	大断裂	広範囲断裂
断裂の大きさ	1 cm 以下	1〜3 cm	3〜5 cm（**図2b**）	5 cm 以上（**図8**）

2 治療法

治療法には保存療法と手術療法があげられます．

1) 適応

　保存療法の目的は，腱板断裂部の修復ではなく，**疼痛のコントロール**と残存腱板機能や肩甲胸郭関節，体幹，下肢などで**断裂腱板機能を代償**することです．腱板断裂の約7割は保存療法で症状が軽快するとされており，高齢者では肉体労働者やスポーツ愛好家を除けば保存療法を優先します．

　手術療法は，主に**完全断裂**が手術の適応となります．また部分断裂のなかでも，滑液包面断裂では断裂部分が烏口肩峰靭帯と引っ掛かり，断裂部が拡大したり，疼痛が増悪したりすることがあるため，手術の適応となることがあります[2]．

2) 術式とタイミング

　手術療法には直視下修復術と鏡視下修復術があり，現在は低侵襲下に損傷部位の修復を行うことができる**鏡視下修復術**が主流となっています．しかし，いずれの手術療法でも社会生活への復帰に時間がかかります（日常生活で4〜6カ月，作業労働で6〜9カ月）．なお陳旧性腱板断裂例においては，腱の変性や筋萎縮が強いために修復が困難な場合が少なくありません．腱板修復時には腱板断端を元の付着部まで引き出して縫着しますが，陳旧例においては腱板断裂部が内側に引き込まれており，断端を十分に引き出すことができないので，手術の際は医師が術前の腱板断端の評価を行い，治療方針を検討します．

3 画像の見かた

1) X線画像

X線画像では腱板自体が映らないため，腱板断裂の有無を診断することはできませんが，肩峰や上腕骨頭，大結節部の石灰や骨硬化，骨棘の有無などを確認し，腱板断裂を疑うことがあります（図1）．石灰の沈着は，棘上筋腱付着部にあることが多いとされています．また腱板断裂が起こると三角筋の収縮が優位になり，上腕骨頭が肩峰に近づき，**肩峰骨頭間距離**（AHI）が短縮します．**AHIが6 mm以下**では腱板断裂とされており，そのほとんどが大断裂です（図2）．

2) MRI

MRIでは腱板断裂の有無や種類，腱板の脂肪浸潤の程度などを確認します．

肩の正常MRIでは**筋内腱**が筋腹内に**低信号像**として描写されます（図3）．特に矢状断では筋内腱を確認しやすいので，各スライスで筋内腱の連続性が保たれているかを確認します．ただし小円筋は線維方向の関係からMRIでは筋内腱を捉えることができません（図3d）．

> **memo** ▶ **筋内腱**
>
> 筋内に腱を有している構造のことをいい，羽状筋には筋内腱が存在します．腱板筋は4筋とも羽状筋であり，筋内腱の本数は各筋によって異なり，棘上筋は1本（図4），棘下筋は2本（図5），小円筋は1本（図5），肩甲下筋は複数の腱（図6）があります．

脂肪抑制法を併用したT2強調像では，断裂部の液体貯留または肉芽組織を反映して高信号を示します．多くの断裂は棘上筋腱の前縁部に認められます．ほかに肩峰下・三角筋下滑液包の液体貯留がしばしば認められます（図7）．

図8aでは，腱板断裂の大きな症例では断裂した腱が近位側に退縮をきたし，肩峰と上腕骨頭の間に腱板がほとんどみられません．肩甲上腕関節内には液体が貯留し，高信号に写っています．

ⓐ 30代男性（斜位像）

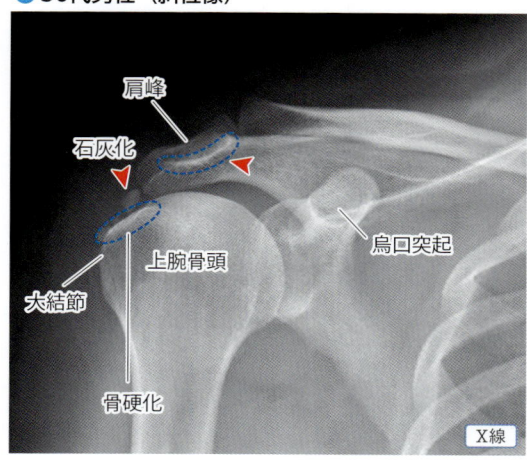

ⓑ 70代男性（前後像）

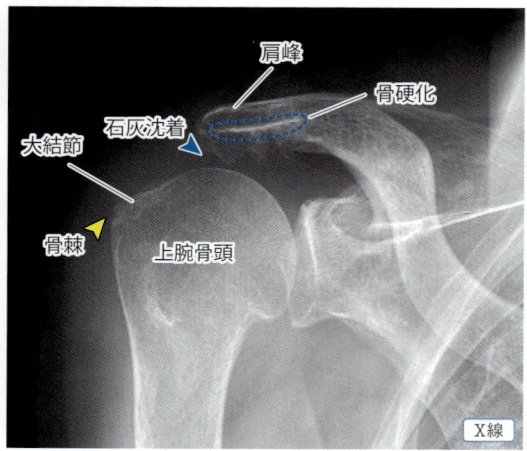

図1　石灰化例

棘上筋腱付着部に石灰化（▶）を生じやすく，またⓑのように肩峰下や大結節部にも石灰沈着（▶）を生じることがあるため，その有無を確認します．

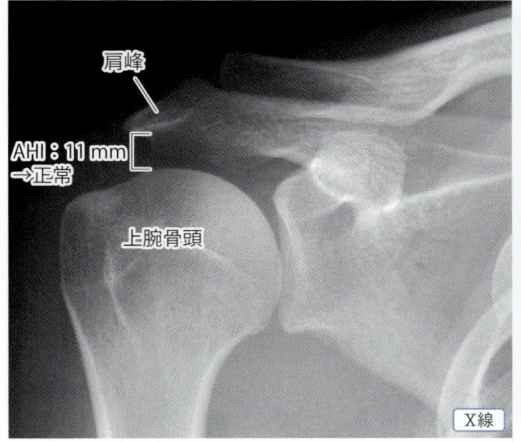

ⓐ 正常例

肩峰

AHI：11 mm
→正常

上腕骨頭

X線

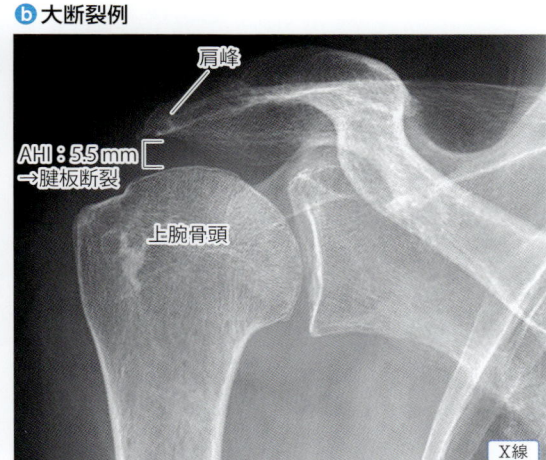

ⓑ 大断裂例

肩峰

AHI：5.5 mm
→腱板断裂

上腕骨頭

X線

図2　正常例と大断裂例の AHI

b） 80代，女性.
正常例の AHI は 11.0 mm ですが，大断裂例では 5.5 mm と狭小が著しいです.

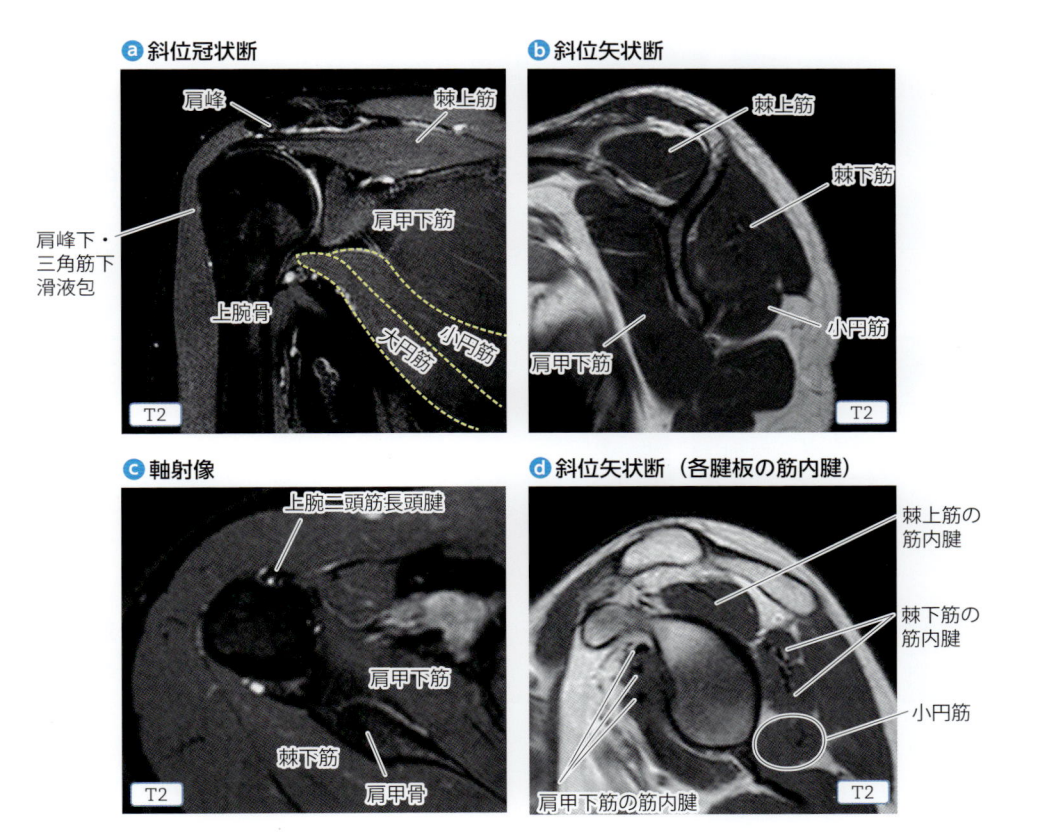

ⓐ 斜位冠状断

肩峰　　棘上筋

肩峰下・
三角筋下
滑液包

肩甲下筋

上腕骨

大円筋　　小円筋

T2

ⓑ 斜位矢状断

棘上筋

棘下筋

小円筋

肩甲下筋

T2

ⓒ 軸射像

上腕二頭筋長頭腱

肩甲下筋

棘下筋

肩甲骨

T2

ⓓ 斜位矢状断（各腱板の筋内腱）

棘上筋の
筋内腱

棘下筋の
筋内腱

小円筋

肩甲下筋の筋内腱

T2

図3　正常腱板の MRI

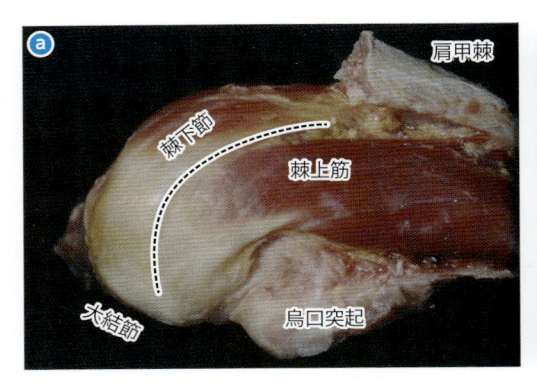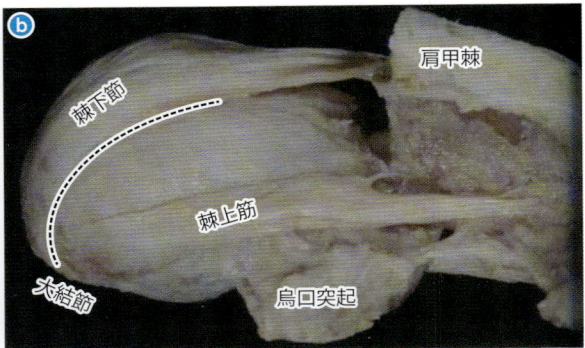

図4　棘上筋−棘下筋の走行と筋内腱

文献3より転載.

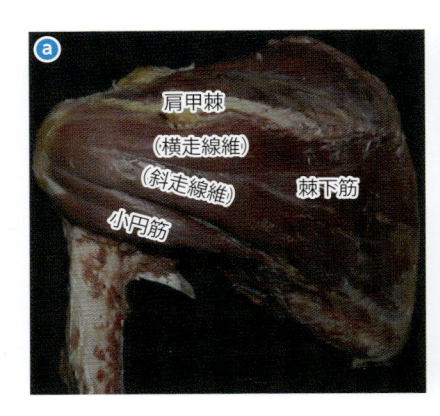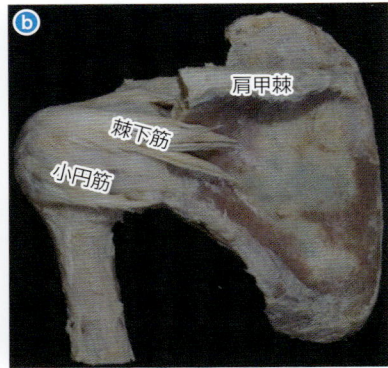

図5　棘下筋−小円筋の走行と筋内腱

文献3より転載.

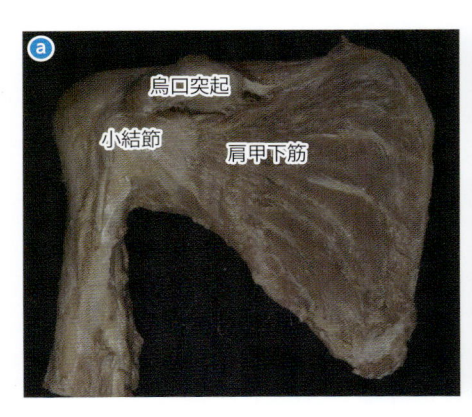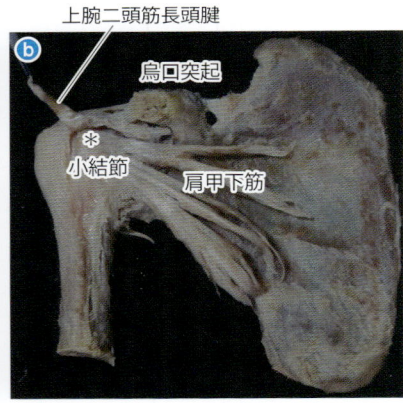

図6　肩甲下筋の走行と筋内腱

文献3より転載.

　　図8bの陳旧性断裂では，棘上筋・棘下筋・肩甲下筋は萎縮と脂肪浸潤が著明で，脂肪浸潤部は高信号に写っています．

　　腱板以外にも，結節間溝内の上腕二頭筋長頭腱の状態を確認する必要があります．上腕二頭筋長頭腱は肩甲下筋腱の最頭側部（舌部）（図6b＊）に上から押さえられています．そのため肩甲下筋の断裂と合併して，上腕二頭筋長頭腱の断裂や上腕二頭筋長頭腱の内側への逸脱がみられることがあります（図9）．

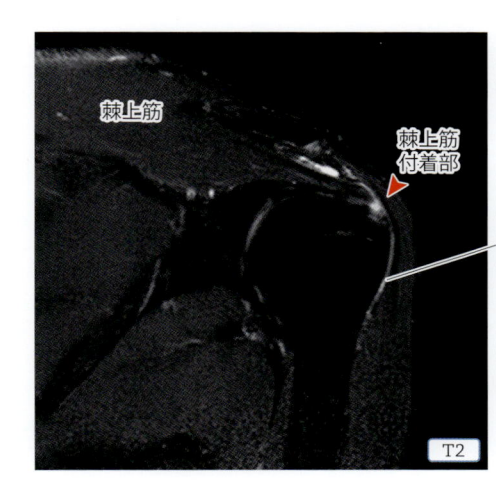

棘上筋

棘上筋
付着部

肩峰下・三角筋下滑液包
（液体貯留による高信号）

T2

図7　腱板断裂例（不全断裂：滑液包面断裂）

60代，男性.
脂肪抑制法などで見ると棘上筋付着部が高信号に写ります.

ⓐ 斜位冠状断

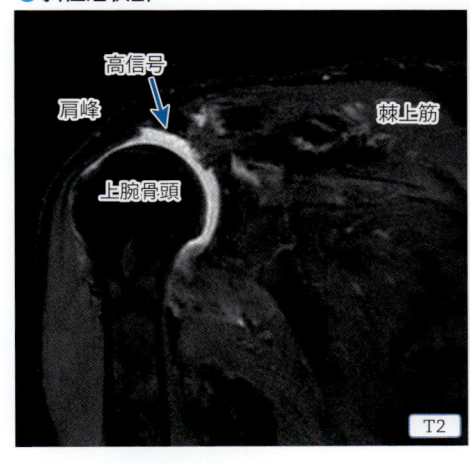

高信号

肩峰

棘上筋

上腕骨頭

T2

ⓑ 斜位矢状断（陳旧性）

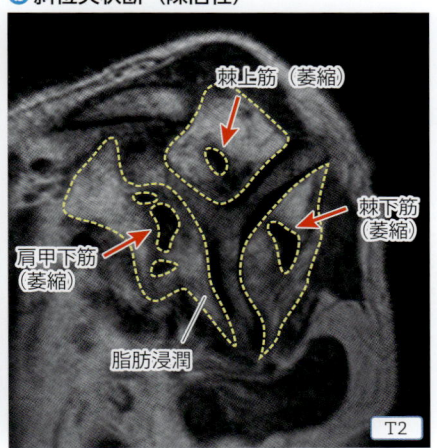

棘上筋（萎縮）

棘下筋
（萎縮）

肩甲下筋
（萎縮）

脂肪浸潤

T2

図8　腱板広範囲断裂例

60代，男性.　棘上筋・棘下筋・肩甲下筋の断裂例.
a）肩甲上腕関節内が全体的に高信号（➡）に写ります.
b）棘上筋・棘下筋・肩甲下筋の萎縮が，図3と比較するとよく確認できます.　また筋内腱周囲は脂肪浸潤
　　が著明です.

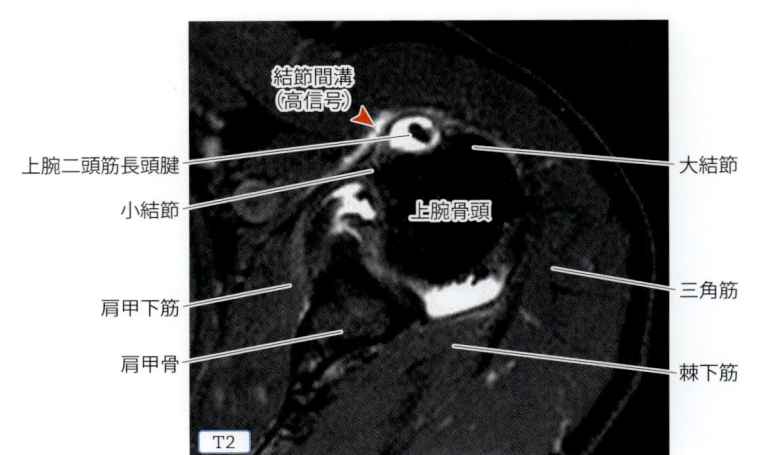

結節間溝
（高信号）

上腕二頭筋長頭腱

小結節

肩甲下筋

肩甲骨

大結節

上腕骨頭

三角筋

棘下筋

T2

図9　上腕二頭筋長頭腱炎例

80代，男性.
断裂例では上腕二頭筋長頭腱が扁平化し，
上腕二頭筋長頭腱周囲に水腫を認め，結節
間溝が高信号に写ります.

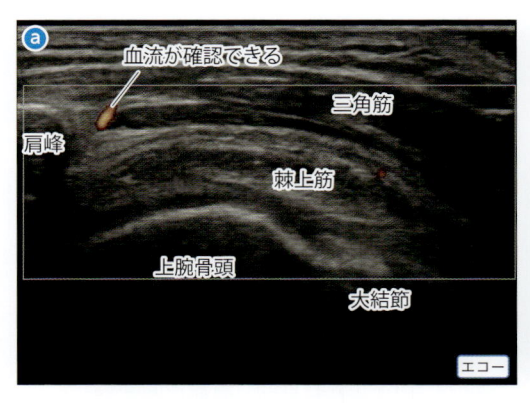 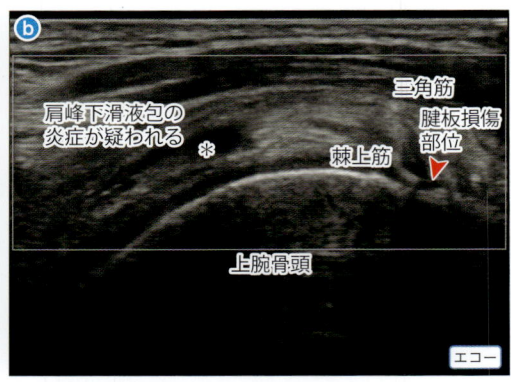

図10　挙上時に肩峰下に疼痛を訴え，Painful arc sign が陽性であった症例

60代，男性.
a) 三角筋と棘上筋の境界付近にドプラモードで血流の存在が確認できます.
b) aより腱板付着部付近の画像. 棘上筋と三角筋の境界に広い低エコー像（＊）が存在し，肩峰下滑液包の炎症が疑われ
　ます. 棘上筋の大結節付着部にも不整像（►）を認め，これは棘上筋の関節面断裂の可能性を示し，肩峰下でのインピ
　ンジメントが生じるおそれがあると考えられます.

3) エコー

　　近年では，簡便で患者への負担が少ないエコー検査も普及しています. 腱板の損傷部位だけ
ではなく，炎症部位も可視化することができます（図10）.

4　画像情報からリスクを考える

　　図9のように，腱板の機能不全により上腕二頭筋長
頭腱炎を合併する場合があります.

　　腱板の機能不全がある場合，上腕二頭筋が過剰に
収縮し，長頭腱に炎症が生じるリスクがあります. こ
のような場合，腱板の機能不全の改善を図りながら，
上腕二頭筋長頭腱に過剰な負荷がかからないようにす
る必要があります（図11）.

　　腱板や上腕二頭筋長頭腱にかかる負担をできるだ
けなくし，断裂範囲の拡大や，腱板の完全断裂への進
行を防ぐことが重要です.

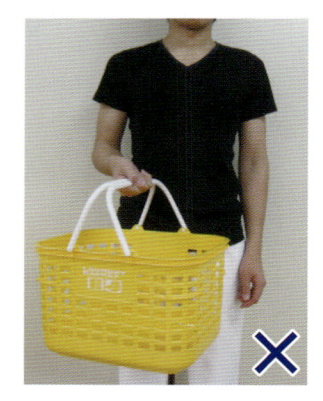

**図11　上腕二頭筋長頭腱に負担を
　　　かける動作（例）**

肘屈筋を過剰に使ったり，物を持つときは肘
屈曲位にし続けたりしないように注意します.

腱板の解剖学的な機能は，以下の3つです[3].

①非常に浅く小さな肩甲骨関節窩の臼蓋を関節唇や関節包，関節上腕靱帯（静的安定化機構）とともに補強・支持する

②腱板がforce coupleを形成し，上腕骨頭を肩甲骨関節窩に引き付け，上腕骨頭の安定化を図る（動的安定化機構）（図12）

③内外旋の動作筋として機能を有する

以上を考慮し，リハビリを行っていく必要があります.

> **memo** force couple（図12）
>
> 大きさが等しく，方向が互いに逆向きな2つの力の組のこと.
> 肩関節の場合，前方の肩甲下筋と後方の棘下筋・小円筋が拮抗筋として働くことで，force coupleの作用が働き，骨頭が安定する. 肩甲下筋は内旋運動，棘下筋・小円筋は外旋運動に寄与し，これらのforce coupleにより，支点形成力が発揮されます.

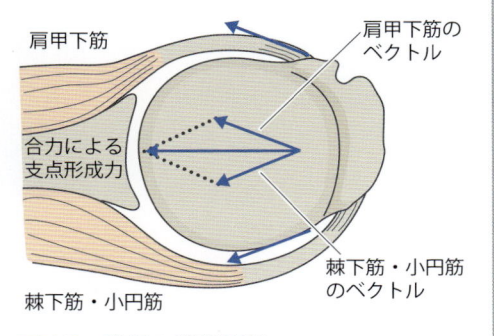

肩甲下筋　肩甲下筋のベクトル　合力による支点形成力　棘下筋・小円筋　棘下筋・小円筋のベクトル

図12　腱板の機能解剖
文献4より転載.

1) 保存療法

① 疼痛コントロール

断裂した腱板が炎症を起こし，筋緊張が亢進することで生じる疼痛をコントロールすることが重要となります. そのために医師は内服薬や注射などで疼痛をコントロールし，リハビリではスパズムの除去を目的としたマッサージや関節モビライゼーションなどのリラクセーション，ポジショニング（図13），ADL指導を行います.

腱板損傷では腱板を収縮させることで疼痛を伴うことがあります. そのため腕を上げるときにも痛みが生じることはもちろん，腕を下げるときにも腱板は遠心性の収縮をするので疼痛が発生する可能性があります. これをふまえて，ADLのほかに，治療中に誤って遠心性の収縮を起こし，腱板の防御収縮を起こさないよう注意する必要があります. 治療中は患者の腕の重みをとったり，腕を押し合わせたりすることで相反抑制を利用し，棘上筋への負担を減らすなどの工夫をします（図14）.

図1aのような石灰化例は，発症2週間の急性期では激しい痛みのため肩関節が動かせない時期であり，この時期は石灰物質が腱板内から肩峰下滑液包内に漏出して，急性炎症が引き起こされています. 急性期は除痛が重要なので，局所安静が必要ですが，ただ安静にするだけでは拘縮を惹起しやすいので，愛護的な関節可動域運動を開始します.

さらに慢性期になると石灰沈着により腱板が膨隆して肩峰下インピンジメントが生じやすく

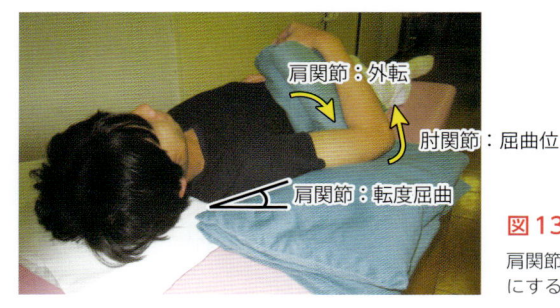

図13 肩関節のポジショニング

肩関節は軽度屈曲・外転位，肘関節は屈曲位
にすることで安楽肢位を獲得できます．

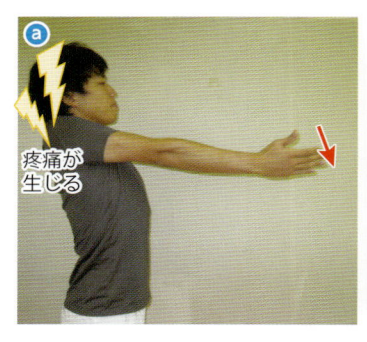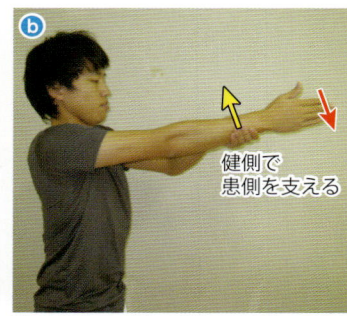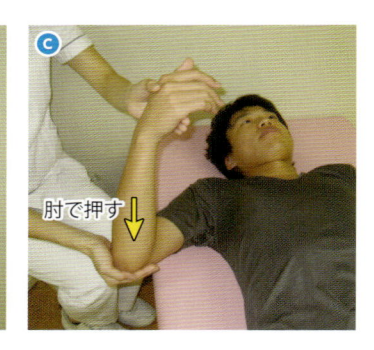

図14 遠心性収縮の回避

a，b）腕を下ろす際には健側で患側を支え，両手で押し合うようにすれば患側の腱板の遠心性収縮時の疼痛は軽減します．
c）他動的に腕を下ろす際も患者はつい腱板筋に力を入れてしまいがちです．そこでa，bと同様，治療中も「私の手を肘で押
してきてください」と声を掛ければ腱板の収縮痛を避けることができます．

なるので，リハビリでは石灰沈着部位とその大きさをX線画像で確認し，肩峰下でのインピン
ジを生じさせない必要があります．

② 機能回復

炎症が落ち着けば腱板機能を高める治療を行います．

断裂した腱板でも，断裂していない筋線維を強化すれば腱板機能を高めることが期待できま
す．前述したように腱板はforce coupleとしての機能を有しているため，断裂していない腱板
の機能も併せてみていく必要があります．さらに腱板筋以外にも肩甲胸郭関節や体幹・下肢な
どの機能改善も必要となります．

2) 手術療法

① 術前

図2b，8のような大断裂や広範囲断裂例では手術適応となりますが，手術までの期間は可能
な限り拘縮予防を行います．また温存されている腱板筋の筋力をできるだけ増強させておくこ
とが重要になります．筋肉の収縮と弛緩を繰り返すことで上腕骨頭の滑走性を引き出し，筋力
増強だけではなく，肩甲上腕関節の拘縮予防にもつながります．

② 術後

基本的には術後翌日からリハビリを開始します．術後リハビリでは，修復腱板の治癒過程に
応じた段階的な理学療法プログラムが必要となります（表3）．

表3 術後プロトコルの例

期間	術後	リハビリ	目的	腱の修復状態
固定期	〜3週	・アイシング ・装具指導（図15）・ポジショニング固定（図13），良肢位指導 ・頸部，肩甲帯スパズム除去 ・手指，手，肘のエクササイズ ・Jointplay確保	・炎症コントロール ・疼痛コントロール ・周辺組織の癒着予防 ・浮腫の改善	・著しい線維化 　細胞の増殖 ・抗張力の強化
装具除去期	4週	・自動介助運動での関節可動域運動 ・腱板機能訓練（等尺性）	可動域拡大	
	5〜6週	・抵抗運動，伸張運動		癒合ほぼ完成
機能訓練期	7〜8週	・腱板機能訓練（抵抗運動） ・肩甲骨周囲筋抵抗運動	筋力トレーニング	6週以降 ・瘢痕組織改変 ・腱板再形成
アスレティックリハビリ期	9週以降	・肩関節複合運動（強い抵抗運動） ・協調運動 ・スポーツ復帰に向けたリハビリ	競技復帰	

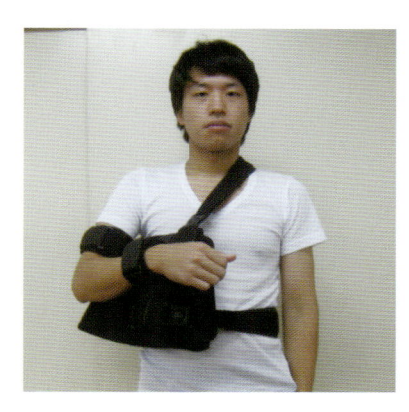

図15　下垂位外転装具
装具は個人差はありますが3〜4週での除去を目標とします.
装具：Shoulder FIX（株式会社シラック・ジャパン）

　以上のことをふまえると術後3週間は修復腱板に負担をかけてはいけないこととなり，腱板の収縮を伴わない他動での挙上は可能ですが，**腱板の収縮を伴う自動運動は原則禁忌**となります．なお断裂サイズが大きくなればなるほど修復するために時間がかかり，装具固定期間も長くなります．

　症例に応じた微妙な手術方法の違いによってもリハビリプログラムが異なるので，術者と密に連携をとりながらリハビリを進めていくことが重要です．

> **memo: 装具の必要性**
> 手術では退縮した腱板を元付着部まで引き出して修復し，縫合部に少なからず緊張が加わるため，肩関節を外転し縫合部の緊張緩和を図ります．また縫合部の治癒促進，再断裂予防を目的に行います．
>
> **術後の再断裂**
> 再断裂は術後3カ月以内に起こる報告が多く，高齢であることや大断裂例，脂肪浸潤が多いことが再断裂のリスクとしてあげられます．

■ 参考文献

1）望月智之，秋田恵一：肩関節鏡手術のための局所解剖．「スキル関節鏡下手術アトラス 肩関節鏡下手術」（米田 稔／編），pp10-15，文光堂，2010

2）佐志隆士，他：臨床．「肩関節のMRI：読影ポイントのすべて 改訂第2版」（佐志隆士，他／編），pp71-77，メジカルビュー社，2011

3）二村昭元，他：肩関節の解剖とMRI．「肩関節のMRI：読影ポイントのすべて 改訂第2版」（佐志隆士，他／編），pp28-32，メジカルビュー社，2011

4）赤羽根良和：肩甲上腕関節における安定化機構．「肩関節拘縮の評価と運動療法」（林 典雄／監，赤羽根良和／著），pp27-30，運動と医学の出版社，2013

5）菅谷啓之，高村 隆：鏡視下手術における肩関節術後理学療法の進めかた：整形外科と災害外科，48：573-557，2005

6）三幡輝久：修復が望ましくない陳旧性腱板断裂とは‐retractionと脂肪浸潤の所見から‐．関節外科，31：802-806，2012

第 6 章

関節リウマチの見かた

　この章では，関節リウマチについて学びます．関節リウマチの画像は，病期の進行に伴う関節の変化を捉えることが重要となります．そのため，骨萎縮や関節裂隙の状態，変形および亜脱臼の有無を評価することが必要です．また，病期が進行すると神経の圧迫なども認めることからX線画像による関節の評価だけではなく，MRIなどで神経の圧迫所見を確認しなければなりません．

　リハビリを行うにあたっては，関節の変形に合わせて動かすことが重要となるため関節裂隙の状態や変形の程度を把握し，リスク管理や関節機能の維持，改善に生かしましょう．

〈都留貴志〉

1 関節リウマチの画像所見と運動療法の関係

都留貴志

Summary

- 本稿では，関節リウマチについて，病期の進行に伴う関節変化と対応する運動療法を中心に説明していきます．
- 関節リウマチの特徴的な画像所見として関節裂隙の狭小化や亜脱臼などがあります．病期が進行するほど関節の破壊は強くなり，MRIなどで神経の圧迫所見が見られるようになります．
- 一般的に，関節リウマチは，進行・増悪していくことが多い全身性疾患であることを理解し，そのリハビリは維持あるいは予防的な視点が重要となります．
- 特に，ADLの改善を積極的に考えることが，よりよい治療のためには不可欠となります．

1 関節リウマチとは

1) 原因と経過

　　関節リウマチはいまだ原因は不確定のままですが，**自己免疫疾患**の1つと考えられています．
　　正常な滑膜細胞を異常な免疫細胞が異物として誤認し攻撃することで，関節を破壊していきます．病期の進行に伴い関節の変化は進みます（**図1**）．初期では骨萎縮が見られ（**第6章-2**），徐々に関節が破壊されると**関節炎**による痛みの増悪と可動性の低下を認めます．さらに，病期が進行し，骨や関節が高度に破壊されると骨同士がくっついたような**強直**（**第6章-4**），あるいは骨や関節が離れた状態になった**ムチランス変形**といった関節変化を呈します（**第6章-5**）．
　　そのため，関節可動域運動や筋力トレーニング，ADL指導の際には，健常な関節のように動かすのではなく，**関節変形に合わせて動かすことが重要**となります．また，関節の変形は1カ所でも生じると運動制限が生じ，その代償からADLが障害されます（**第6章-3**）．他関節にも負担が増加してしまうため，早期からの予防が重要となります．
　　関節の状態を把握するためにも運動機能だけでなく，**X線を中心とした画像での評価**が必要となります．

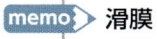　**滑膜**
滑膜は，関節を包む関節包の内側を覆い，そのなかにある滑膜細胞が関節液を産生し，関節を円滑に動くようにしています．滑膜には，知覚神経が豊富に分布しており，滑膜炎が関節痛の原因となります．

滑膜切除術
関節リウマチによる炎症の場は滑膜であり，滑膜炎から軟骨や骨へと影響が及んでいきます．その滑膜を外科的に取り除くのが滑膜切除術です．手術は初期から中等度の関節障害に対して関節鏡を用いて行われます．

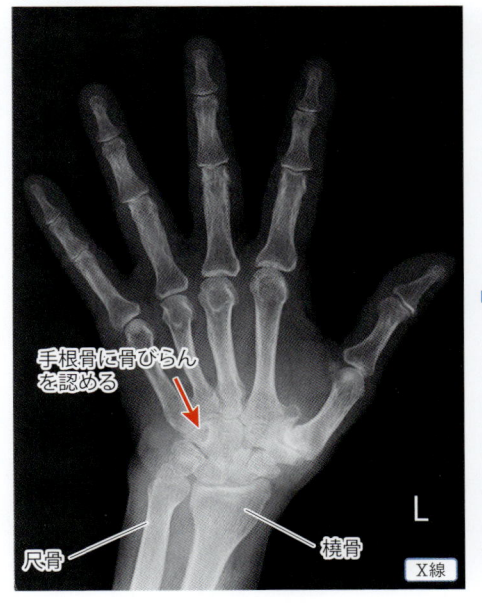

❶ 初期の状態

手根骨に骨びらんを認める

尺骨　橈骨

L

X線

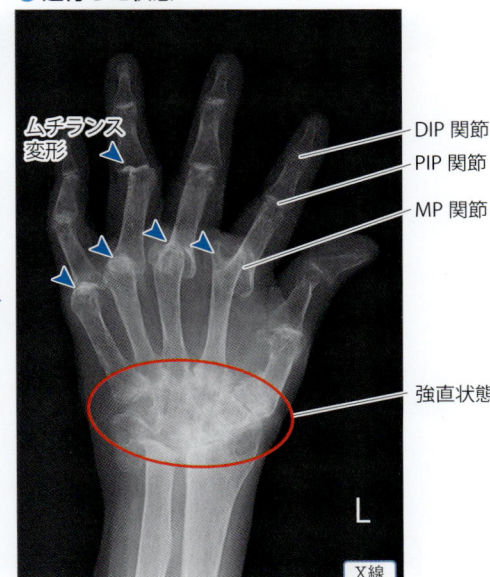

❷ 進行した状態

ムチランス変形

DIP 関節
PIP 関節
MP 関節

強直状態の手根骨

L

X線

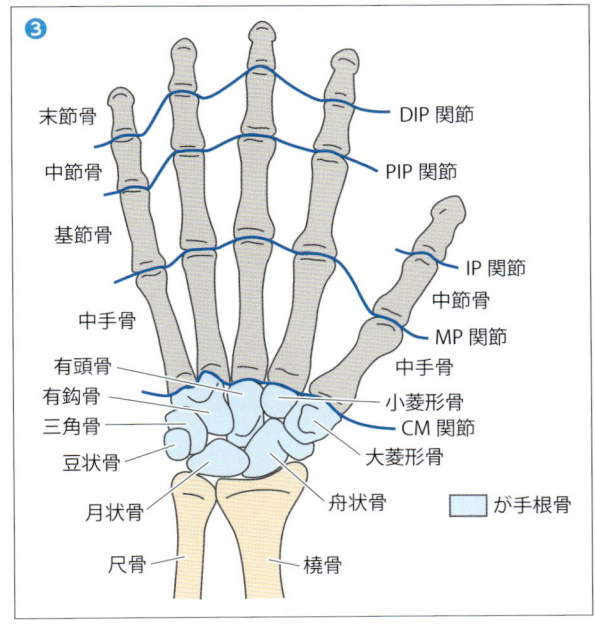

❸

末節骨　　　　　　　　　DIP 関節
中節骨　　　　　　　　　PIP 関節
基節骨
　　　　　　　　　　　　IP 関節
中手骨　　　　　　　　　中節骨
有頭骨　　　　　　　　　MP 関節
有鉤骨　　　　　　　　　中手骨
三角骨　　　　　　　　　小菱形骨
豆状骨　　　　　　　　　CM 関節
月状骨　　　　　　　　　大菱形骨
　　　　　　　　　　　　舟状骨
尺骨　　橈骨　　　　　　　が手根骨

図1　リウマチの関節（手部）

1) 初期の状態では，➡で示した手根骨に黒い虫食いのような陰影を認め，初期症状である骨びらんが見られます．
2) 進行した状態では，◯で囲んだ部位では手根骨の強直がみられ，▶で示した部位ではMP関節やPIP関節において関節の亜脱臼（ムチランス変形）が見られます．ともに関節リウマチの末期症状です．

2) 症状

　　関節リウマチの主な症状は，**朝のこわばりと関節痛，腫脹**です．さらに，関節症状以外にも，発熱や体重減少，食欲不振，肘や後頭部・膝関節に生じるリウマトイド結節，肺線維症や肋膜炎などの肺疾患，涙や唾液が少なくなるシェーグレン症候群，眼の強膜に炎症を生じた上強膜炎，貧血，骨粗鬆症などの随伴症状を呈する全身性炎症性疾患です．

表1　関節リウマチの治療

治療	薬物療法	リハビリ	外科的治療
目的	炎症・痛みを抑え運動を行いやすくする	関節機能や日常生活動作の能力低下予防	疼痛の軽減・関節可動域や支持性の改善
内容	・NSAIDs ・ステロイド ・抗リウマチ薬 ・免疫制御薬 ・生物学的製剤	・疼痛の軽減 ・関節可動域，筋力，日常生活動作，運動耐容能の維持・改善 ・関節変形の予防	・滑膜切除術 ・人工関節置換術 ・関節形成術 ・関節固定術

外科的治療は，薬物療法・リハビリで症状寛解が得られない場合や関節破壊が進行してしまったときに行われます．

関節炎の特徴として，滑膜炎より発症し，初発関節は手関節や手指のPIP・MP関節から生じる傾向があります．進行に伴い，大関節にも関節破壊が生じ，ADLが著しく障害されます．また，罹患関節は**左右対称性**に生じるのも特徴的です．

> 関節炎は，手関節や近位指節間関節から左右対称性に生じますが，DIP関節にはあまりみられません．逆に，DIP関節だけに関節痛や腫脹がある場合は，ほとんどが変形性関節症（ヘバーデン結節）です．

3) 治療法

関節リウマチの治療は，**薬物治療，リハビリ，外科的治療**の3つの柱からなります（**表1**）．

2　リハビリテーションの基本原則

早期からの介入が機能予後を改善するといわれています．全身に多発性に関節の炎症を生じる疾患であるため，炎症所見を血液検査やX線画像でみるとともにその経過を把握しておきます．また，関節周囲の形状を細かく観察し，障害の程度に合わせて，関節可動域運動，筋力トレーニング，ADL指導などにどうつなげていくかを考えましょう．

1) 関節リウマチの経過からどう考える？

関節リウマチは慢性進行性疾患ですが，臨床上その経過は大きく3つに大別できます（**図2**）．

①単周期型（症状が軽度で，ほとんど悪化しないもの）
②多周期型（増悪と寛解を繰り返し，徐々に進行していくもの）
③進行増悪型（急速に進行していくもの）

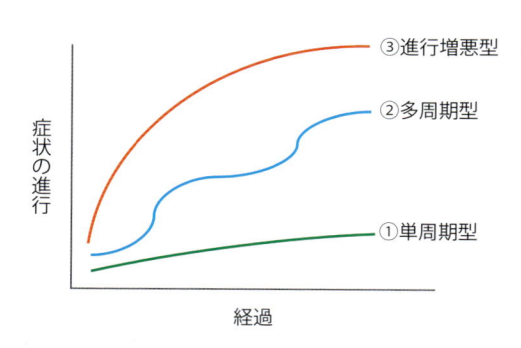

図2　リウマチの経過

進行増悪型は初期の段階（1〜2年）から急速に増悪していくため、各型の判断は比較的容易です。リハビリプログラムを組むうえでも、病期進行に合わせて対応していく必要があります。そこで重要なのが関節破壊の程度の評価です。

一般的に、関節破壊についてはスタインブロッカー分類がよく用いられていますが、病態の変化をステージごとの関節破壊度で区分して、それに対応するリハビリを実施することが重要となります（表2）。また、機能障害や日常生活に焦点を当てて分類した関節リウマチの機能分類のための改定基準[1]（表3）も同時に評価することで、より状態が把握しやすくなります。

2) 機能評価や運動療法はどう考える？

関節リウマチでは、関節痛を伴うため他動運動には注意が必要です。罹患関節の遠位を把持するように動かしてしまうと肢の重量が関節にかかってしまい関節痛を生じやすくなってしまいます。そのため、四肢の場合、できるだけ肢全体を把持し、肢の重量を支えながら、罹患関節に負荷がかからないようにすることが重要です（図3b）。

また、関節リウマチでは、骨萎縮や関節破壊が進行している場合もあり、一般的な機能評価や運動療法を行うと、脆弱な骨や関節を損傷させてしまう危険があります。特に従手筋力検査や筋力トレーニングは、罹患関節に対して遠位に抵抗をかけるため、抵抗による関節へのスト

表2　リウマチの経過と対応するリハビリプログラム

スタインブロッカー分類	病態	関節可動域運動	筋力強化・維持トレーニング	装具・スプリント	ADL指導・環境整備など
ステージI X線上骨破壊なし。骨萎縮はあってもよい。	滑膜の炎症がはじまり、手指や手関節の疼痛・熱感が生じる。朝起きて30分以内にこわばりも生じる。	□ ストレッチや自動運動 □ リウマチ体操	□ 等張性収縮運動 □ 荷重下での運動（CKCトレーニング）	-	□ 疼痛が強い場合は安静や場を促す
ステージII X線上骨萎縮がある。軽度の軟骨下骨の破壊はあってもなくてもよい。	骨や軟骨の破壊が生じる。疼痛による筋力出力低下が生じやすい。	□ 自動または他動的関節可動域運動（関節炎の症状が強い場合）	□ 等張性収縮運動（痛みが少ない場合） □ 等尺性収縮運動（痛みが強い場合）	□ 保温・ストレス軽減のためのサポーターなど	□ 生活動作指導
ステージIII X線上軟骨や骨破壊像がある。線維性強直や骨性強直はみられない。	骨破壊が生じる。靭帯の弛緩や関節包の拘縮から、関節不安定性や変形・拘縮が生じる。	□ 自動運動 □ 関節の安静	□ 等尺性収縮運動 □ 非荷重位での運動（OKCトレーニング）	□ 変形予防のためのスプリントや関節不安定性に対する固定装具	□ 自助具の検討
ステージIV X線上線維性強直、骨性強直がある。	関節軟骨は消失し、関節の骨性または線維性に強直を示す。	□ 他動的関節運動 □ 愛護的なストレッチ	適応なし	□ 関節保護目的の装具	□ 自助具の再検討 □ 住環境整備

表3　関節リウマチの機能分類のための改定基準[1]（米国リウマチ学会）

クラス1	日常生活活動作を完全にこなせる（日常の身の回りの世話、職場、職業、趣味、スポーツなどの活動性。
クラス2	日常の自分の身の回りの世話および職場での機能性は果たせるが、趣味・スポーツなどの活動性は限定される。
クラス3	日常の自分の身の回りの世話はできるが、職場での機能性および趣味・スポーツなどの活動性は限定される。
クラス4	日常の自分の身の回りの世話、職場での機能性、趣味・スポーツなどの活動性が限定される。

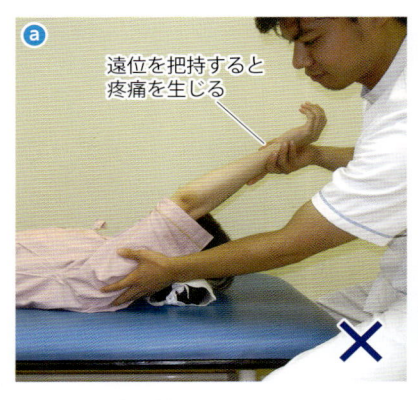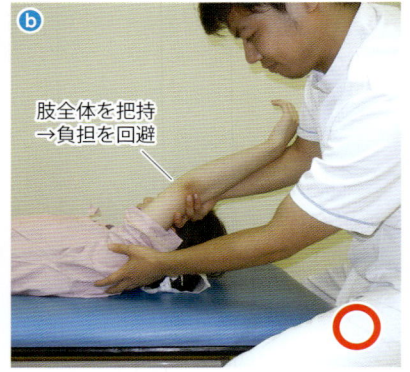

図3　四肢の持ちかた

肩関節を動かす際には，aのように関節の遠位を把持して動かすと罹患関節に上肢の重量がかかってしまい痛みが生じやすいです．そのため，bのように前腕から上腕骨を大きく抱え込むようにして把持して，上肢の重量を支えながら動かすことで罹患関節への負担を回避できます．

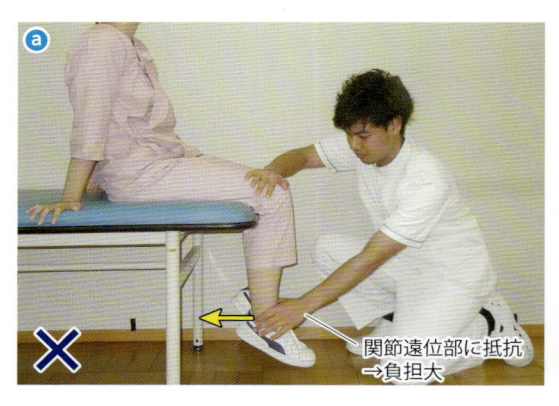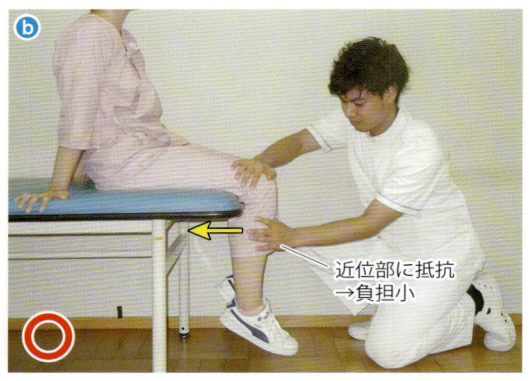

図4　抵抗のかけかた

aのように遠位へ抵抗をかけてしまうとモーメントアームが大きくなり，膝関節への負担が大きくなります．したがって，bのように脛骨近位部へ抵抗をかけることで負担を軽減できます．

レスや，それに伴う関節痛を生じることが容易に推察されます．そのため，徒手筋力検査では**抑止テスト**を主として行いますが，検査者が固定している関節を動かそうとするのではなく，被験者が最大限に動かそうとする運動を抑止する抵抗量で筋力を判断するようにしましょう．また，抵抗の位置も関節遠位部ではなく（図4a），近位部にかけることでモーメントアームが小さくなり，関節へかかる負担も軽減できます（図4b）．

3) ADL 指導はどう考える？

　　日常生活における活動のうち関節破壊や変形を助長するような動作を評価し，それを回避する手段について考え，指導するようにします．特に，小関節に対する負荷は関節破壊を助長しやすい（図5a）ので，できる限り大関節で力を受けるように工夫することが大切です（図5b）．ときには自助具を用いることや，環境整備などをして関節を保護するように努めます（図6）．

ⓐ 小関節での把持

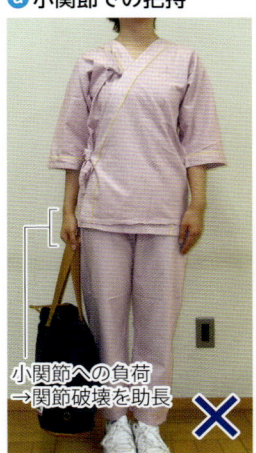

小関節への負荷
→関節破壊を助長

ⓑ 大関節での把持

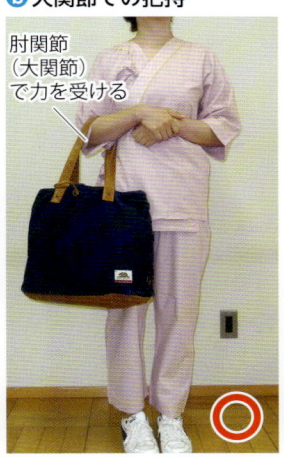

肘関節
（大関節）
で力を受ける

図5　荷物の持ちかた

aでは荷物を手で持つことで小関節である手指や手関節にかかる負担が大きくなるため，変形や関節破壊を助長してしまうおそれがあります．一方，bでは大関節である肘関節で荷物を持つことで関節にかかる負担は軽減できます．

ⓐ スプーンの把持

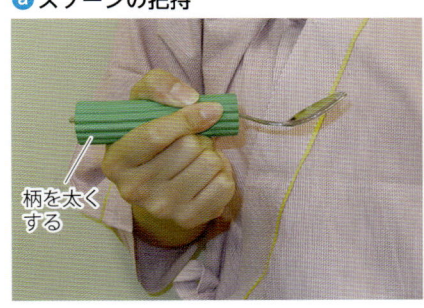

柄を太く
する

ⓑ 瓶のふたの開閉

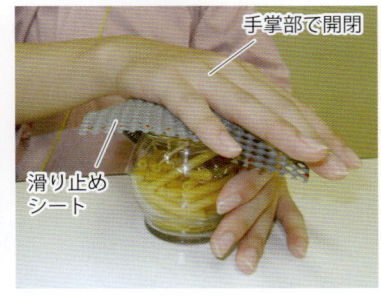

手掌部で開閉

滑り止め
シート

図6　自助具

スプーンを把持する際，aのように柄を太くすることで手指の可動域が少なくても把持しやすくなり，手指への負担を軽減できます．瓶のふたの開閉時には手指や手関節に負担がかからないようにbのように市販の滑り止めシートを使用し，手掌部で開閉するようにします．

■ 参考文献

1）Hochberg MC, et al：The American College of Rheumatology 1991 revised criteria for the classification of global functional status in rheumatoid arthritis. Arthritis Rheum, 35：498-502, 1992

2　骨萎縮

都留貴志

Summary

● 本稿では，関節リウマチの随伴症状である骨萎縮について説明します．

● 骨萎縮とは関節リウマチの初期症状で続発性骨粗鬆症の原因となります．Ｘ線画像では骨皮質の虫食いのような不連続像がみられるのが特徴です．

● 骨萎縮に対するリハビリの目標は早期からの廃用予防であり，薬物療法との併用が重要な鍵を握っています．

1　骨萎縮の原因と評価方法

　　関節リウマチは随伴症状である骨萎縮を伴うことから，病期進行によって**続発性骨粗鬆症**の原因にもなります．骨組織は生涯，**形成と吸収**を繰り返して新陳代謝をし，骨の**リモデリング（再構築）**をしています．骨萎縮とは，その骨形成より骨吸収の方が多い状態をいいます．

　　また，関節リウマチが続発性骨粗鬆症を引き起こす原因としては，**図1**のようなものがあげられます．骨萎縮の程度の評価には，一般的に**骨代謝マーカー**（NTx，TRACP–5b）や**骨密度**の測定が用いられています．骨代謝マーカーが高い場合は，骨密度がそれほど低くなくても，今後の骨密度の低下や骨折発生の危険性が高いことが示唆されるため，注意が必要です．

> **memo▶　骨粗鬆症の種類**
> **①原発性骨粗鬆症**
> 主に加齢や閉経にともなって引き起こされるタイプで，女性に多く，骨粗鬆症のほとんどがこのタイプです．

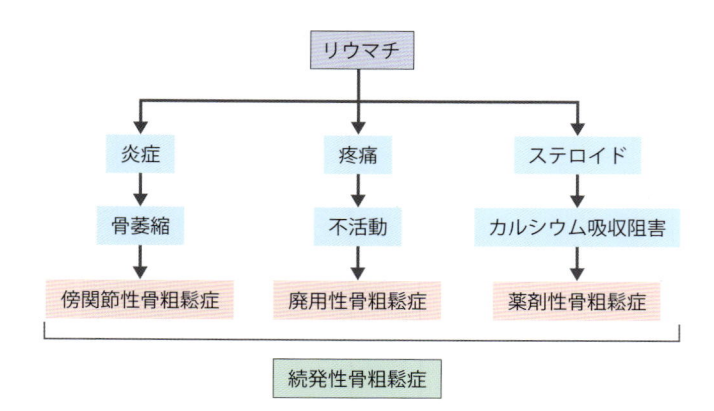

図1　続発性骨粗鬆症の原因

②続発性骨粗鬆症

病気や薬の影響で2次的に起こるタイプで，リウマチの随伴症状である骨萎縮の進行により生じます．

2 薬物療法

　関節リウマチに続発する骨萎縮および病期進行に伴う骨粗鬆症の治療として，薬物療法が選択されます．骨代謝改善を目的に**骨吸収抑制剤**（ビスホスホネート製剤，SERM製剤）や**骨形成促進剤**（PTH製剤）が用いられます．

　また，骨萎縮の予防には早期診断・早期治療が必要で，できる限り早くから適切な薬物治療や疼痛の軽減を図りながらの運動療法を実施・継続していくことが重要となります．

3 骨萎縮の画像所見

1）X線画像

　関節リウマチの初期症状である**骨萎縮**ではX線画像で骨の輪郭が不明瞭で部分的に黒っぽく見えます（**図2**）．このような骨は，骨が弱くなって骨折しやすくなり，転倒や打撲といった外傷でなくとも，ADLの中で脊椎や骨盤を骨折（疲労骨折）することさえあります．病期が進行すると関節周囲の骨が欠け黒い虫食いのように見える**骨びらん**が見られるようになります（**図3**）．

　また，徐々に進行していくと関節軟骨が破壊され，薄くなることで関節裂隙の狭小化が進みます（**図4**）．さらに進行していくと一部の関節裂隙は消失し，骨と骨がくっついてしまったように見えます．この状態を**骨性強直**とよび，関節の可動性は著しく失われ，ADLに影響を与えます（**第6章-4**）．

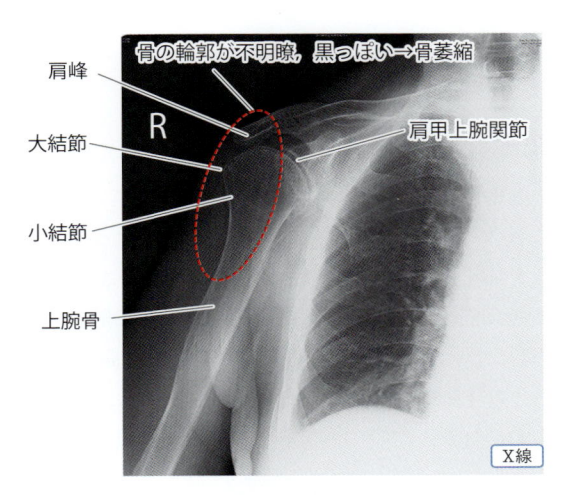

図2　萎縮した上腕骨

◌部が骨萎縮を生じており，黒っぽく見えます．

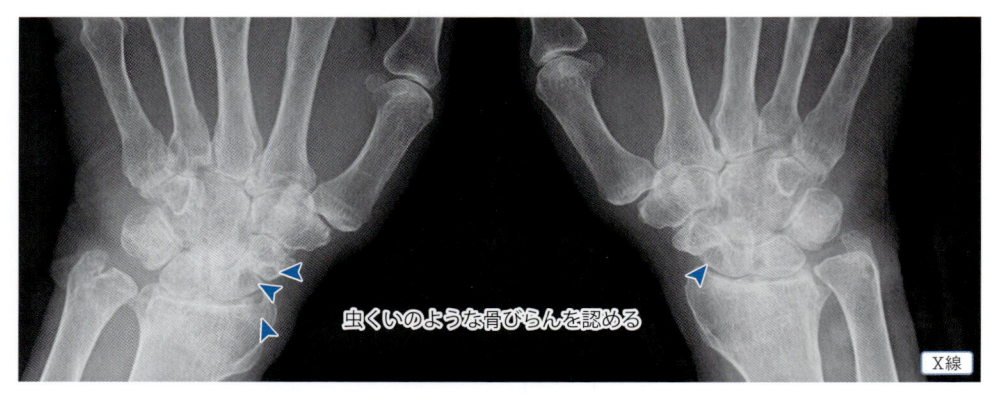

図3　骨びらん（手関節）

早期の関節リウマチ（スタインブロッカー分類のステージⅢ）.
手根骨（舟状骨）に，黒い虫食いのように見える骨びらん（▶）を認めます.

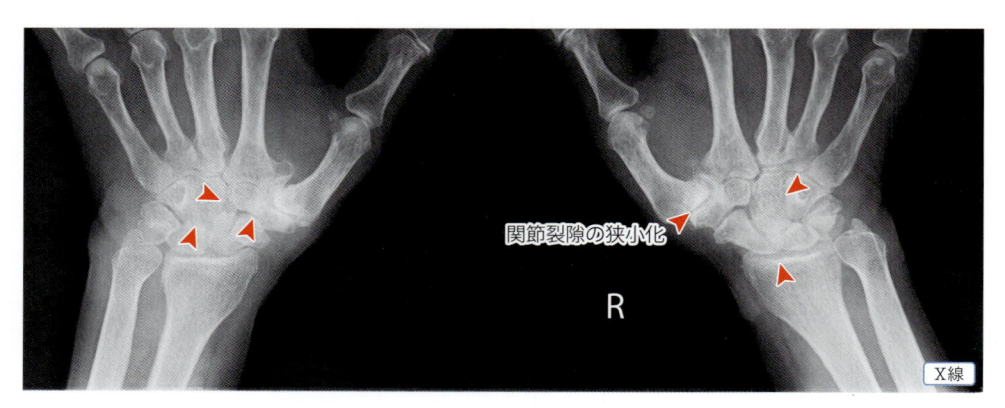

図4　関節裂隙の狭小化（手関節）

▶で示した部分で関節裂隙が狭小化しているのが確認でき，関節リウマチが進行していることがわかります（スタインブロッカー分類のステージⅣ）.

2) MRI，エコー

　　さらに，近年では疾患の部位によってはMRIやエコー検査を用いて評価されることもあります．微細な骨萎縮を見つけることができるようになっており，X線画像では検出できない早期の骨びらんを描出することも可能となっています．また，MRIでは造影剤を使うと炎症が及んだ滑膜を明瞭に描出することも可能なため，早期診断に用いられるようになりました．エコー検査はMRIに比べて長時間を費やすこともない，簡便で費用が安い，放射線被曝がないなどの理由から，近年その検査価値が見直されてきました．エコー検査は滑膜の肥厚や関節液の貯留，骨びらんのほか，滑膜内血流評価により関節炎の活動性評価にも役立ちます．

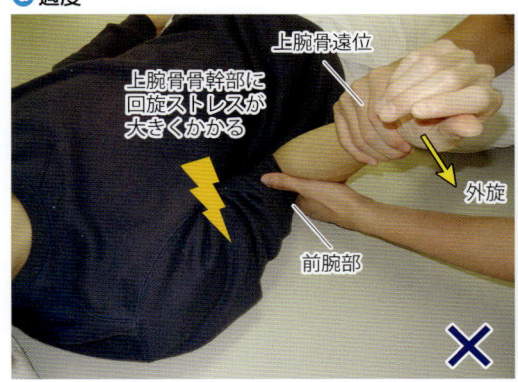
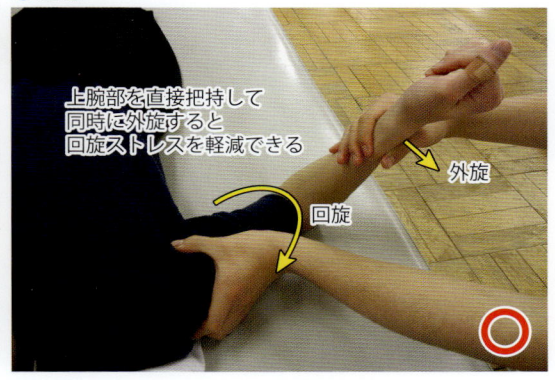

図5　骨萎縮した上腕骨に対する上腕骨外旋運動

a) 骨萎縮した上腕骨に対して上腕骨の遠位と前腕部のみを持ち外旋すると，上腕骨に過度な回旋ストレスを与えてしまい，螺旋骨折の危険があります．

b) 骨萎縮した上腕骨を動かす際には上腕部を直接把持して同時に回旋すると回旋ストレスを軽減できます．

4　リハビリテーション

　　骨萎縮に伴う続発性骨萎縮の原因にはいくつかありますが，リハビリの適応となるのは廃用性骨粗鬆症です．リハビリでは，早期より骨萎縮の予防に努める必要があります．そのためには，全身の活動性を維持・改善することが必要となります．関節リウマチの特徴として，痛みやこわばりは朝起きたときに多く，日中や夜の時間帯には比較的落ち着く傾向にあります．そのため，あえて痛みのある時間帯に動くのではなく，痛みの落ち着いている時間帯を見つけて歩行を含めた日常生活活動を行ってもらう必要があります．

　　骨萎縮をすでに認めている場合には，**易骨折性に注意して評価や治療を行う**必要があります．

　　具体的には，骨萎縮を認めた上腕骨は脆弱性があるため，関節可動域検査や関節可動域運動の際に，過度な回旋ストレスがかからないように自動運動を中心に行います（図5）．

　　また，立位で行う体操や歩行練習中には，転倒に対して細心の注意を払うことが重要です．

　　さらに，ADLにおいては，脊椎圧迫骨折や骨盤骨折を生じないように**着座時などに勢いよく座らないことを指導する**ことが必要です．座面に手をつき上肢で体重を支えようとすると**手関節を痛めてしまうおそれもあるため注意が必要**です．そのため，座面をクッションで高くするなどの環境整備を行うとよいです．

3　頸椎と四肢の変形

都留貴志

Summary

- 変形のX線画像では，関節裂隙の狭小化や消失，亜脱臼といった所見が見られることが特徴です．また，重度な頸椎の変形では脊髄の圧迫所見などもMRIで見られます．
- 一般的に，変形に対するリハビリの考えかたは，関節破壊の予防を念頭に，早期からの変形および進行の予防です．
- 1カ所でも変形を生じると運動制限が生じ，その代償から著しくADLが障害されます．また，他の関節にも負担が増加してしまいます．そのため早期からの予防が重要となります．

1　上肢・手指の変形

1) 種類

上肢の変形は**表1**の通りです．

2) 治療法

日常生活に大きな影響が出ていなければ，基本的には保存療法が選択されます．炎症に伴う疼痛の増強・関節破壊・変形の増強によって神経症状や著しく日常生活に支障が出た場合には手術療法が選択されます．手術は，肩や肘関節の場合には**滑膜切除術**や**人工関節**が多く，手関節や手指については，その病態によってさまざまですが，滑膜切除術や人工関節に加え，**関節形成術**や**関節固定術**など多岐にわたります（**第6章–6**）．炎症症状の経過や機能評価，日常生活動作の評価に加え，関節の破壊度や変形の確認は関節保護の観点からも重要で定期的にX線画像や視診で確認しましょう．

表1　上肢・手指の変形

変形部位	所見	機能障害
肘関節	屈曲拘縮	口や頭部へのリーチ動作制限
肩関節	挙上制限	
手関節	手根骨圧潰，尺骨頭背側脱臼	回内外制限
手指	スワンネック変形，ボタン穴変形（**図1, 3**），Z変形（**図2, 3**），尺側偏位（**図4**）	握る動作やつまみ動作が困難となる

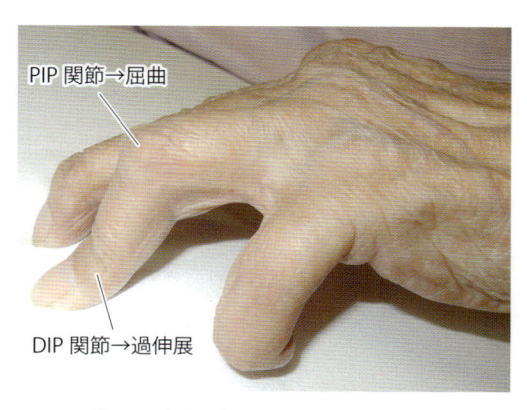

図1　ボタン穴変形

DIP 関節の過伸展と PIP 関節が屈曲している変形.

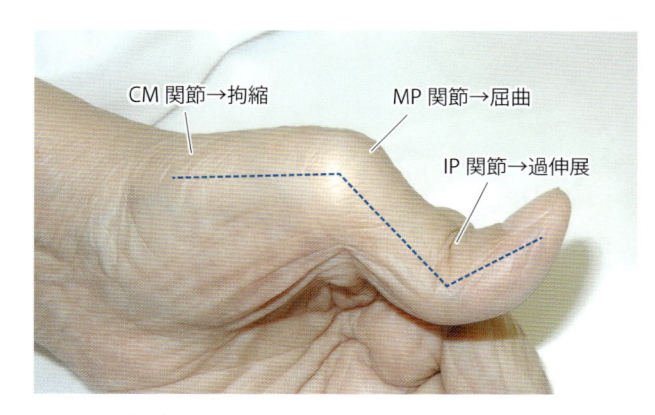

図2　Z変形

母指の IP 関節が過伸展し，MP 関節は屈曲し，CM 関節が拘縮を起こして Z の形を呈する変形.

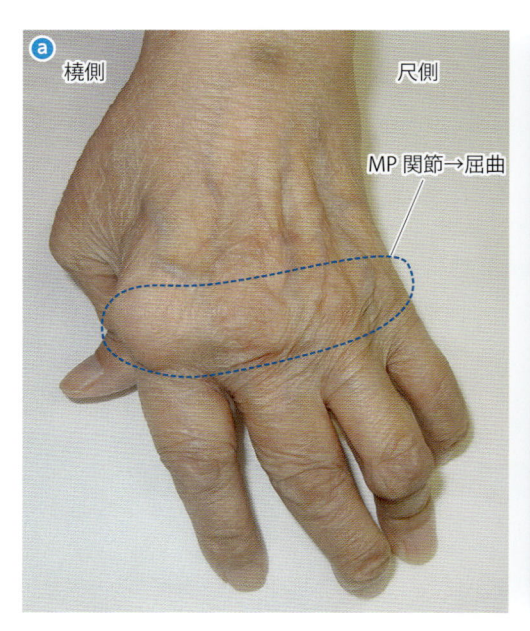

図3　ボタン穴変形とZ変形のある症例

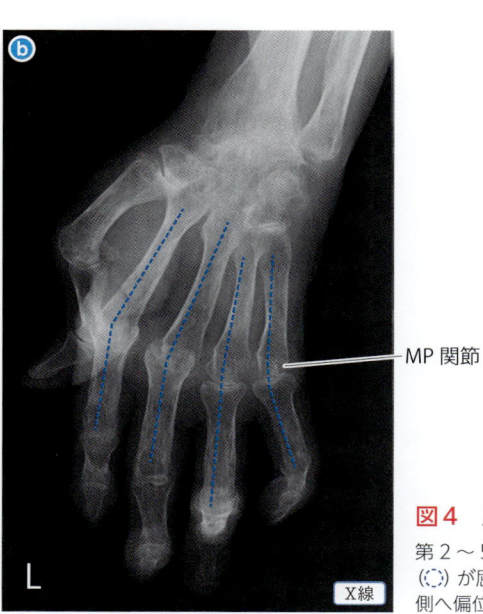

図4　尺側偏位

第 2 〜 5 指 の MP 関 節（⟨⟩）が屈曲し，さらに尺側へ偏位した変形.

3) 画像の見かた

　肩関節の肩甲上腕関節では滑膜炎だけでなく，関節破壊が進むと**腱板損傷**を呈している場合があります（**第5章–3**）．その際は，MRIによって関節だけでなく，軟部組織の評価も同時に行うことが関節機能を改善するためには重要となります．また，尺骨頭が変形していたり，手根骨の圧潰などが生じていたり場合には，**手根管症候群**や**伸筋腱断裂**が起こりうることが推測でき，必要に応じてMRIによる正中神経の圧迫の有無や伸筋腱の状態などを評価していきます．

4) 画像情報からリスクを考える

　関節の変形に伴い，関節裂隙（関節軟骨）は狭小化していきます（**第6章–2 図4**）．そのため，X線画像では**関節裂隙**や**アライメント**の確認が必要となります．痛みや関節可動域制限の原因が，関節包や筋などの軟部組織性のものなのか，骨性によるものなのかを特定し，治療プログラムを立案していきます．

5) リハビリテーション

　上肢の関節可動域維持・拡大運動の際には，関節への負荷が大きくならないように留意する必要があります．具体的には，関節近位を把持して動かすことや，関節裂隙が狭小化した関節を動かす場合には，**関節面を引き離すように少し引っ張りながら，ゆっくりと曲げ伸ばしする**ことなどの配慮が必要となります．また，筋力維持・増強運動の際にも同様のことがいえますが，関節の異常可動性を認める場合には，正常可動範囲を超えるような異常可動性や関節の不安定性を生じないように抑制し，時として等尺性収縮による強化を行います．

2　下肢・足趾の変形

1) 種類

　下肢の変形は**表2**の通りです．

2) 治療法

　股・膝関節の変形は，疼痛の軽減を目的に薬物療法や物理療法，運動療法，装具療法といった保存療法から進めますが，疼痛が増強すれば**滑膜切除術**や**人工関節**による手術療法が適応となります．足部や足趾の変形については**足底板**などの装具療法から行います．関節リウマチで

表2　下肢の変形

変形部位	所見	機能障害
股関節	臼底突出（大腿骨中心性脱臼）	歩行能力の低下
膝関節	屈曲拘縮，内外反変形（外反変形が多い，図5）	
足趾	外反母趾（図6），槌趾，扁平足（図7）	靴擦れ，バランス能力の低下

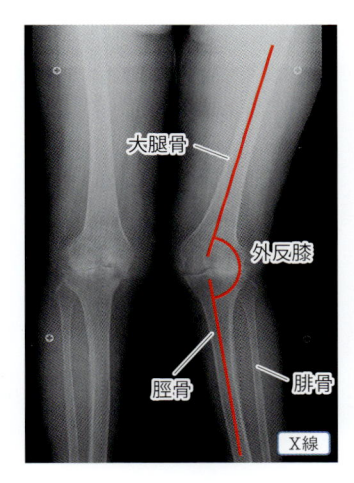

図5 外反膝（膝関節正面像）

ラベル: 大腿骨、外反膝、脛骨、腓骨、X線

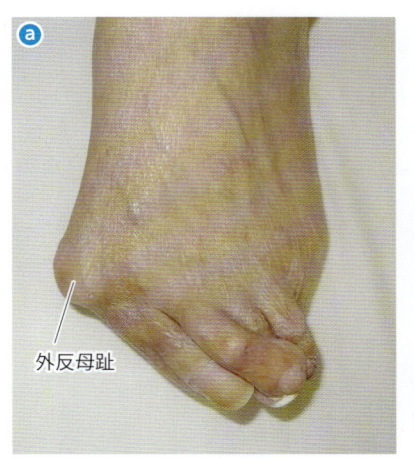

図6 外反母趾

母趾の外反角度が大きくなっているのがわかります．このような状態で靴などを履くと中足骨頭部に圧がかかりやすく，痛みや胼胝が生じやすくなります．

ラベル: ⓐ 外反母趾、ⓑ 内側楔状骨、中足骨、基節骨、末節骨、X線

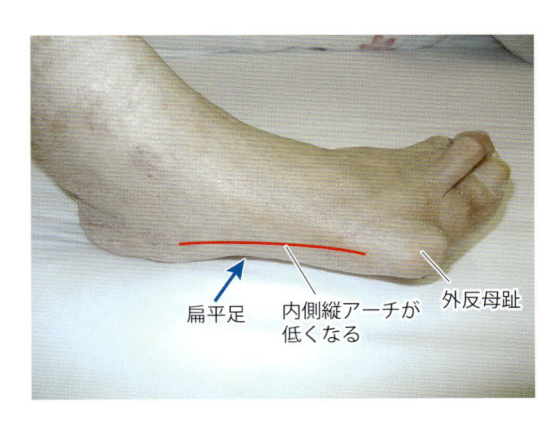

図7 扁平足

扁平足では━━で示した内側縦アーチの部分が低くなる，もしくは消失してしまいます．

ラベル: 扁平足、内側縦アーチが低くなる、外反母趾

は扁平足になりやすいですが，そのまま歩いていると絶えず母趾に力が加わって，**外反母趾**を生じやすくなります．そのため，内側縦アーチを支持するようにアーチサポートを施し，足の変形が進まないように早期から予防することが大切です．このほかにも踏み返しを容易にする舟底形の靴底などを処方する場合もあります．しかしながら，症状の軽減が得られなければ，関節形成術や関節固定術といった手術療法が選択されます．

3) 画像の見かた

　荷重関節である下肢の関節で変形が生じている場合，X線画像では，**非荷重位と荷重位でアライメントを比較して確認すること**が大切です（**第3章-3 図3**）．これは，荷重時における**関節の不安定性を知るために**重要となります．リウマチでは，変形が進むと軟骨や骨だけでなく，靭帯も破壊していきますので，X線画像で非荷重位と荷重位でのアライメントの差を認める場合には，徒手で内外反の抵抗をかけ，その**不安定性から靭帯の損傷具合を評価する**ことができます（**図8**）．

　特に，下肢の変形は他の関節にまで影響するため，**症状を認めている関節以外の関節にも負**

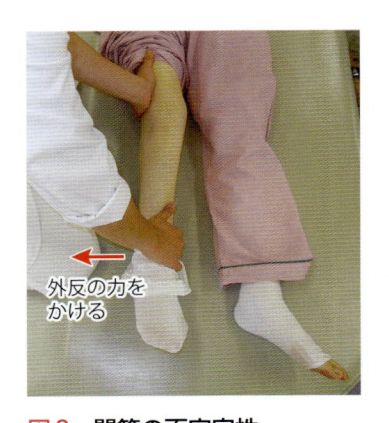

図8　関節の不安定性
膝関節伸展位で外反の力をかけると，不安定性がある場合外反が強調されます．

外反の力をかける

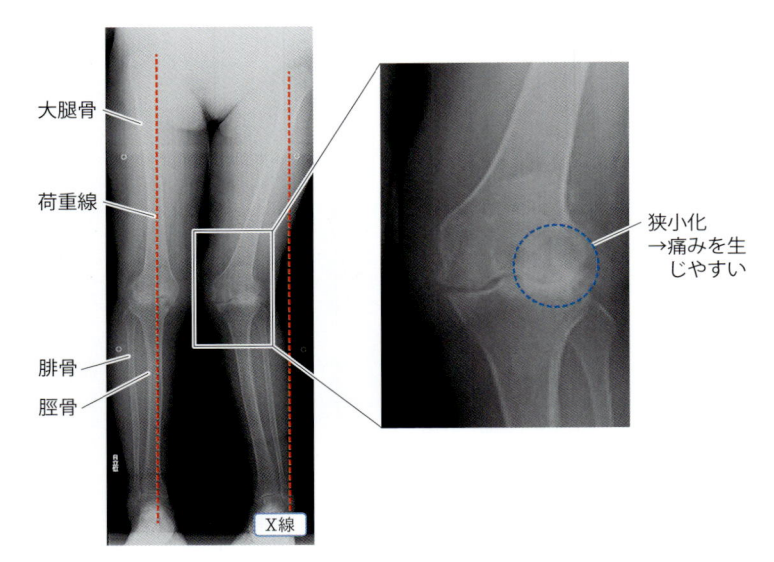

大腿骨
荷重線
腓骨
脛骨
X線

狭小化
→痛みを生じやすい

図9　下肢全体のアライメント
左膝関節に外反変形が見られます．また，関節裂隙の狭小化も著明に見られます（⚬）．荷重線（----）は右膝関節に比べて，左膝関節では大きく外側に位置しています．つまり，左膝関節では狭小化した外側の関節で痛みを生じやすいことが予測されます．

荷がかかっていないかを常にチェックしながらアプローチする必要があります（図9）．

4) リハビリテーション

　上肢の関節可動域維持・拡大運動や筋力維持・増強トレーニングと同様に関節への負荷が大きくならないように把持のしかたや抵抗のかけかたに留意する必要があります．

　また，歩行などの全身持久力運動を行うこともありますが，荷重関節である下肢の場合，時として痛みや変形が強く困難な場合があります．そのような場合には，**プール（特に温水プール）**で浮力を利用しながら実施してもらうことも有用です．

3　頚椎の変形

1) 種類

　四肢の関節と同様に脊椎の椎間関節も滑膜に覆われており，滑膜炎から生じる同部位の病変もあります．変形が進むと骨や軟骨だけではなく，靭帯や関節包まで破壊されるため関節の不安定性が生じ，関節の亜脱臼や脱臼を生じてしまいます．特に，頚椎（図10）では**環軸関節亜脱臼（図11），軸椎垂直亜脱臼（図12），軸椎下亜脱臼（図13）**が代表的です．ここでは最も高頻度に生じ，生命予後に影響する環軸関節亜脱臼を中心に述べます．

　一般的に，頚椎の変形は上位頚椎からはじまりますが，全身的に関節リウマチがコントロールされている場合では，変形自体生じない場合や変形があっても進行しない場合が多いです．しかし，無用心なADLを繰り返すと変形が進行してしまうこともあり，中下位頚椎への変形へと進行してしまうおそれもあるため注意が必要です．

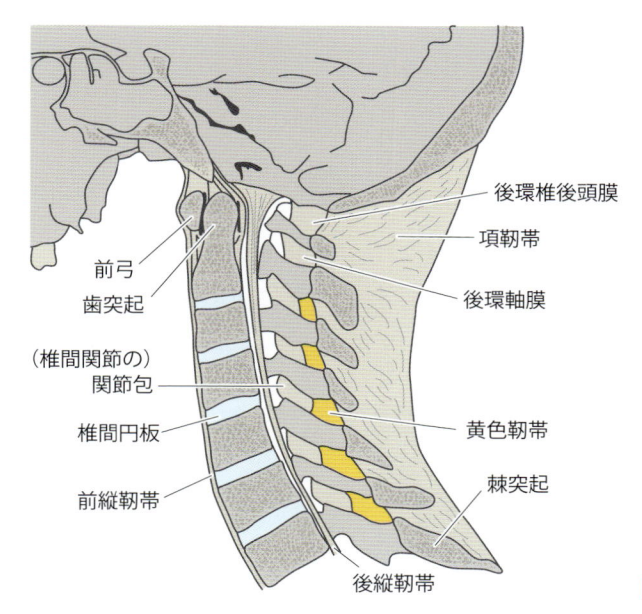

図10 頸椎の解剖

後環椎後頭膜
項靭帯
後環軸膜
黄色靭帯
棘突起

前弓
歯突起
（椎間関節の）
関節包
椎間円板
前縦靭帯
後縦靭帯

ⓐ 頸椎側面像

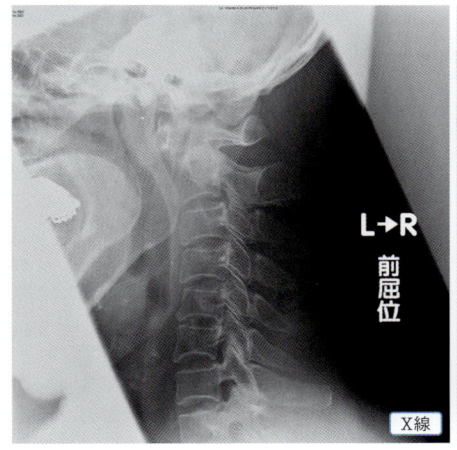
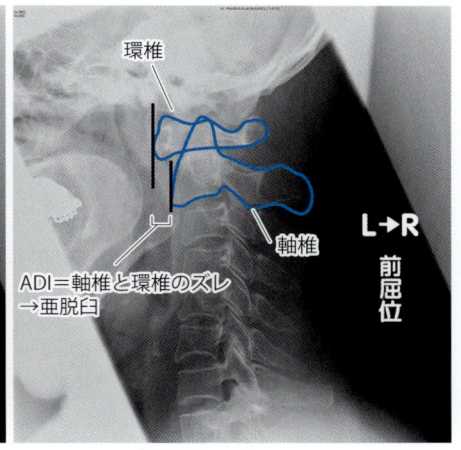

環椎
軸椎
ADI＝軸椎と環椎のズレ
→亜脱臼
前屈位
X線

ⓒ 脊柱側面像

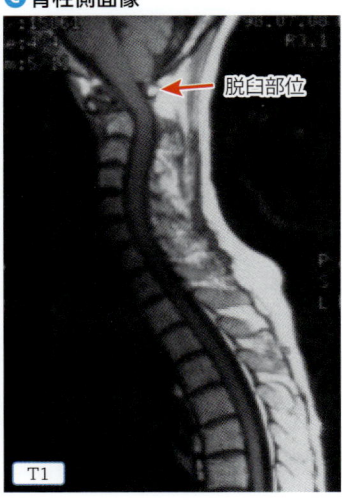

脱臼部位
T1

ⓑ

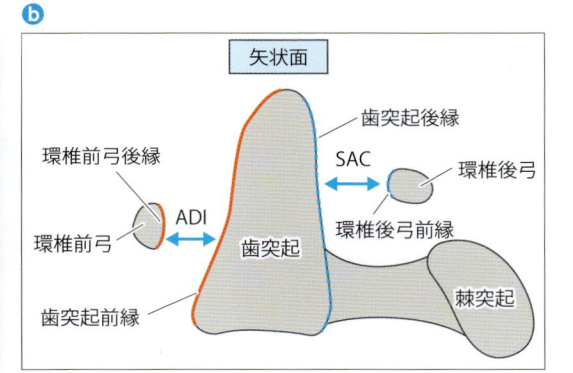

矢状面
歯突起後縁
SAC
環椎後弓
環椎前弓後縁
環椎後弓前縁
ADI
歯突起
棘突起
環椎前弓
歯突起前縁

図11 環軸関節亜脱臼

a, b）環椎歯突起間距離（ADI）：環椎前弓後縁と歯突起前縁との距離．3 mm以上で環椎前方脱臼を疑います．
脊髄余裕空間（SAC）：歯突起後縁と環椎後弓前縁との距離．14 mm以下で脊髄症状を起こしえます．
c）環軸関節亜脱臼で脊髄が圧迫された場合，同部位が細くなっているのがわかります（→）．

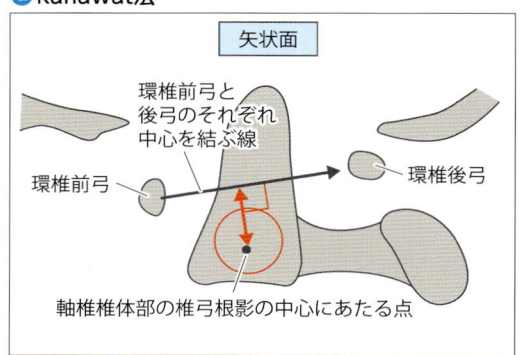

ⓐ Ranawat法

矢状面

環椎前弓と
後弓のそれぞれ
中心を結ぶ線

環椎前弓

環椎後弓

軸椎椎体部の椎弓根影の中心にあたる点

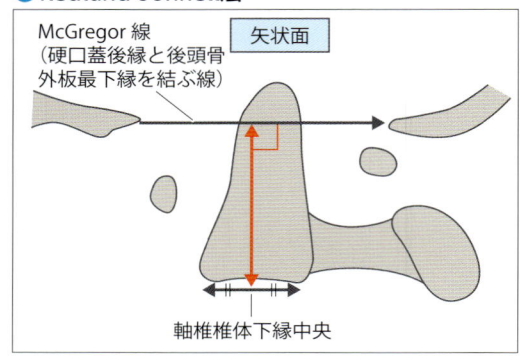

ⓑ Redlund-Johnell法

矢状面

McGregor 線
（硬口蓋後縁と後頭骨
外板最下縁を結ぶ線）

軸椎椎体下縁中央

図12　軸椎垂直亜脱臼（VS）

a）Ranawat法：環椎前弓と後弓のそれぞれ中心を結ぶ線と軸椎椎体部の椎弓根影の中心にあたる点との距離．13 mm以下で軸椎垂直亜脱臼とします．

b）Redlund-Johnell法：軸椎椎体下縁中央からMcGregor線（硬口蓋後縁と後頭骨外板最下縁を結ぶ線）までの距離．男性37 mm，女性32 mm以下のものを軸椎垂直亜脱臼とします．男性では24 mm以下，女性なら19 mm以下で，神経症状が発現するおそれがあります．

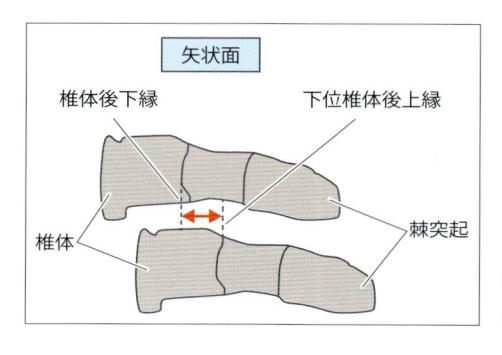

矢状面

椎体後下縁

下位椎体後上縁

椎体

棘突起

図13　軸椎下亜脱臼（SS）

椎体後下縁と下位椎体後上縁との距離が3 mm以上のものとします．

2) 頸椎の変形に対する治療法

① 装具療法

　　関節リウマチでは病期の進行によって環椎と軸椎を固定している環軸横靱帯が緩んだり切れたりする場合があります．このような場合では，環椎と軸椎が不安定となり，前屈動作を行うと環椎が前方へ偏位亜脱臼し，脊柱管が狭くなることで脊髄を圧迫することにつながります．

　　すでに頸椎の亜脱臼を認めている場合や頸椎症状を生じている場合には，原則安静と頸椎の固定が治療として選択されます．一般的に，頸椎の亜脱臼に対しては，その進行予防と治療の目的で装具が使われます．最もよく使われるのは，**ソフトカラー**（**図14**）ですが，これは**頸椎の固定（亜脱臼の予防）という意味ではほとんど効果がありません**．より強固な固定を行うには**フィラデルフィアカラー**（**図15**）となります．フィラデルフィアカラーは，あご受けがあるため，前屈動作を制限でき，亜脱臼の予防としてある程度の効果が期待できます．

② 手術療法

　　亜脱臼が進行し，神経や血管の圧迫症状が強く，装具による外固定・安静を行っても症状の改善がみられなければ手術療法が選択されます．基本的には亜脱臼を内固定材で固定する**頸椎固定術**が行われます（**図16**）．この手術は頸椎の可動性を犠牲にする反面，重大な神経や血管

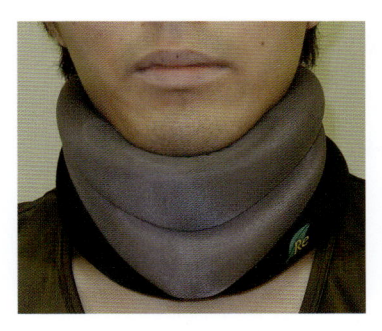

図14　ソフトカラー（正面）

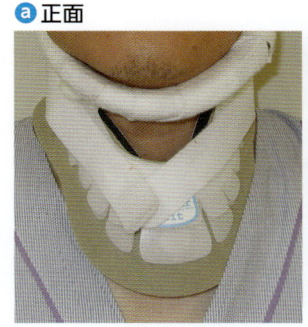

ⓐ 正面　　　　ⓑ 側面

図15　フィラデルフィアカラー

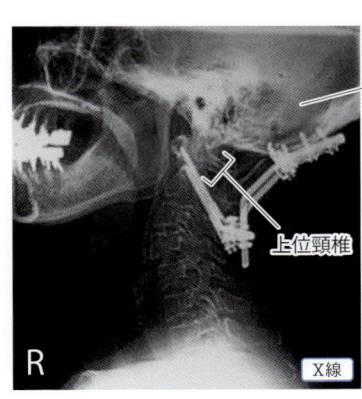

後頭骨

上位頸椎

R　　X線

図16　頸椎固定術（頸椎側面像）
後頭骨と上位頸椎を固定しているため，前屈動作や回旋動作はかなり制限されます．

の圧迫症状を改善しようとする手術方法です．そして，術後は強力な外固定力のある**ハローベスト**を使用します．

3) 頸椎亜脱臼の見かた

　　環軸関節は軸椎の歯突起と環椎の関節であり，同部位の滑膜の炎症が進行すると歯突起を固定する靭帯などが損傷します．環軸関節の場合，3 mm までのズレは正常ですが，図11a のように進行して 10 mm 以上のズレをきたせば亜脱臼と判断します．特徴的な所見は環椎前弓が歯突起より前方へ偏位していることです（図11b）．

　　亜脱臼の初期の段階では，通常の X 線撮影では見逃されることがあります．それは，頸椎の亜脱臼は**前屈位のときに起こり，後屈位では正常位に戻る**からです．そのため，X 線撮影は，正中位に加え必ず前屈位でも行います．

　　亜脱臼を認める場合には，図11c のように MRI で脊髄の圧迫の程度を確認すること，理学所見として**神経症状の有無**（手指のしびれや巧緻性，歩行状態），椎骨動脈の圧迫より生じる脳血流障害による**めまいの有無**など評価します．

4) リハビリテーション

　　頸椎亜脱臼に対するリハビリは，ADL 指導が中心となります．日常で行っている動作や行動をしっかりとチェックし，**前屈動作を控えてもらう**ようにします．

　　特に，肩や肘関節の動きが悪くなってくると，食事や洗面動作において顔へのリーチがしに

くくなってきます．この場合，無理に顔を手に近づけようとすると頸椎の前屈が生じてしまいます．**できる限り肩や肘関節の動きを温存することは大切**ですが，もし顔へのリーチがしにくくなれば，自助具の使用などを勧めます．

4　強直

都留貴志

Summary

- 強直は，関節リウマチにおける関節病変の末期症状の代表といえます.
- 骨や軟骨が高度に破壊された状態で関節裂隙が消失し，骨と骨が癒合して1つの骨のように見えます.
- 強直が生じるリスクのある関節を早期から予測することと，強直状態となった関節が隣接関節へ引き起こす弊害などを考えながらリハビリを展開していくことが必要です.

1　強直の種類

　強直は原因箇所によって主に3つに分類されます（表1）. 骨と骨が癒着してしまい，1つの骨のように変形してしまう状態のことを骨性強直といいます（図1a）. **関節裂隙がなくなってしまうので**，可動域が著しく制限，または動かなくなってしまいます. 関節リウマチではこの**骨性強直が末期症状**としてみられます. 骨性強直の場合は，治療して改善することが困難で，日常生活動作に多大な支障をきたします. しかし，炎症を起こす原因の滑膜まで完全に破壊され，消失してしまうために強直で変形した関節は**炎症も終息し，痛みは感じなくなります**. また望ましい角度で関節が固まるとは限りませんが可動性を失う反面，関節不安定性がなくなり，**支持性は得られる**ようになります.

> **強直と拘縮の違い**
> 強直は，関節を構成する骨や軟骨が原因で起こる可動域制限であるため関節可動域運動の対象とはなりません. それに対し，拘縮は関節を構成する部位以外（筋肉・腱・靭帯・関節包など）が原因で起こる可動域制限のことをいい，改善の可能性があるため関節可動域運動の対象となります.

表1　強直の種類

種類	特徴
線維性強直	腱や靭帯が断裂し，線維化して癒着する
軟骨性強直	軟骨が関節内で癒着する
骨性強直	軟骨が消滅し，骨と骨が一体化する

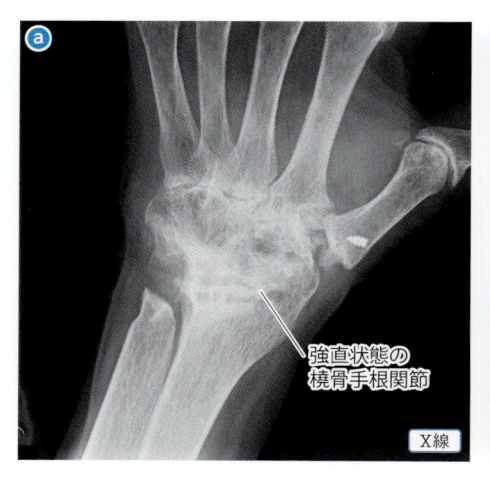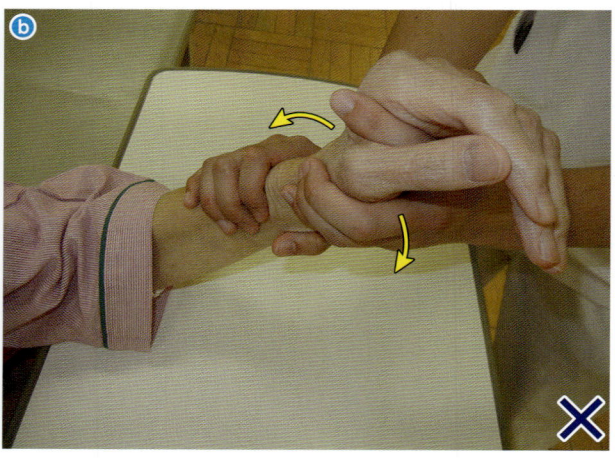

図1　関節裂隙の評価と禁忌

aでは橈骨手根関節の関節裂隙は消失し，強直の状態です（スタインブロッカー分類のステージⅣ）．この状態で無理に関節を動かすと関節破壊を助長するため，bのように掌背屈運動を行ってはいけません．

2　治療法

　治療の際には，対症療法として薬物療法と運動療法が中心となります．運動療法は，強直になる前は関節可動域を保つために自分で動かせる関節を動かすようにします．動かせない場合には，自動介助または他動運動によって，無理せずさまざまな方向に動かすように，適度な体操やストレッチを行います．

　関節が強直の状態となって，日常生活に著しく支障をきたすようになると，手術による治療も考慮されます．手術は，骨と骨や関節を切離し，人工関節に置換するもの（人工関節置換術）や骨の一部分を削ったり（関節形成術），鋼線（針金）などで固定したりする関節固定術が選択されます（**第6章-6**）．

3　画像情報を考察する

　画像による強直の評価は，X線画像から関節裂隙の有無にて評価します．

　可動域制限を認める際に，関節裂隙が保たれているのであれば，炎症によって生じた疼痛による可動域制限や軟部組織による拘縮と考えられます．しかしながら，関節裂隙が消失し，骨同士が癒合した強直の状態であれば骨性による制限と判断できます．この場合，**強直となった関節部分の関節可動域運動や等張性の筋力トレーニングは不可能**となります（**図1**）．しかしながら，隣接関節や強直関節を全く動かさずに安静にしてしまっては，かえって運動機能や動作能力の低下を悪化させてしまう可能性があります．そのため，**隣接関節の関節可動域運動や等尺性の筋力維持トレーニング**を行うことが重要となります．

4 画像情報からリスクを考える

　X線画像で関節裂隙を経時的に見ておくことで，強直が生じるリスクのある関節を早期から把握することができます（**第6章-1 図1**）．さらに，下肢の関節で強直が生じてしまうと可動性が失われ，立ち直りやバランス能力の低下，マルアライメントが生じやすく，**転倒のリスクも高くなる**ため注意が必要です．

アライメントとマルアライメントの違い

アライメントとは「各部位の配列」を指し，それぞれのパーツの解剖学的位置関係を言います．一般的には正常な構造を指します．

一方，マルアライメントは正常な位置関係にないもので，具体的には〇脚のような内反膝や円背，外反母趾などの構造上の異常を指すものをいいます．

5 ムチランス変形

都留貴志

Summary

- ムチランス変形は関節リウマチの末期症状で高度に関節が破壊された状態です．同じ末期症状である強直とは病態が異なり，骨と骨が離れて亜脱臼を呈し関節機能が著しく損なわれます．
- 関節リウマチでは関節以外に腱や神経にも炎症が生じます．ムチランス変形では，この関節以外への破壊が進んだ末期症状であることを理解しつつ，適切な評価や治療を展開することが重要です．

1 ムチランス変形の発生機序

関節リウマチの関節病変が進行するとまれに急速かつ高度な骨破壊によって関節部が離断し，不安定性を呈する**ムチランス変形**（図1）を生じることもあります．ムチランス変形（ムチランス型関節炎）の定義はまだ定まっていませんが，本来強直で終わる関節破壊が，急速かつ高度な骨破壊により不安定性を呈するものとされています．その発生頻度は，関節リウマチの2〜6％とされています．

ムチランス変形は骨性強直とは全く症状が逆で，破壊された骨がついには溶け出し，骨同士の距離ができてしまった状態の関節であるため支持性は失われ，**異常可動性**（過剰な可動域や異常な方向への可動性）を認めます．**多剤抵抗性の高度疾患活動性が持続している**場合（特に閉経後の女性），関節周囲の**高度な骨萎縮・関節不安定性**（靭帯弛緩）**を呈する**場合に，ムチランス変形への進行リスクがあるとされています．

ムチランス変形では指は短縮し，引き伸ばすとようやく本来の長さになり，その様子が伸縮するアコーディオンやオペラグラスに似ていることから**オペラグラス手**とも呼ばれています．

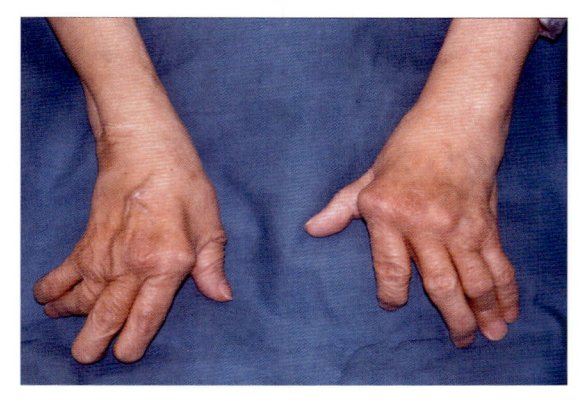

図1 ムチランス変形

末期には指が縮んでしまい，物を握ったり，つまんだりすることが困難になってしまうことがあります．

2 治療法

　ムチランス変形の治療法は，基本的に免疫制御薬を用いて炎症を和らげることであり，関節の正常な機能をできるだけ維持するようにします．

　また，リハビリでは変形の進行を予防するように装具療法や生活指導・環境整備などを行います．

　ADLに支障をきたす場合には手術療法も検討され，その機能を回復させることになります．基本的には，人工関節置換術が行われますが，骨が溶け人工関節の土台となる骨が少なくなっている場合にはできないこともあります．そのため，手術のタイミングは個々の患者の症状により異なります．

3 画像の見かた

　ムチランス変形を伴う場合，X線画像による異常所見として，関節の**亜脱臼**や**脱臼**を認めます（**図2**）．この場合，**高度な関節破壊**とともに**靭帯や腱の損傷**も生じている可能性があるため，関節の不安定性や自動運動の程度を評価します．また，不安定性が強い場合，**神経への圧**

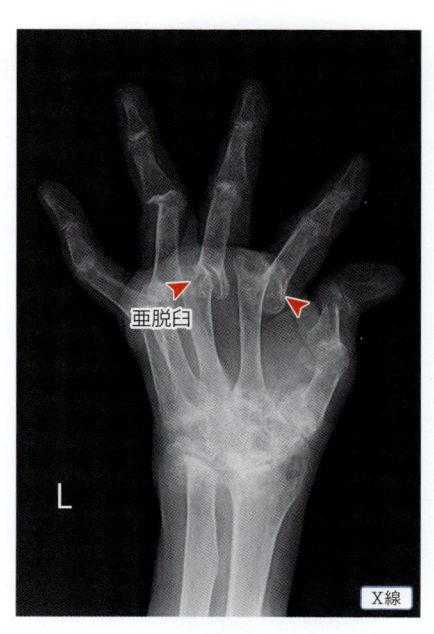

図2　ムチランス変形における関節の亜脱臼

迫も考えられることから**神経症状の有無**も含めて評価します.

4 画像情報からリスクを考える

　ムチランス変形の好発部位は手指ですが,手関節以外にも屈筋ならびに伸筋腱鞘が数多くあり,特にこれらを束ねる屈筋支帯は手根骨との間に正中神経,長母指屈筋腱,浅指屈筋腱,深指屈筋腱が走行しているため,**手根管症候群**をきたすことがあります.X線で**関節の離開像**を認め,臨床所見で母指・示指・中指の掌側先端の**正中神経支配領域に知覚異常がみられた場合**には,まず手根管症候群を疑い,手根部での**チネル徴候の有無を評価する**ことが重要です.

　また,そのような画像所見を呈する関節では**過度な運動は周囲の靱帯や腱・神経を損傷するリスクを伴うため,愛護的に扱うことが重要**となります.

> **memo▶ チネル徴候**
> 神経が圧迫などにより,軸索変性を生じると神経線維の再生過程において,その神経再生部の先端が機械的刺激に鋭敏となることを利用した検査によりみられる徴候です.圧迫などで神経が障害されている場合,手根管部を軽く叩くと指先に著しい放散痛を生じ,陽性となります.

5 リハビリテーション

　ムチランス変形に対するリハビリは,変形や強直に対するリハビリと同様に,関節破壊の進行予防が基本となります.ムチランス変形になる前から**関節に過度な負荷がかからないように生活指導や環境整備**を行ったり,必要に応じて**自助具**や**装具の作成**を行ったりします.具体的には,鍋は片手鍋ではなく両手鍋を使用し両手で持つようにすることや椅子が低い際にはクッションなどで座面を高くすることなどを指導します.

　ムチランス変形となった関節に対しては,周囲の軟部組織の損傷を予防するために過度な運動は行わず,**大きな関節を用いた代償動作を指導**したり,ときには**関節を保護する装具**を作成したりします.具体的には,荷物の持ちかたは手ではなく肘や肩にかけるようにするなどを指導します.

6　関節形成術・関節固定術

都留貴志

Summary

● 保存療法では症状の寛解が得られない場合や高度に関節破壊が進行してしまったときには，適切なタイミングで手術療法が必要となります．基本的に手術療法で期待できることは，疼痛の軽減，関節可動域や支持性の改善です．

● 手術前のリハビリでは，手術対象関節だけでなく，隣接関節に対する評価やアプローチが重要となります．

● 関節形成術では手術によって新たに可動性を生じた関節や，改善が可能な運動方向を把握するために画像所見が重要となります．

● 関節固定術では可動性が失われた関節や，隣接関節の状態などを把握するために画像所見が重要となります．

● 手術後のリハビリでは，リスクや注意点などを把握したうえで，隣接関節も含めた代償的な関節機能改善や動作能力の改善を図ることが重要となります．

1　手術の種類

　　関節リウマチに対する手術療法は大きく分けて**滑膜切除術，人工関節置換術，関節形成術，関節固定術**の4種類があります．関節リウマチ初期の炎症が生じた滑膜を直接切除し沈静化を図る滑膜切除術に対して，破壊された関節の失われた機能を再建するための手術が**人工関節置換術（第4章），関節形成術，関節固定術**です．

　　ここでは，**関節形成術**と**関節固定術**について述べていきます．

2　手術の適応と術式

　　関節機能には，**無痛性・可動性・支持性**の3要素が要求されますが，少なくとも6カ月以上の薬物療法をはじめとする保存療法のみで，それらの改善が期待できない場合に手術療法は適応となります．

1) 関節形成術

　　関節形成術は，初期から中期（スタインブロッカー分類のステージⅡ～Ⅲ，**第6章-1 表2**）に行われます．不整な関節面ではあるものの，まだ関節の形状が残っている状態の時期が適応となり，関節の一部を削り，形を整えて，可動域を維持することで関節機能を回復させる術式です．主に，肘関節・手関節・手指・足趾などで行われますが，人工関節置換によって良好な

術後成績が得られない手関節と中足基節（MTP）関節で多く，治療ガイドラインでも**Sauvé-Kapandji法（SK法）による手関節形成術**と**MTP関節の切除関節形成術**が推奨Aとされています．

2) 関節固定術

関節固定術は，関節破壊に伴う関節の不安定性が著しく，保存療法だけでは効果的な除痛が図れない場合や神経圧迫のリスクを伴う時期が適応となります（スタインブロッカー分類のステージⅢ以上）．骨と骨の間に骨移植して，関節をプレートやスクリューで固定します．関節を固定することで，関節機能の3要素のうち**可動性を犠牲**にしますが，**確実な除痛と支持性**を得るために行われます．

主に行われるのは頸椎・手関節・手指・足関節・足趾などです．足関節では人工足関節置換術もよく行われますが，近年では関節破壊が比較的軽度の症例に対して適応され，その適応基準は明確なものはありませんが内外反変形が10度以内とされています[1]．そのため，**重度の内外反変形**や**著明な不安定性**を呈する症例に**足関節固定術が適応**されています．

3 画像の見かた

1) 足関節

足関節固定術では，主に距腿関節のみを固定するものと，距骨下関節も同時に固定する2種類の方法があります．一見，関節を固定することで全く足関節の可動性がなくなるように思われますが，足には数多くの関節があり，他の関節は温存されるため，思っている以上に足の動きは確保できます．

術後は，代償的な関節可動域の獲得を図るために，X線画像から**距骨下関節の固定の有無の確認**や，**距骨下関節・ショパール関節・リスフラン関節などの関節裂隙を評価**をします．

2) 手関節

関節固定術では手術した関節の可動性は得られず可動域運動は行えませんが，関節形成術では狭小化した関節もしくは消失していた関節において，可動性が得られるようになります．具体的には，**図1a**のように尺骨と橈骨がくっついているような関節の場合では，回内外はできませんが，**図1b**のように**尺骨頭を切除した場合では回内外が可能**となります．

4 画像情報からリスクを考える

関節形成術や関節固定術では，破壊された関節の一部を削ったり，切除したりした後に関節面を整え，骨癒合が図れるまでさまざまな固定材で固定しています．そのため，骨癒合が十分に図れていない状態での過度な運動や過荷重などは**骨癒合不全による偽関節やアライメント不良**を招いてしまいます．特に，骨萎縮が重度な症例では注意が必要です．

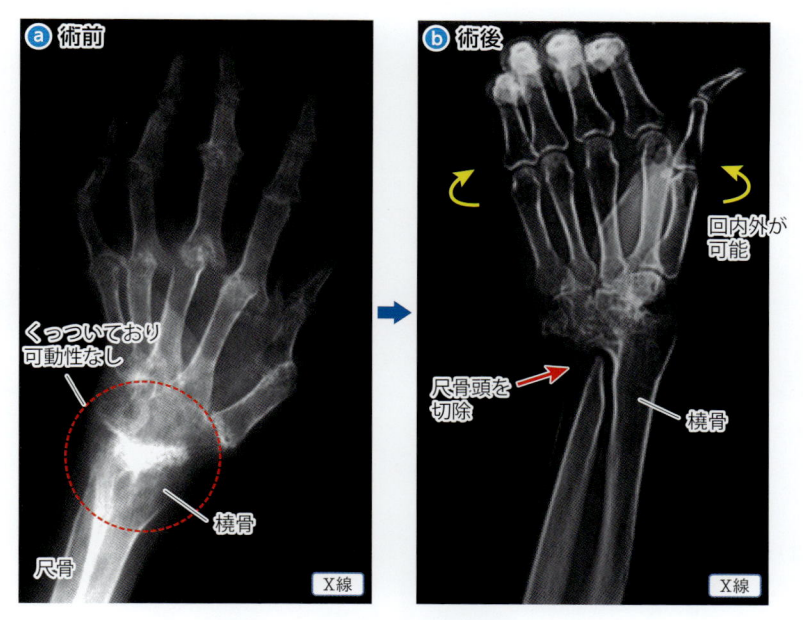

図1　遠位橈尺関節強直に対する尺頭骨切除術

5　リハビリテーション

1) 手関節形成術後

　SK法による手関節形成術の術後は，一般的に**良肢位で3週間程度のギプスシーネ固定**を行います．同時に伸筋腱の修復術も行っている場合には，修復した指は伸展位で固定されます．固定期間中は，肩関節や肘関節の可動域運動を積極的に行います．**前腕の回内・回外は尺骨にストレスがかかってしまうため，痛みのない範囲で行います**（**図2**）．シーネ除去後は手関節の可動域運動を積極的に行います．腱の修復も行った場合には，手関節に加え，**MP関節，PIP関節，DIP関節の可動域運動も積極的に行う**必要があります．

2) MTP関節の切除関節形成術

　MTP関節の切除関節形成術は，切除した断端を形成し，良好なアライメントに保つため，約3週間キルシュナー鋼線で内固定されます．術後は，その**鋼線の先端が履物や床に当たらないように工夫する**必要があります．具体例として，踵部を高くした履物を用いるなどの工夫をし，早期から歩行できるようにしていきます．

3) 足関節の関節固定術後

　足関節の関節固定術は，スクリューなどで距腿関節のみを固定する場合と髄内釘を併用し距骨下関節まで固定する2種類があります．ともに術後は修正したアライメントが崩れないようにギプス固定し，骨癒合を待つため免荷期間が設けられます．術式や主治医によって異なりますが，多くの場合，関節可動域運動において制限をかけられます．そこで，固定された関節の可動性を補うためにも，隣接関節の可動性を維持することは術後の足関節機能改善には不可欠となります．そのため，**DIP関節，PIP関節，MP関節，リスフラン関節の可動性は早期より**

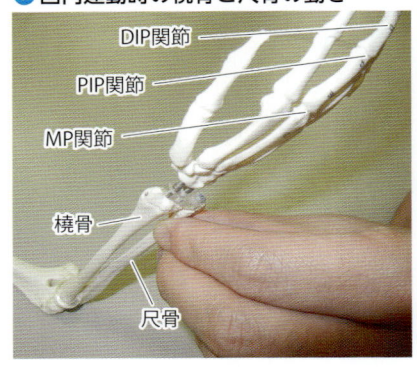
ⓐ 回内運動時の橈骨と尺骨の動き

DIP関節
PIP関節
MP関節
橈骨
尺骨

回内運動
尺骨を固定したうえで
橈骨を動かす

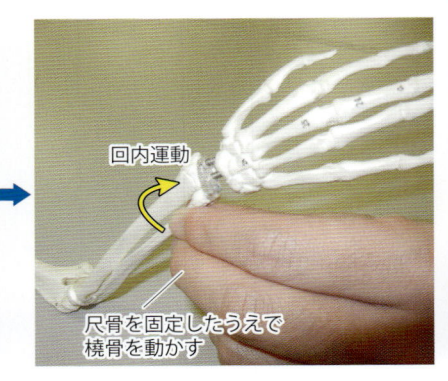
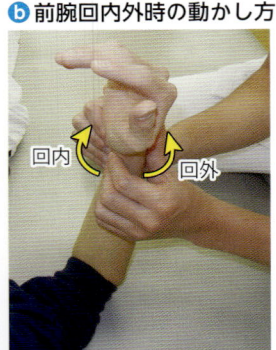
ⓑ 前腕回内外時の動かし方

回内
回外

図2　前腕の回内外運動

前腕の回内外はaのように橈骨が尺骨の周りを回るように運動します．そのため，bのように橈骨と尺骨をしっかりと把持して，尺骨を固定したうえで橈骨を動かすようにするとよいです．

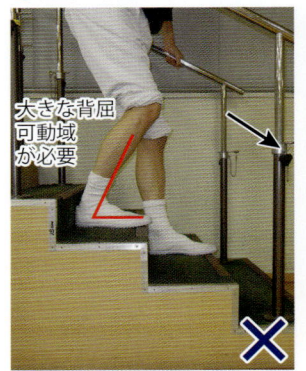
ⓐ 通常の降段の降りかた

大きな背屈可動域が必要

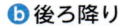
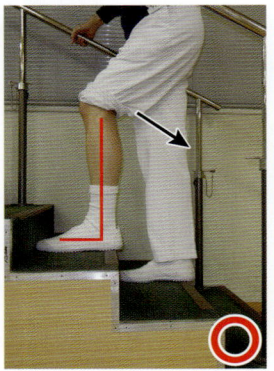
ⓑ 後ろ降り

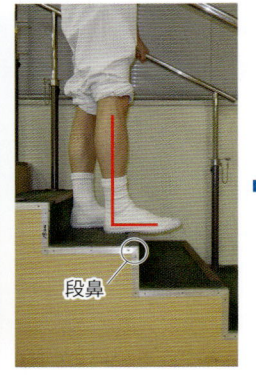
ⓒ 段鼻を軸にした降りかた

段鼻

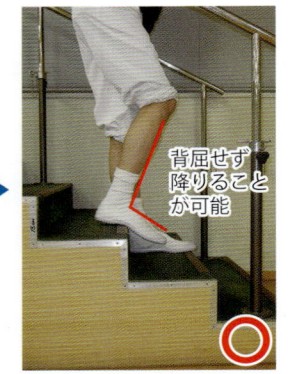
背屈せず降りることが可能

図3　足関節固定術後の降段方法における工夫

a）通常の降り方では足関節では大きな背屈可動域が要求されます．
b）後ろ向きで降りることで足関節では背屈を制限したままでも降りることができます．
c）段鼻を軸にして降りることで足関節は背屈せずに降りることができます．

維持するようにします．

　筋力トレーニングにおいても制限はありますが，**荷重や歩行に向けて足関節以外の下肢全体の筋力トレーニングは早期より行います**．足関節の安静固定期間中は主に足趾から開始します．荷重が許可された時期より，足関節の底背屈運動を自動運動から徐々に抵抗運動へと移行させていきます．荷重練習は，術後のアライメントが崩れないように短下肢装具（**第2章–3 図12**）を用いて部分荷重から開始していきます．荷重練習が進めば，徐々に平行棒から種々の歩行補助具を使用して歩行練習へとすすめていきます．

　階段昇降では歩行時よりも特に降段時で足関節の大きな可動性を必要とします．そのため，降段方法の指導として，後ろ降りや階段の段鼻を軸として降りるなどの工夫（**図3**）が必要です．

■ 参考文献

1）Haskell A & Mann RA：Ankle arthroplasty with preoperative coronal plane deformity: short-term results. Clin Orthop Relat Res，：98-103, 2004

第 7 章

悪性腫瘍の見かた

　この章では，日本人の死因第1位である「がん」に対して病状を理解し，画像の見かたとどうリハビリをしていくかを学びます．また，「がん」のなかでも運動器に関係する，悪性骨腫瘍に焦点を絞って話を進めていきます．悪性骨腫瘍の主症状は疼痛・熱感・腫脹です．特に疼痛は運動障害につながり，がん患者のADLを著名に低下させます．悪性骨腫瘍には4つのパターンがありますので，各パターンの症状や画像の特徴を実際の症例を通じて理解を深めましょう．悪性骨腫瘍は生じた部位によってリスクが異なりますので，画像から病巣を把握し，リスク評価をしたうえで病的骨折などを生じさせないようADL向上をめざしてリハビリを実施します．「がん」のリハビリでは機能改善にとらわれず優先順位を考慮し，その人がその人らしく過ごせることをゴールに介入します．

〈加藤祐司〉

1 悪性骨腫瘍と運動療法の関係

加藤祐司

Summary

- がんのリハビリを行うときはステージ（病期）を確認し社会背景に応じた目標（ゴール）を設定します．
- 悪性骨腫瘍には4つのパターンがあり，なかでも溶骨性の骨腫瘍は骨折のリスクが最も高いです．
- 機能改善にとらわれ，本質（優先順位）を見失わないようにしましょう．

1 悪性骨腫瘍とは？

悪性骨腫瘍とは，骨にできる「がん」のことです．発生の由来の違いでは，以下の2つに分けられます．

- 原発性悪性骨腫瘍（代表例：骨肉腫）…骨自体から発生したがんです．
- 続発性悪性骨腫瘍（代表例：骨転移）…骨以外に発生したがんが骨に転移したものです．

悪性骨腫瘍の主な症状は，**疼痛・熱感・腫脹**です．なかでも，疼痛は運動障害を生じ，生活レベルに大きな影響を与えます．骨腫瘍に侵されている部分は，通常では骨折しないような動作や外力で骨折する可能性があるので，管理が重要になります．

> **memo** 「肉腫」「癌」と「がん」の違い（図1）
>
> 癌　　…上皮性の悪性腫瘍で，主に臓器に発生します．
> 肉腫　…非上皮性の悪性腫瘍で，骨や軟部組織に発生します．
> がん　…前述の「癌」「肉腫」に，「血液腫瘍」を加えた悪性腫瘍の総称です．
>
> **上皮性**
> 体の表面や臓器（肺，胃，肝臓など）の表面を覆う細胞を上皮細胞といいます．この上皮細胞が悪性腫瘍になったものを上皮性の悪性腫瘍（癌）といいます．臓器はすべて外界と通じているため体の表面として扱われています．
>
>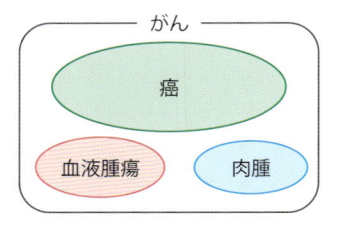
>
> **図1　悪性腫瘍の分類**

悪性骨腫瘍には，①骨を溶かすパターン（溶骨性，**図2**），②骨を造るパターン（造骨性，**図3**），③両者が混ざったパターン（混合性），④骨に浸み込むパターン（骨梁間型，**図4**）があり，最も骨折リスクが高いのは**溶骨性**です．

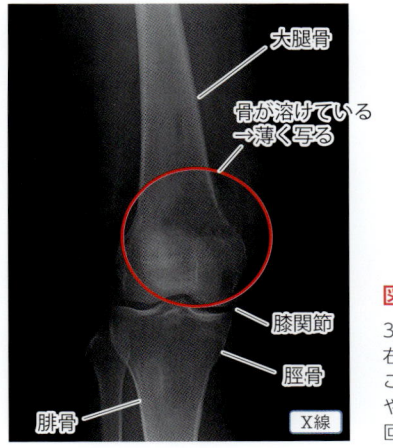

図2　右大腿骨遠位への骨転移（溶骨性）：正面像

30代，女性．肺癌からの骨転移．
右大腿骨の内側上顆のように骨が溶けている部位は薄く写ります．
この症例では関節面付近から広範囲に骨が溶けているので，折れやすくなっています．この場合は免荷動作を指導し，骨に屈伸や回旋の力が加わらないように装具やギプスによる固定も考えます．

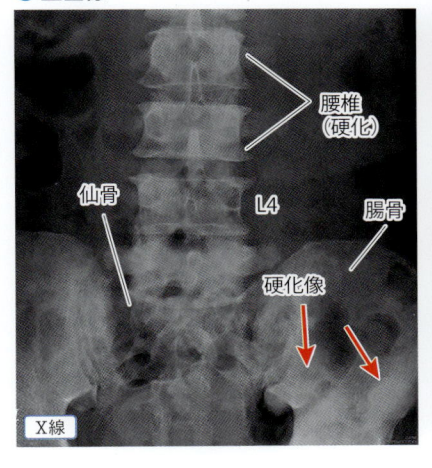

ⓐ 正面像

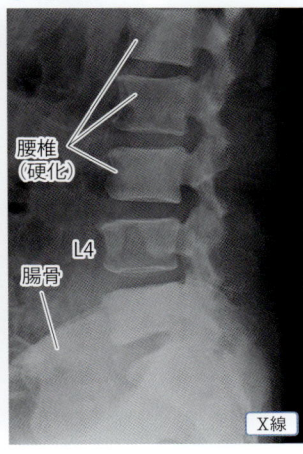

ⓑ 側面像

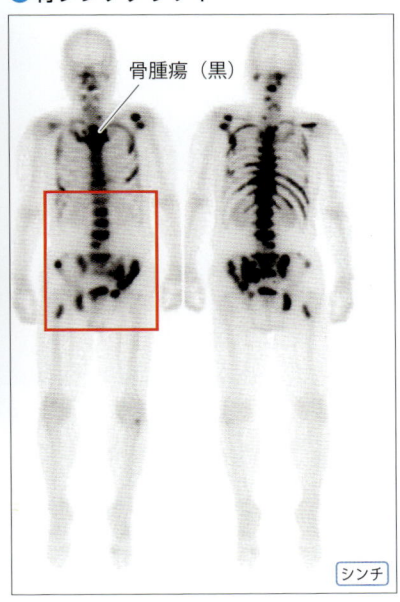

ⓒ 骨シンチグラフィー

図3　腰椎から骨盤への骨転移（造骨性）

70代，男性．前立腺癌からの骨転移．
a，b）腰椎や骨盤の一部（→部位）が白く，濃く写っているところが硬化像になります．脊椎は第4腰椎（L4）を除いたほぼ全脊椎に硬化像がみられ，骨盤は左側が濃く，対側と比較するとわかりやすいです．骨が造られているため骨折リスクは低いのですが，正常な骨ではないため骨が強いわけではありません．
c）骨シンチで黒い集積を認める部分に骨腫瘍があります．□をaのX線と見比べてみてください．左の骨盤のほとんどが腫瘍であることがわかります．このような造骨性の骨腫瘍は，ときに耐え難い痛みを生じることがあります．

2　がんリハを進めるポイント

　　まず，がんの**ステージ（病期）**を確認し社会背景に応じた目標（ゴール）を設定します．
　　そして，時間を浪費することなく，次のがん治療や在宅復帰，社会復帰につなぐことが必要です．
　　そのためには，以下の点が重要です．

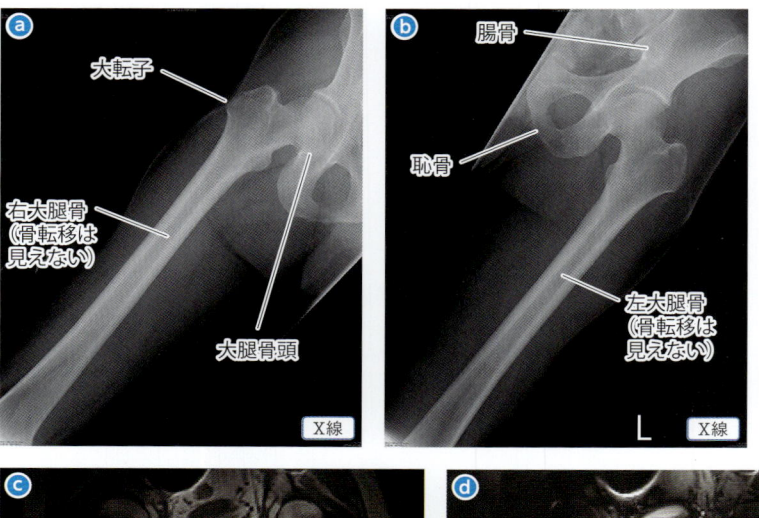
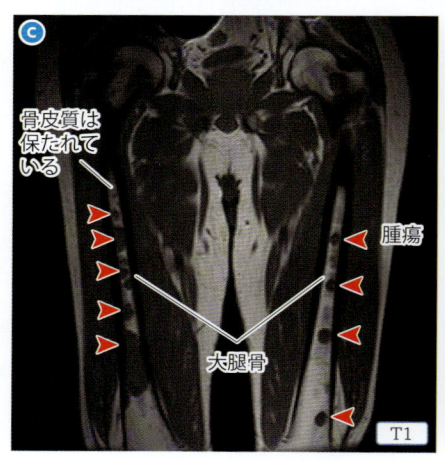
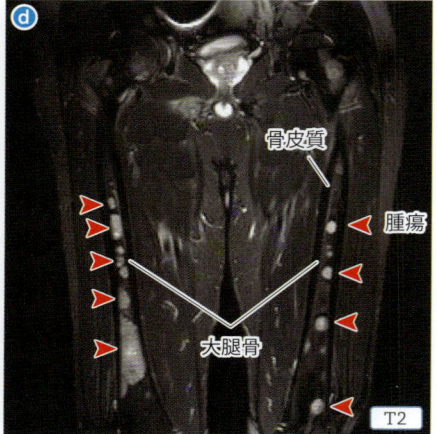

図4　両大腿骨への骨転移（骨梁間型）

40代，男性．扁桃線癌からの骨転移．
a，b）X線画像を見ても骨転移がどこにあるかわからないと思いますが，両大腿骨の髄内に多発しています．
c，d）MRIを見ると，X線画像では何も見えなかった骨髄内に腫瘍（▶）が多発しているのが一目瞭然です．
　　　骨皮質が保たれているので，骨折リスクは低いのですが，ときに耐え難い痛みを生じることがあります．

① いま，原病（がん）に対してどのような治療が行われているのか？
② これから，どのような治療が予定されているのか？
③ どこに病変があるのか？
④ いま，症状の緩和がいるのか？
⑤ 社会的な支援があるのか？
⑥ 患者やその家族は何を望んでいるのか？

いまの病状や社会生活を知り，たずさわる多職種の医療者が情報を共有しながら，各職種の専門性を活かした介入をすることが大切です．医師・看護師のみならず，ソーシャルワーカーやケアマネジャー・介護士など，多職種とのコミュニケーションが求められます．

memo がんのステージ（病期）分類

がんはその病気の進行具合によって5つのステージ（病期）に分類されます.
ステージ0…がん細胞が上皮細胞内にとどまっている状態
ステージⅠ…がん細胞が筋層まで浸潤しているがリンパ節への転移はない状態
ステージⅡ…がん細胞が筋層を超えて浸潤しておりリンパ節への転移がわずかにある状態
ステージⅢ…原発巣周囲のリンパ節へ転移している状態
ステージⅣ…原発から離れた臓器に転移している状態

3 がんリハの目的は？

がんリハは，主に4つ分類されます（表1）.

1) 予防的リハビリテーション

悪性骨腫瘍と診断されても，すぐに手術が行われるとは限りません．例えば骨肉腫では，病変の縮小と微小な転移の抑制を目的に，術前に約2〜3カ月間の抗がん剤治療（化学療法）が行われます．この期間に，**病的骨折**だけでなく，**新たな機能障害**や**能力低下**を起こさないように介入するのが，予防的リハビリです.

病的骨折を回避するために，起居動作の指導，場合によっては免荷での歩行・階段昇降の練習を行い，拘縮の予防を行います.

 手術前の化学療法が終わると病変が縮小したか評価するために画像が撮影されます（図5）.化学療法前後で病変の縮小があれば治療効果があり，手術範囲も縮小できるため術後の良好な機能も期待できます．しかし，病変が縮小していなければ治療効果がなく，手術範囲も大きくなるため機能低下も大きいと予測することができます.

2) 回復的リハビリテーション

悪性骨腫瘍の手術は，根治（完治）を目的に腫瘍を取り残さないように腫瘍を周囲の正常な組織で包み込んで切除する，**腫瘍広範切除術**（図6）が行われます．骨や関節の再建には腫瘍用人工関節などの人工物が用いられ，靭帯や筋肉を移行したり，それらを人工関節に縫着したりすることで，機能の再建も行われます．失った機能や能力低下に対し，手術法や術中所見（関節可動域や筋緊張など），温存された組織（筋肉や神経など）を把握し，**早期に最大限の機能を回復できるように介入する**のが，回復的リハビリです.

表1 がんリハの分類

分類	目的
予防的リハビリテーション	がんと診断された後、今後生じる体力低下や筋力低下・拘縮・病的骨折などの予防
回復的リハビリテーション	がんの治療機に生じた機能障害や能力低下に対する機能の維持
維持的リハビリテーション	がんの増悪に伴う機能障害や能力低下の進行に対する機能の維持
緩和的リハビリテーション	ニーズを尊重しながら、身体的・精神的に質の高い社会生活が送れるように支援する

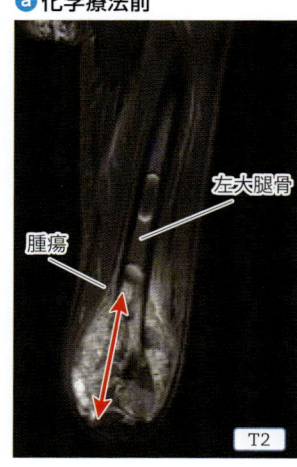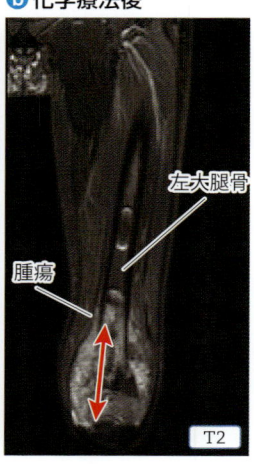

ⓐ 化学療法前　　**ⓑ 化学療法後**

左大腿骨

腫瘍

左大腿骨

腫瘍

T2　　　T2

図5　左大腿骨の骨肉腫：冠状断（溶骨性）
化学療法前後で腫瘍がわずかに縮小していることがわかります.

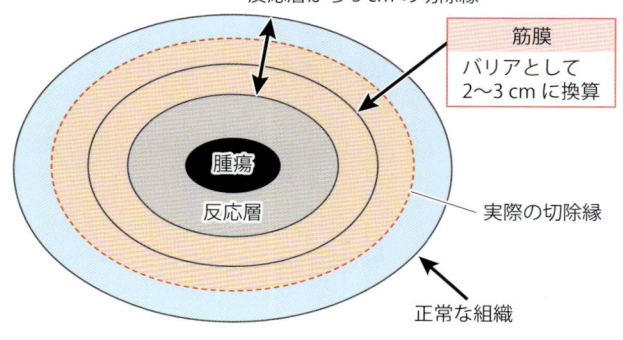

反応層から5cmの切除縁

筋膜
バリアとして
2〜3cmに換算

腫瘍
反応層

実際の切除縁

正常な組織

図6　腫瘍広範切除術
腫瘍の反応層から5cmでは切除範囲が大きすぎるため,筋膜をバリアとして換算して切除範囲を小さくします.

　術後の経時的な機能の評価を行い,起居動作の指導,離床・歩行・階段昇降の練習,再建した筋肉の運動法の指導を行います.

> **memo》腫瘍広範切除術**
>
> 通常,腫瘍の反応層から5cmを目安に切除縁（切除ライン）が決められますが,筋膜や関節包などは腫瘍の浸潤を防ぐバリアと考えられ,2〜3cmに換算するので実際の切除縁は5cmよりも小さくなります.患肢の温存は,この切除縁の設定が鍵になります.

3) 維持的リハビリテーション

　がんの進行や治療により,機能障害や能力低下が進行することがあります.そのため**ADLを維持**することで,次のがん治療につなぐことができるように介入するのが,維持的リハビリです.

　骨転移の病期はステージⅣのがん進行期なので,ADLを維持するために画像などを見て,疼痛や病的骨折を避けるような動作の指導を行います.また骨への負荷を減らす,あるいは禁忌動作を予防するために,装具や補助具を検討します.

4) 緩和的リハビリテーション

　患者やその家族のニーズを尊重し，身体的・精神的苦痛を取り除きながら，質の高い社会生活が送れるように**環境調整**などをして，「その人がその人らしく」いられるようにするのが緩和的リハビリです．

　医師や看護師，患者やその家族，多職種の関係者と連携して，介助や介護の方法，福祉用具や補助具の選定，生活環境の整備など，専門性を活かした介入を行います．

2　四肢の悪性骨腫瘍

加藤祐司

Summary

- 骨の状態を知り，禁忌肢位や禁忌動作を確認し，適切なリハビリ介入を行う必要があります．
- 手術で切除した筋肉や再建の方法を把握して，失った機能に対する代償動作を獲得できるようにします．
- 画像から病変周囲にある筋肉の起始部と停止部を知ることで，どのような動作で痛みや損傷がでるかを予測できます．
- がん治療は手術して終わりではないため，ADLを向上させ次のがん治療につなげることが大事です．

1　原発性悪性骨腫瘍

1) 概要

　　原発性悪性骨腫瘍のなかで**骨肉腫**が最も頻度が高く，年間約200人に発症します．10〜20代の男性に多く，**膝関節周囲**（大腿骨遠位と脛骨近位）に好発します．

2) 治療法

　　①術前の抗がん剤治療（化学療法），②手術，③術後の抗がん剤治療が，骨肉腫の世界的な標準治療です．術前の化学療法で病巣を縮小し，画像ではとらえることができない微小な転移を抑制することで，長期の生命予後が期待できます．初診時に転移のない症例の5年生存率は，約70〜80％です．患肢を温存する手術が主流ですが，腫瘍に重要な血管や神経が巻き込まれていれば切断や離断を余儀なくされる場合もあります．

3) 画像情報を考察し，リスクを考える

　　病変の広がりを確認することが重要です．特に，**溶骨像の広がり**や**皮質の欠損範囲**，転移の有無（**図1〜4**）をみて，荷重や動作による骨折リスクを予測します．さらに，病変周囲にある筋肉の起始部と停止部を知ることで，どのような動作で痛みや損傷がでるかを予測できます．術後は，人工関節と骨の接合部や再建した筋肉に痛みがでやすいため，人工関節の長さ（**図5**）や再建した筋肉，その部位（接合部や縫着部）を把握しておく必要があります．

> **memo　筋肉の再建**
> 腫瘍広範切除では筋肉を骨から切り離してしまうため，筋肉を人工関節に縫い付けたり，筋肉同士を縫い付けたりして筋肉の機能を再建させます．そのため筋肉を再建するという言葉が使われます．

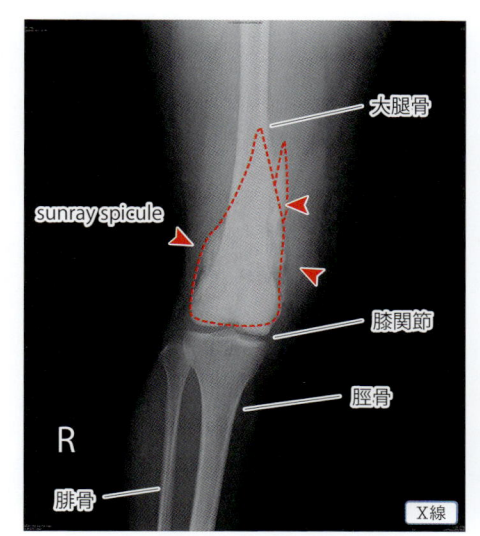

大腿骨

sunray spicule

膝関節

脛骨

R

腓骨

X線

図1　右大腿骨の骨肉腫：正面像

10代，女性.
骨外病変（骨から出た病変）の硬化像は sunray spicule と呼ばれ，特徴的な画像所見の1つです.

ⓐ 正面像

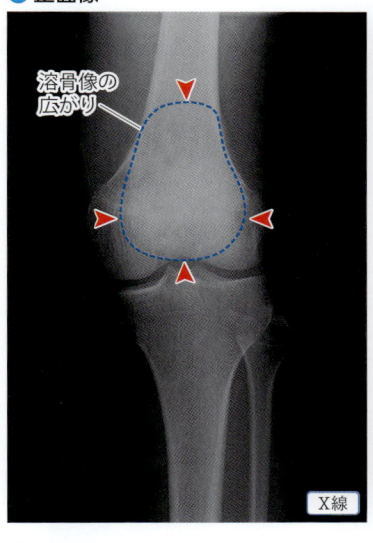

溶骨像の広がり

X線

ⓑ 側面像

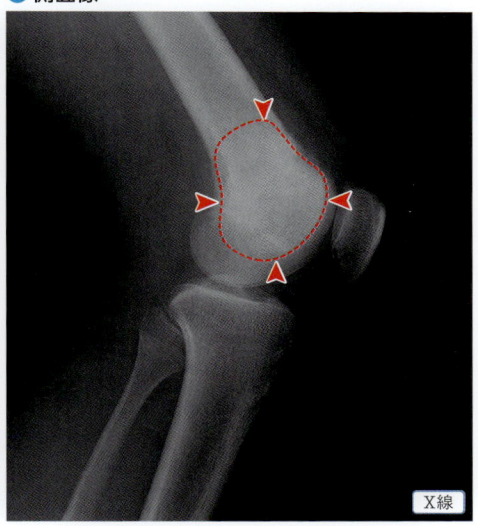

X線

ⓒ 側面像

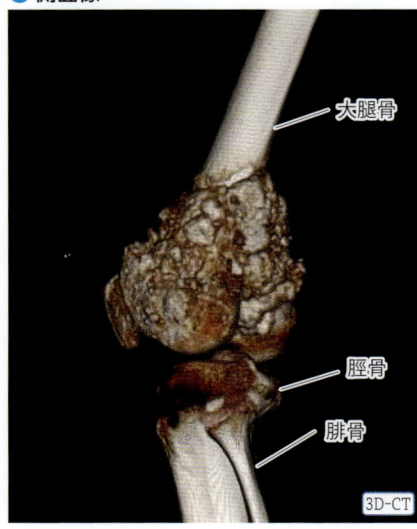

大腿骨

脛骨

腓骨

3D-CT

図2　左大腿骨の骨肉腫：正面像

10代，男性.
a, b) 左大腿骨遠位が白くなっており（▶），硬化像を認めます. 正常な骨との境界は不明瞭です.
c) 3D-CT では骨破壊の程度を評価できます. 皮質の破壊を認め，骨折リスクが高く，免荷や動作の指導が必要と判断できます.

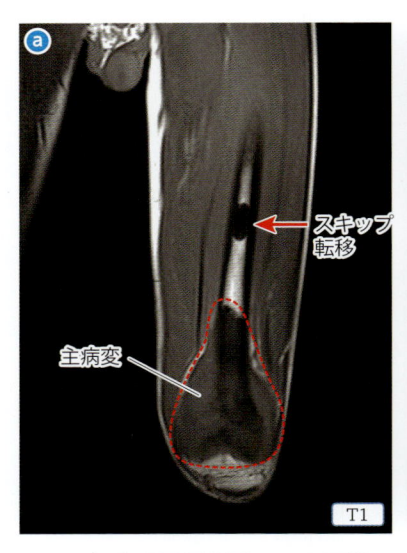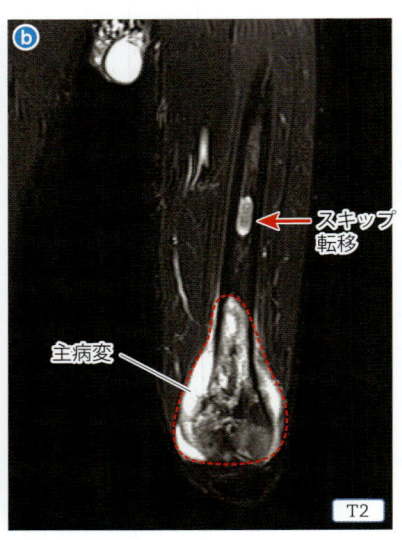

図3　左大腿骨骨肉腫のMRI画像

MRIは病変の広がり（ ⬭ ）を評価できます．左大腿骨の遠位に主病変があります．この画像では大腿骨の中央部にも病変がみえます．この主病変から離れた，同じ骨内の病変はスキップ転移と呼ばれます．

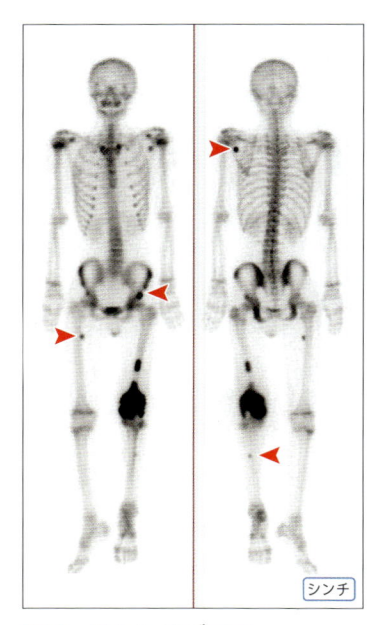

図4　骨シンチグラフィー

骨シンチで他に病変がないか（転移がないか）を評価できます．この画像では左肩甲骨・左下腿・右大腿・左骨盤に病変を確認できます．

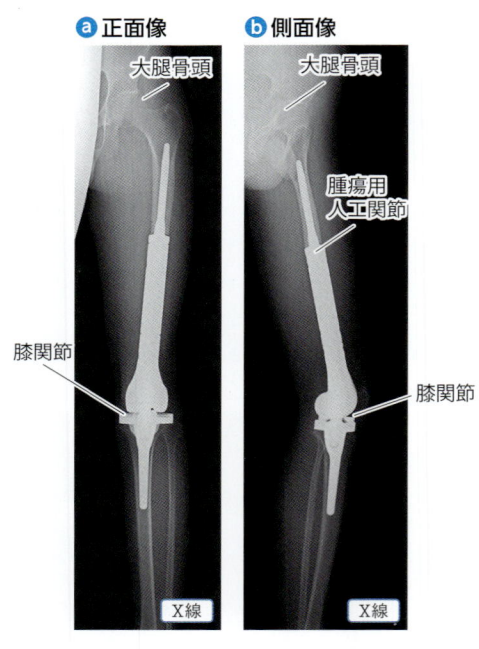

図5　左下肢の骨肉腫での人工関節置換術後

10代，男性．
腫瘍用人工関節は通常の人工膝関節に比べ長いのが特徴です．また，筋肉を広範囲に切除してから残存した筋肉を再建するため手術方法を理解する必要があります．

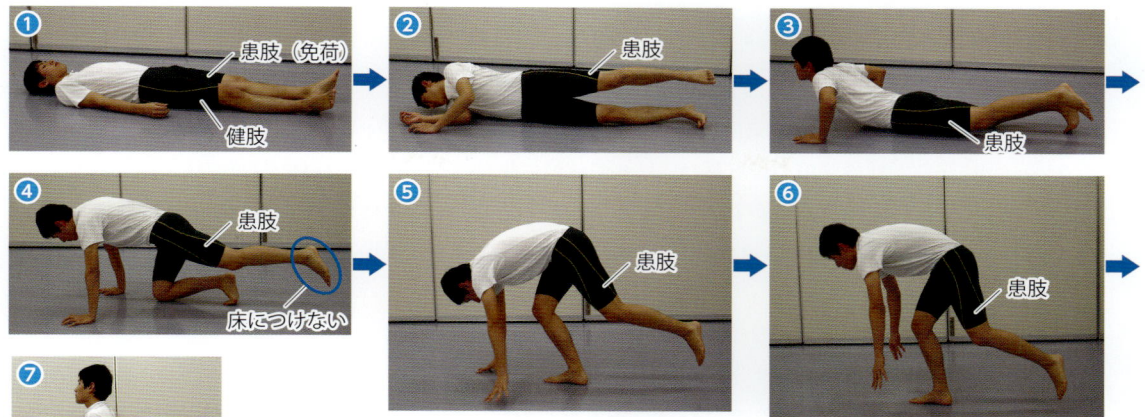

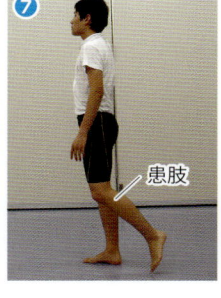

図6　免荷した状態で床からの立ち上がり方法（左患肢）
患肢を免荷する場合，立位になる際にふらつきやすいため松葉杖や台，
手すりがあるとより安全に行えます．

4) リハビリテーション

　術前化学療法の期間は病的骨折を回避するために，床からの立ち上がり指導（図6），免荷での歩行・階段昇降の練習を行い，拘縮を予防するために関節運動を行います．また，化学療法は**強度の全身倦怠感**や**嘔気**を伴うので，全身状態に気を配りながら，無理のない範囲での廃用予防に努めます．

　術後の安静度は手術により異なるため，その都度，主治医に確認する必要があります．一般的には，合併症を減らすためには早期離床が望ましく，失った機能に対する代償動作を獲得し，ADLを向上させ，次のがん治療につなげることが目標です．関節可動域の拡大や筋力トレーニングは，筋肉などの切除や再建の方法を把握して行う必要があります．

> **point**
> 筋肉を広範に切除した場合，筋肉を収縮させる感覚をつかめないことがあります．そのため術直後からセッティングなど等尺性収縮を行うことが必要です．それでも筋肉が収縮する感覚をつかめない場合は，低周波などの物理療法を組合わせることも有効です．

> **pitfall　術後の感染症予防**
> 創周囲の感覚障害を生じるので新たな創傷ができやすいうえ，化学療法で免疫能が低下するので感染リスクが高くなります．人工物が入っているなかでの感染は命にかかわるため，患肢の管理（皮膚に創傷があるか，持続的に圧迫されていないか）やスキンケアの指導を行うことが大切です．

1) 概要

　続発性悪性骨腫瘍の**骨転移**は，ほかの部位に生じたがんが骨に転移するもので，すべての骨に生じる可能性があります．主な症状は，**疼痛**です．がんサバイバーに増悪する痛みの訴えがあれば骨転移を疑わなければいけません．脊椎・骨盤・大腿骨・上腕骨など，体幹に近い部位に好発します．

2) 治療法

　切迫骨折や病的骨折がなければ，放射線治療が一般的です（図7）．放射線治療は数日〜数週で痛みが減り，数カ月で骨硬化が得られます．

　放射線治療が行われる場合は，照射部位である骨転移部位には骨折リスクがあり，安静が必要になるため周辺の関節などに拘縮が生じないようにする必要があります．

　一方手術は，生命予後や合併症などを考慮して行われます．一般的には，予後3カ月以下であれば髄内釘固定など比較的侵襲が少なく症状緩和を目的とした術式が，予後半年以上であれば人工関節置換（図8）など比較的侵襲が大きくとも機能改善が期待される術式が選択されます．

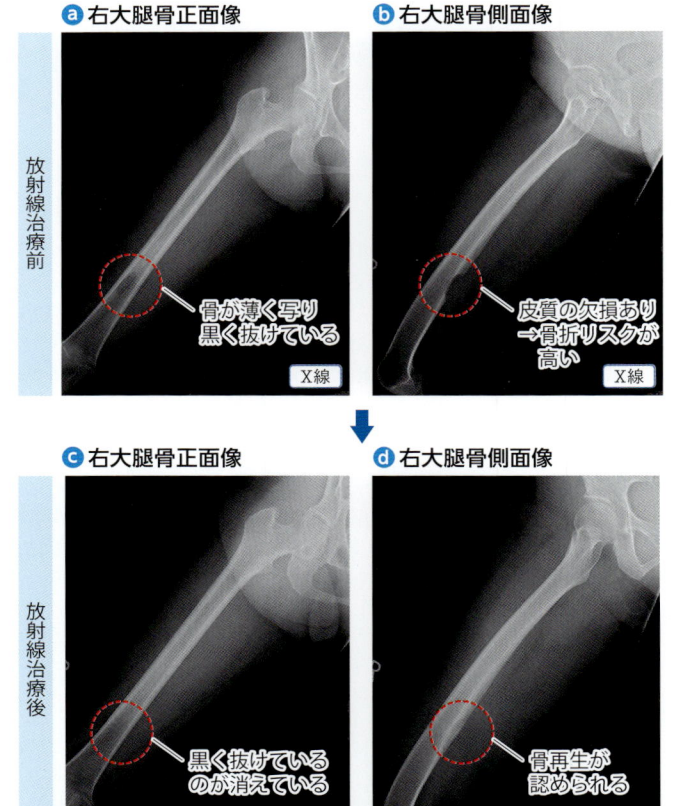

a 右大腿骨正面像　**b** 右大腿骨側面像

放射線治療前

骨が薄く写り黒く抜けている　X線

皮質の欠損あり→骨折リスクが高い　X線

c 右大腿骨正面像　**d** 右大腿骨側面像

放射線治療後

黒く抜けているのが消えている　X線

骨再生が認められる　X線

図7　右大腿骨への転移

50代，女性．乳癌からの転移．
a，b）右大腿骨に転移による皮質の欠損があり，骨折リスクは高いと判断できます．そのため免荷や動作の指導が必要です．
c，d）病的骨折を予防して放射線治療が終了した後の画像です．骨再生が認められ荷重歩行が可能となりました．

予後により術式が変わるため，その都度，患肢の機能予後や目標（ゴール）設定を主治医と検討する必要があります．術式や固定の強度，全身状態をみながら介入しますが，進行がんでは全身状態が低下していることも多いため，毎日の病状把握が大切で，骨転移部位だけでなく，全身のリスク管理を行わなければいけません．

 大腿骨近位置換術後の注意点

大腿骨近位置換術では，中殿筋や腸腰筋付着部の骨片や大転子を人工関節に縫着して再建しますが，軟部組織が癒着する前に過度の筋力トレーニングを行うと，筋肉が断裂したり，骨片が外れたりするので，禁忌動作や開始時期を確認する必要があります（図9）．

 「局所治療」と「全身治療」の違い

局所治療…個々の部位に対する治療で，主に手術や放射線治療を指します．
全身治療…がんは全身疾患であり，その全身に対する治療で，主に薬物療法を指し，化学療法や抗がん剤治療とも呼ばれます．

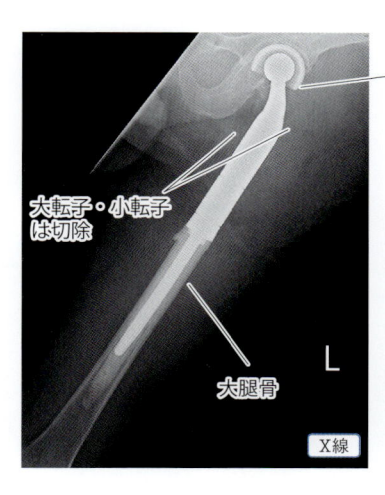

図8　骨転移による人工股関節置換術後

60代，男性．腎癌からの転移．
通常の人工股関節に比べ骨幹部まで人工関節になっていて，大転子や小転子などの筋肉の付着部もなくなっています．そのため，多くの筋肉は人工関節に縫着させて再建させています．
大転子や小転子が切除されていることが確認できます．そのため，腸腰筋や中殿筋などの筋肉は機能するのか，手術の侵襲が大きいため股関節の安定性に支障はないかを確認する必要があります．

ⓐ 術後　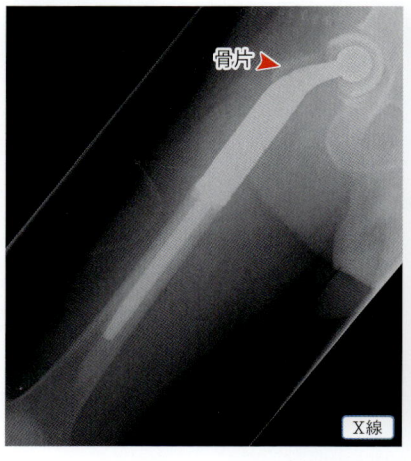

ⓑ 術後3カ月　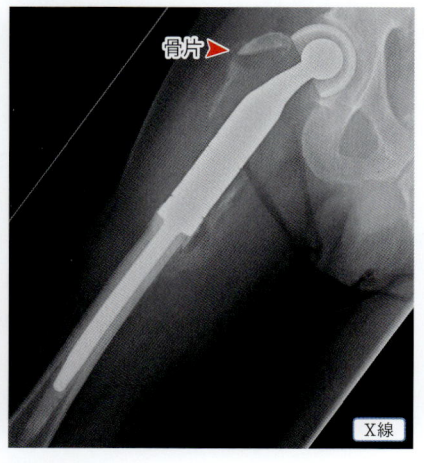

図9　右股関節の人工股関節置換術後の骨片移動

60代，男性．腎癌からの転移．
aとbを見比べてみると，骨片（▶）が移動しているのがわかります．

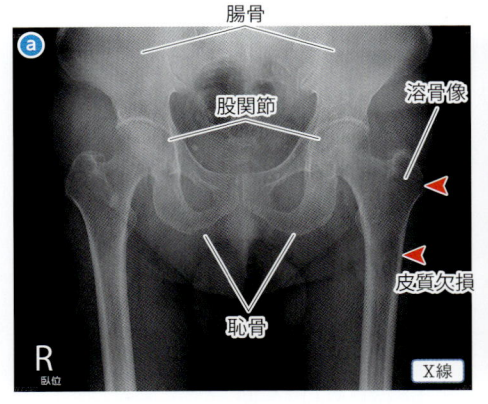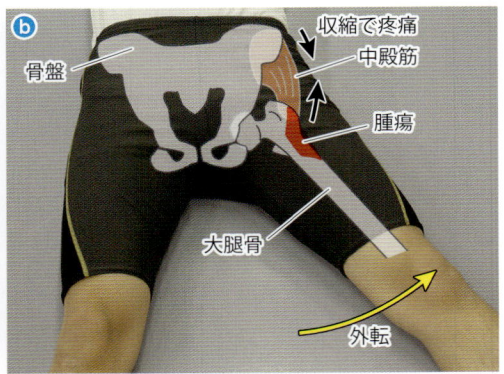

図10　大腿骨への転移と股関節外転時に大転子部にかかるストレス

60代，男性．腎癌からの転移．
a）左大腿骨に溶骨像と皮質欠損を認めるので，切迫骨折の状態で，免荷や動作の指導が必要です．左右を見比べて
　みると，▶ がさす部分の皮質が欠損しています．
b）荷重による痛みだけでなく，転子部に付着する筋群（特に中殿筋）の収縮による痛みにも注意しましょう．
　　➡：大転子に腫瘍があると，中殿筋の収縮で牽引力が働き疼痛が生じます．

> **memo▶ がんサバイバー**
>
> がんと診断されてから人生を全うするまでの人を「がんサバイバー」と呼びます．
>
> **骨転移による骨折の種類**
>
> 切迫骨折…骨転移により骨の脆弱化が進み，いまにも折れそうな状態をいいます．
> 病的骨折…切迫骨折の状態から折れてしまった状態をいいます．

3) 画像情報を考察し，リスクを考える

　　骨転移は，切迫骨折や病的骨折のリスクがあります．特に，溶骨像の広がりや皮質の欠損範囲をみて，荷重や動作による骨折リスクを予測します（図10, 11）．切迫骨折の場合は**折れないように**，病的骨折の場合は**動かさないように**配慮します．そのためには，安静が必要となり，強い衝撃や荷重，捻転の力が加わらないような動作指導や，利き手側の上肢に転移した場合は利き手交換を行います．

4) リハビリテーション

　　骨転移のリハビリで忘れてはいけないことは，がんのステージ（病期）や社会背景に応じた目標（ゴール）設定です．術前から機能予後を予測して生活背景などを聴取し，ADLを早期に獲得し，時間を浪費することなく，次のステップ（がん治療）につなぐことが目標です．

　　放射線治療前は，疼痛や病的骨折を避けるような動作の指導を行い，負荷を減らす，あるいは禁忌動作を予防するために，装具や補助具を検討します．放射線治療による除痛が得られれば，荷重や動作の練習を行い，早期の社会復帰（退院）をめざします．ただし，治療後も骨折のリスクがゼロになるわけではなく，荷物を持ったり，転倒したりなどの強い衝撃や捻転の力が加わらないように生活指導しなければいけません．

　　術後のリハビリの場合は原発性と同様です．

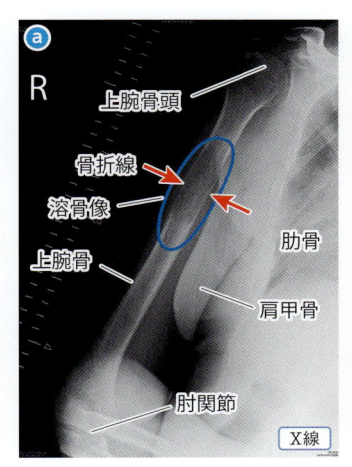
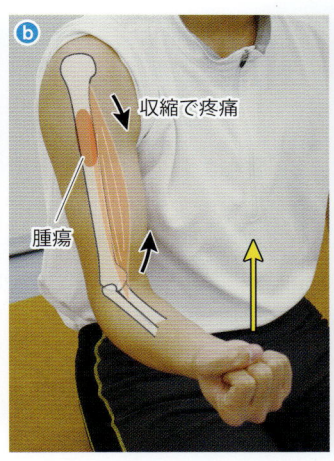

⊙ 人工肩関節術後

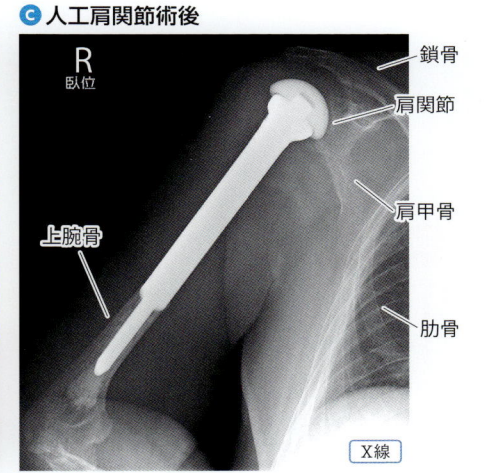

図a内ラベル: R, 上腕骨頭, 骨折線, 溶骨像, 上腕骨, 肋骨, 肩甲骨, 肘関節, X線

図b内ラベル: 収縮で疼痛, 腫瘍

図c内ラベル: R 臥位, 上腕骨, 鎖骨, 肩関節, 肩甲骨, 肋骨, X線

図11　右上腕骨での骨転移と屈曲時痛のメカニズム

60代，男性．腎癌からの転移．

a) 右上腕骨に溶骨像（◯）と骨折線（➔）を認めます．病的骨折の状態で安静が必要です．この部位では三角筋や上腕筋の収縮で疼痛の出現が予測できます．

b) 右肘関節屈曲時に腫瘍部にかかるストレスを模式図にしました．➔：筋肉の収縮により腫瘍に牽引の力が働き疼痛が生じます．

c) 腱板の付着部である小結節や大結節が切除されているため，腱板を人工肩関節に縫いつけて筋肉の連続性を保ちます．この縫いつけた腱板の機能が正常に働くかが大切になりますので，術後安静度やトレーニング開始時期を主治医と検討する必要があります．

　骨転移による疼痛に対する薬物療法として，非ステロイド性抗炎症薬（NSAIDs）などの非オピオイド鎮痛薬，モルヒネなどのオピオイド鎮痛薬，ステロイドなどの鎮痛補助薬が用いられます．これらの薬物療法で痛みがなくなっても，病的骨折や麻痺のリスクはあります．そのため，痛みの部位や性状，治療経過を把握する必要があります．痛みの評価には，Numerical Rating Scale（NRS：10点満点での自己評価）がよく用いられます．

　DVT早期発見のために

がんサバイバーは，深部静脈血栓症（DVT）の発生頻度が高いことが知られています．骨転移により安静臥床を余儀なくされた場合や術後に離床が進まない場合は，DVTを生じている可能性があるので，肺塞栓（PE）を誘発していないか，経皮的動脈血酸素飽和度（SpO₂）などのバイタルサインの確認が必要です．

3　脊椎の悪性腫瘍

加藤祐司

Summary

- 脊椎の悪性腫瘍では転移を示唆するpedicle signやdouble bag signは重要な所見です.
- 主な禁忌動作は,過度の体幹の前屈と回旋です.
- 脊髄麻痺があるときは機能にとらわれず,早く復帰できる目標(ゴール)を設定します.
- 脊髄麻痺がないときは危険な動作を避け,機能を維持できるように努めます.
- 早く原発のがん治療につなげるためにも,早期にADLを向上させることが大切です.

　脊椎の悪性腫瘍にも原発性と続発性(転移性)がありますが,ここでは,大半を占める転移性脊椎腫瘍(脊椎転移)をとりあげます.

1　脊椎転移とは

　脊椎転移は骨転移のなかでも頻度が高く,胸椎・腰椎・頸椎・仙椎の順に好発します.
　脊椎の不安定性や脆弱性による疼痛が生じたり,脊髄や神経根の圧迫による麻痺が生じたりします.すべてのがんに骨転移の可能性があるので,がんサバイバーの疼痛や麻痺などの症状には常に注意が必要です.
　脊髄麻痺のリスクを評価するには,**MRIが最も有効**です.脊髄麻痺の重症度を評価するには,Frankel分類(**表1**)やASIA(米国脊髄損傷協会)評価表(**表2**)などが用いられます.

> **memo》　なぜ脊椎転移で麻痺が生じるか?**
> 脊椎転移で麻痺が生じる機序には腫瘍が脊柱管内に浸潤して脊髄を圧迫する場合と脊椎が圧潰して圧迫する場合の2パターンあります.麻痺は,ADLやQOLを著しく低下させ,今後の治療に大きな影響を与えます.そのため,神経症状の変化には注意が必要です.

2　治療法

　原病(がん自体)に対する全身治療が必須であることは当然ですが,脊椎転移に対する局所治療として,主に放射線治療と手術が行われます.脊髄麻痺があるときは,手術による除圧(脊髄の圧迫を取り除く)や固定が行われ,機能の回復を期待します.脊髄麻痺がないときは,放射線治療が行われ,除痛と骨の再生を期待します.いずれの治療も,支持性を高めるために,装具や補助具を検討します.

表1　Frankel分類

	分類	状態
A	完全麻痺	損傷高位以下の運動・知覚の完全麻痺
B	運動麻痺，知覚残存	損傷高位以下の運動は完全麻痺で，知覚のみ残存
C	運動残存（非実用的）	損傷高位以下に随意運動は認めるが，実用性は乏しい
D	運動残存（実用的）	損傷高位以下に運動機能が残されており歩行などの実用性がある
E	回復	運動・知覚麻痺や膀胱直腸障害を認めないもの．反射の亢進はあってもよい

表2　ASIA評価表

	分類	状態
A	完全麻痺	損傷高位以下の運動・知覚機能は完全麻痺．膀胱直腸障害あり
B	不全麻痺	運動機能は完全麻痺で感覚は損傷部以下から膀胱直腸感覚まで残存
C	不全麻痺	運動機能は損傷高位以下で残存しているがkey musclesはMMT3以下
D	不全麻痺	運動機能は損傷高位以下で残存していて，key musclesはMMT3以上
E	正常	運動・感覚機能は完全に回復していて，反射の異常はあってもよい

3 画像の見かた

　脊椎の悪性腫瘍の画像で確認するポイントは①椎体が破壊されて骨の形状が変化していないか確認する，②脊椎のアライメントを確認する，③脊柱管内に腫瘍が浸潤していないか確認する，この3つになります．

　まず，造骨性の腫瘍ではX線画像にて脊椎が色濃く写りますがアライメントの変化はみられません．しかし，骨が造られることによって脊椎が膨張し，脊柱管を圧迫する場合があるためMRIなどの画像を確認する必要があります．

　次に溶骨性の腫瘍ではX線画像にて椎弓根の破壊が確認することができます（pedicle sign，図1）．椎体の不安定性や椎体が破壊されて生じるアライメントの変化を確認するにはCT画像も有用です（図2，3）．しかし，この2つでは脊柱管内への浸潤は評価できないためMRI画像が重要になり，腫瘍が脊柱管内に浸潤することで脊髄が圧迫されていることが確認できます（図4，double bag sign 図5）．

> **memo** **外傷による脊髄麻痺とがんによる脊髄麻痺の違い**
> 交通事故などの外傷による脊髄麻痺は，受傷時の損傷の程度で機能予後が予測されます．しかし，がんによる脊髄麻痺は，例え長期にわたる脊髄の圧迫があっても除圧術により，当初は歩行が不可能だった症例が長期的には歩行可能になる場合があります（図6）．

4 リハビリテーション

　脊椎転移のリハビリで重要なことは，原発のがん治療につなげるためにも，早期にADLを

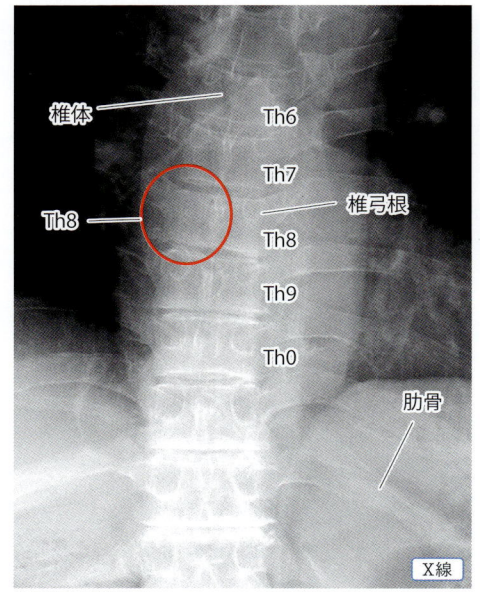

ⓐ 前後像

椎体 / Th6 / Th7 / 椎弓根 / Th8 / Th9 / Th0 / 肋骨 / X線

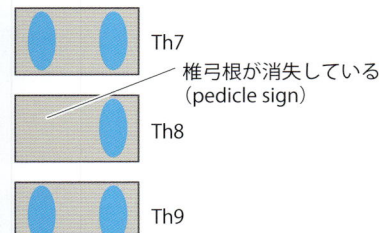

ⓑ 模式図

Th7
椎弓根が消失している（pedicle sign）
Th8
Th9

図1　脊椎への骨転移像

60代，男性．甲状腺癌からの転移．図1〜6は同一の症例．
骨転移の病巣が椎弓付近に生じた場合X線の前後像にて椎弓根の消失がみられ，これをpedicle signと呼びます．

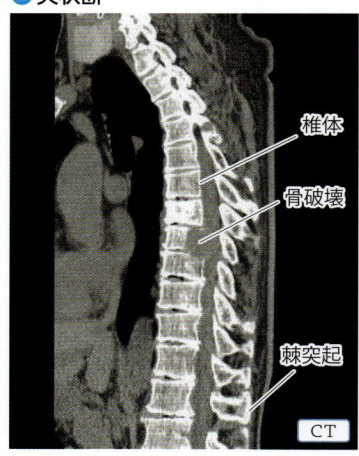

ⓐ 矢状断

椎体 / 骨破壊 / 棘突起 / CT

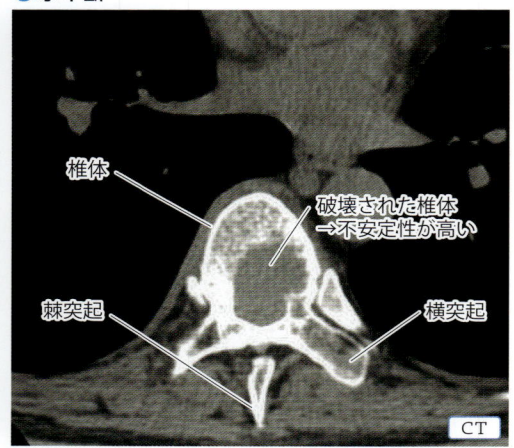

ⓑ 水平断

椎体 / 破壊された椎体→不安定性が高い / 棘突起 / 横突起 / CT

図2　脊椎の骨破壊

CTは骨破壊の程度を評価でき，不安定性や脆弱性を判断できます．椎体の半分以上が破壊されおり，不安定性が高いと予測されます．

獲得することです．がん治療は副作用などで身体への負担が大きいため，ベッド上で寝たきりの患者などでは治療することが難しくなります．そのため神経麻痺で機能低下が生じた場合，理学療法士としては歩行能力の獲得などを目標にリハビリをしてしまいますが，機能回復を待ってADLを向上させないでいると原病（がん自体）に対する治療が遅れ，生命予後に悪影響をきたします．脊椎転移のリハビリでは独歩自立が目標ではなく，あえて介助下での車椅子移乗を目標とし，ADLの向上を優先する場合もあります．そのため，適切な短期目標をたてて支援していくことが大切になります．

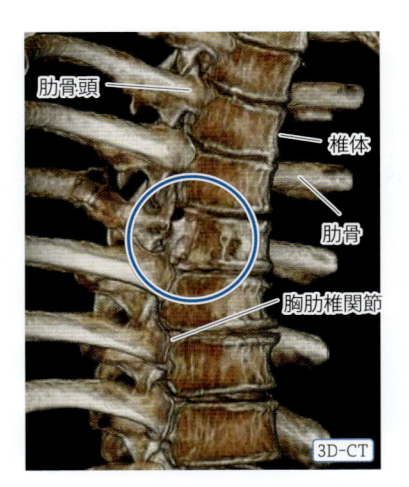

図3　脊椎の溶骨（右胸肋椎関節）

上下の肋椎関節と見比べると〇部位の骨が溶けて破壊されています．病的骨折を予防するために安静度の制限や動作の指導を行います．また，動作の制限や患部の支持性を向上させるために装具や補助具を検討します．

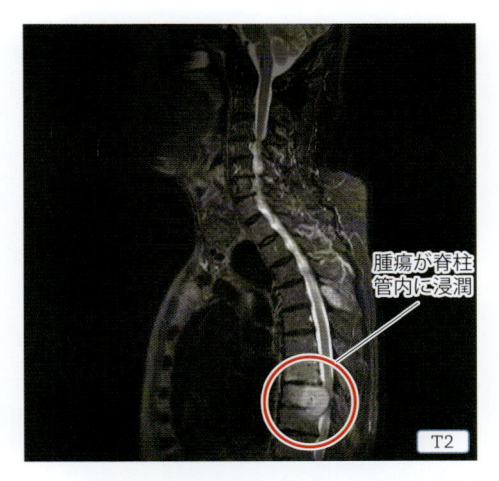

図4　胸椎骨腫瘍の脊柱管内への浸潤（矢状断）

MRIは神経の圧迫の程度を評価でき，麻痺のリスクを判断できます．圧迫の高位と神経学的所見は，術後の神経回復を予測するうえで大切になります．この画像では胸椎に腫瘍が確認でき，後方の脊柱管内に浸潤しているのが確認できます（〇）．頸椎には脊椎の変形による狭窄を認めますが，加齢による変性で症状はありません．

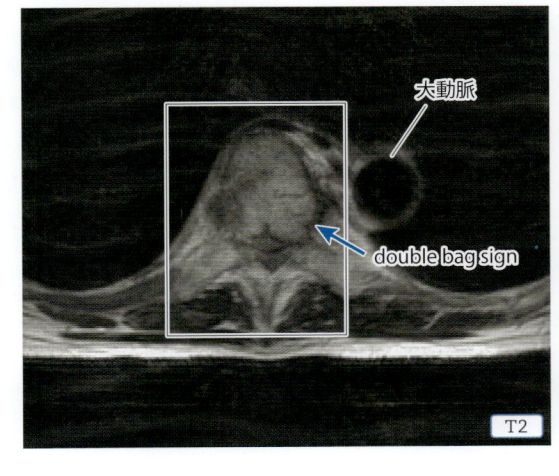

ⓐ 水平面

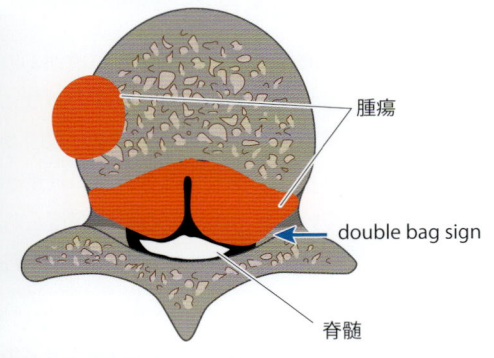

ⓑ 水平面模式図（拡大図）

図5　脊椎のMRI画像

腫瘍が脊柱管内に浸潤し脊髄が絞扼されて，麻痺が生じています．脊髄を前方（上）の左右から袋状に押している所見（➡）をdouble bag signと呼びます．

1) 放射線治療の場合

　　治療中の安静度によって介入方法が変わります．安静度は神経症状があるか，疼痛があるかなどの臨床症状や画像所見・病状，それに加えてギャッジアップができるか，座位がとれるかなどのADLも加味して決定します．

　　安静が必要な場合は，廃用予防のために，関節可動域練習や筋力トレーニングが中心となり

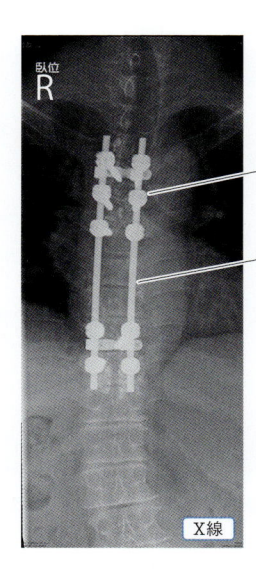

後方固定のスクリュー

後方固定のロッド

図6　脊椎術後（後方固定）

脊髄麻痺がある症例では除圧と固定が行われます．この画像のように固定する範囲が広いときは，侵襲による疼痛が生じやすく，また，創部周辺の筋収縮は疼痛を誘発しやすいため注意してください．

ます．その際は，股関節や肩関節など，脊椎の可動を伴う関節部位の運動は注意しなければいけません．

2) 離床をすすめる場合

安静期間の長さを確認する必要があります．安静期間が長いほど起立性低血圧のリスクが高く，意識消失による転倒・転落の事故につながりかねないので，こまめに意識状態のチェックや血圧測定することが大切です．起居動作では疼痛が生じやすいため，脊椎への負担が少ない方法（図7, 8）を考慮しないといけません．起居動作から端座位，車椅子，歩行器，杖とADLを上げていきますが，骨の再生が得られていない時期に活動量を増やし過ぎると，骨折や神経圧迫を再び生じる可能性があるので，注意しなければいけません．

> **memo▶　なぜ起立性低血圧が生じるのか？**
>
> 心拍数や血圧を上昇させるのが交感神経の働きで，交感神経は胸腰髄に存在しています．そのため上位胸髄より高位の損傷では交感神経の働きが障害され血圧調整ができなくなることで起立性低血圧が生じやすくなっています．
>
> **ティルトテーブル（図9）**
>
> 段階的な離床が必ずしもよいわけではなく，除痛が得られるまでに時間がかかりそうなときは，ティルトテーブルを利用します．ティルトテーブルは，脊椎への負担を軽減し，抗重力状態に慣らしながら離床をすすめることができます．

3) 手術が行われる場合

主治医と綿密に連絡をとりながら，術後早期の離床をめざします．

上位胸髄より高位の麻痺は自律神経障害を生じて離床をすすめることができないときもあるので，麻痺の高位や機能レベルに合わせて介入しなければいけません．脊椎転移を生じている

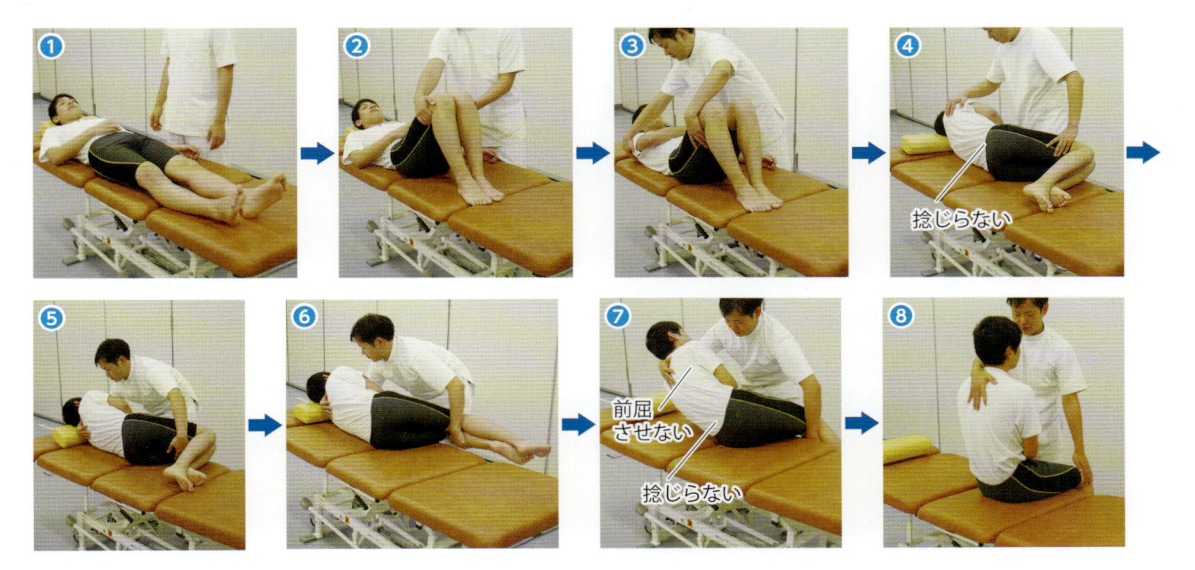

図7　起き上がり動作

体幹の前屈や回旋を伴うことが多いため，側臥位を介して体幹の前屈・回旋をせずに起き上がる工夫が必要です．

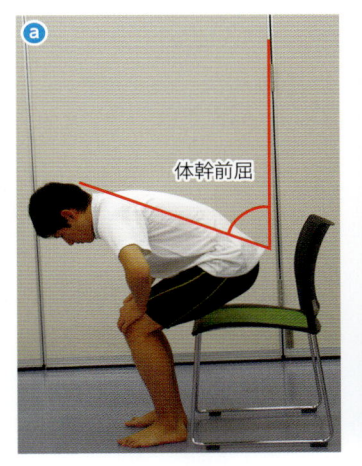 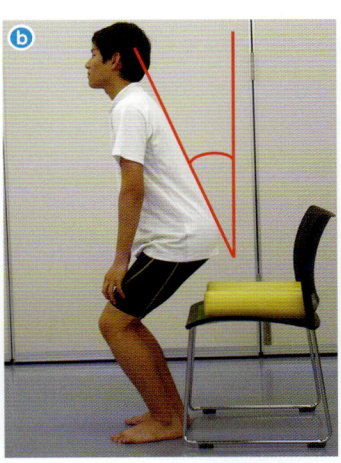

体幹前屈

図8　立ち上がり動作

立ち上がり動作の際に疼痛がある場合は，ベッドの高さ上げることで立ち上がりの体幹前屈が少なくなり疼痛を軽減することが可能です．

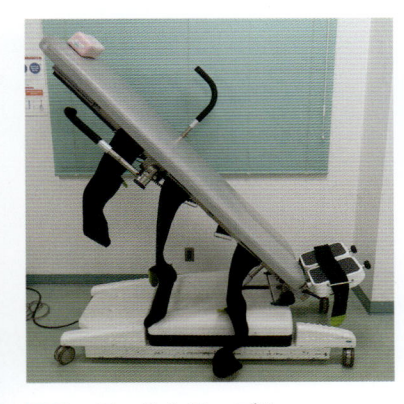

図9　ティルトテーブル

端座位のような抗重力位になることで疼痛が誘発される場合は，ティルトテーブルを使用して角度を調整し，脊椎への負担を軽減します．当院では30度→45度→60度と疼痛の状況を確認しながら角度をあげています．

がんは進行がんなので，機能の回復にとらわれず，生命予後を考慮した適切な目標（ゴール）設定が重要です．多くの場合，術後1カ月程度で社会復帰（退院）できるようなリハビリプログラムを立案する必要があります．機能の改善のみならず，生活環境の整備，家族への介助，介護の指導も行います．

4　骨転移の評価とリスク管理

加藤祐司

Summary

- 骨転移は生命に直接影響しないが ADL や QOL を著しく低下させます.
- 骨転移では，切迫骨折と病的骨折，脊髄麻痺に注意が必要です.
- 悪性骨腫瘍は，ADL 障害に直結する体幹に近い部位に好発します.
- 患者の訴えに耳を傾け，日々の変化・症状をよくみて，決して無理をさせないようにします.

1　現状

　早期診断や治療技術の進歩により，がんの生存期間が延長しています. 現在，2人に1人ががんとなり，3人に1人ががんで亡くなるといわれています. 以前は「がん＝不治の病」とされていましたが，今は「がんと共存する時代」になっています.

　がん患者の10〜20％に骨転移が生じ，生存期間の延長とともに，その数も増加しています. 骨転移による疼痛や骨折，麻痺は ADL や QOL を著しく低下させ，今後の治療に大きな影響を与え，間接的には生命にも影響します.

2　骨転移を生じやすいがん・部位

　骨転移はすべてのがんに生じる可能性があります. なかでも，**肺癌，乳癌，前立腺癌**に好発します. がんサバイバーが増悪する痛みを訴えるときは，骨転移を疑って主治医に相談してください（**第7章-1**）.

　全身の骨で骨転移が生じる可能性はありますが，脊椎，骨盤，大腿骨，上腕骨など体幹に近い部位に好発します（**図1**）. 脊椎のなかでは，胸椎，腰椎，頸椎，仙椎の順に好発します.

 骨転移の好発部位を知ることはリスク管理にとって重要です. 例えば，リハビリを行っている肺癌の患者が，日ごとに増す背部痛を訴えるとき，疲労性の筋肉痛だろうと思い込むことなく，骨転移を疑うことができるかで，その後の経過は大きく異なります. もしリハビリをそのまま継続すれば，ある日突然，病的骨折を生じたり，下肢麻痺が出現したりすることがあります. リハビリを行うだけでなく，痛みや全身状態など日々の病状を評価し，管理する必要があります.

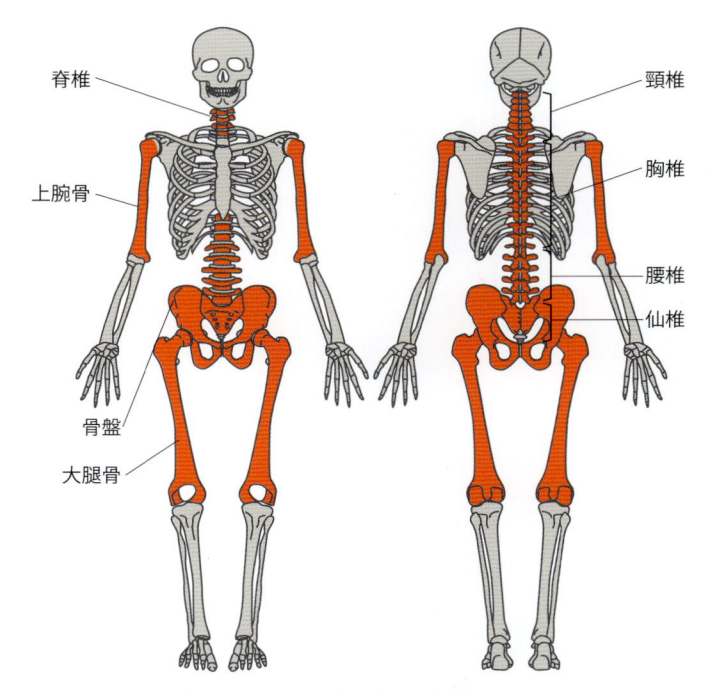

図1　骨転移が生じやすい部位（■の部分）

骨転移は，ADL を左右しやすい体幹に近い部位に好発します．

> **memo ▶　骨転移と疼痛**
>
> 骨転移の主な症状は疼痛です．四肢の骨転移で生じる疼痛はその部位に限局しています
> が，脊椎の骨転移で生じる疼痛はその部位だけでなく，脊髄や神経根を圧迫するので，その神経が支配する領域の神経障害性疼痛にも注意が必要です．胸椎病変であれば背部から
> 体幹側部への帯状疼痛がみられ，腰椎病変であれば腰部から下肢への放散痛がみられます．

3　骨転移に用いられる評価

　骨転移には，予後予測，長管骨の病的骨折リスク，椎体不安定性などを評価する方法があります．以下に代表的なスコアを示します．

① 新片桐スコア（表1）

　原発巣の種類，内臓または脳転移の有無，血液検査の異常，Performance Status（表2），過去の化学療法歴，多発骨転移の6項目を点数化し，合計点から予後を予測します．

　予後予測はゴール設定をするのに大変重要になります．予後不良の場合は，早期に ADL を向上させて社会復帰できるようにゴール設定をする必要があります．

表1 新片桐スコア

		予後予測因子		スコア
1	Slow growth	原発巣の種類	ホルモン治療感受性乳がん，ホルモン治療感受性前立腺がん，甲状腺がん，悪性リンパ腫，多発性骨髄腫	0
	Moderate gorowth		分子標的薬使用肺がん，ホルモン治療抵抗性乳がん，ホルモン治療抵抗性前立腺がん，腎がん，子宮体がん，卵巣がん，肉腫，二重がん，その他	2
	Rapid growth		分子標的薬非使用肺がん，大腸がん，直腸がん，胃がん，膵臓がん，頭頸部がん，食道がん，胆嚢がん，肝臓がん，泌尿器がん，悪性黒色腫，原発不明がん，その他	3
2	内臓または脳転移		なし	0
			結節性転移	1
			播種性転移	2
3	血液検査異常		Normal	0
			Abnormal（LDH > 250 IU/U，CRP > 0.3 mg/dL，アルブミン ≦ 3.6 g/dL のうちいずれか）	1
			Critical（アルブミン補正血清 Ca 値 ≧ 10.3 mg/dL，総ビリルビン値 ≧ 1.4 mg/dL，血小板数 ≦ 100,000/ μL のうちいずれか）	2
4	Performance Status 3 ～ 4		―	1
5	過去に化学療法の有無		―	1
6	多発骨転移の有無		―	1

スコア合計	生存率（%）		
	6カ月	12カ月	24カ月
0～3	98	91	77
4～6	74	50	28
7～10	27	6	2

> **memo** **Performance Status（PS）**（表2）
>
> がん患者の全身状態を評価する国際的な評価法です．PS不良の場合は，薬物療法の種類によっては，治療効果よりも副作用が勝るため，積極的な治療が困難となる場合があります．
>
> #### 表2 PSの分類
>
> | スコア | 全身状態 |
> |---|---|
> | 0 | 発病前と同じように日常生活が行える |
> | 1 | 活動が一部制限されるが，歩行や座位での作業は可能 |
> | 2 | 日中の50％以上は起きており，身の回りのADLは可能 |
> | 3 | 日中の50％以上はベッドで過ごしており，身の回りのADLに介助必要 |
> | 4 | ベッド上臥床でADLは全介助 |

② Mirels スコア

　　長管骨の病的骨折リスクには，Mirels スコア（表3）が用いられます．

　　部位，痛み，状態，大きさの4項目を点数化し，病的骨折のリスクを評価し，点数によって治療方針が検討されます（図2）．

表3　Mirels スコア

評価		点数
部位	上肢	1
	下肢	2
	転子部	3
痛み	軽度	1
	中等度	2
	重症	3
状態	造骨性	1
	混合性	2
	溶骨性	3
大きさ （直径に占める 割合）	＜1/3	1
	1/3〜2/3	2
	＞2/3	3

合計	病的骨折リスク	治療
9点以上	高い	予防的固定
8点	境界	固定を考慮
7点以下	低い	保存療法

ⓐ 正面像

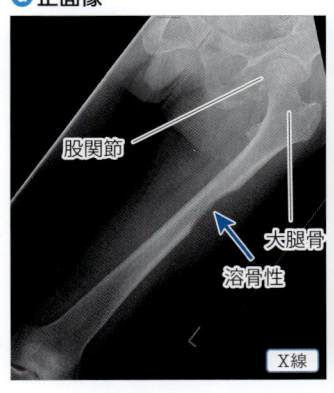

ⓑ 水平像

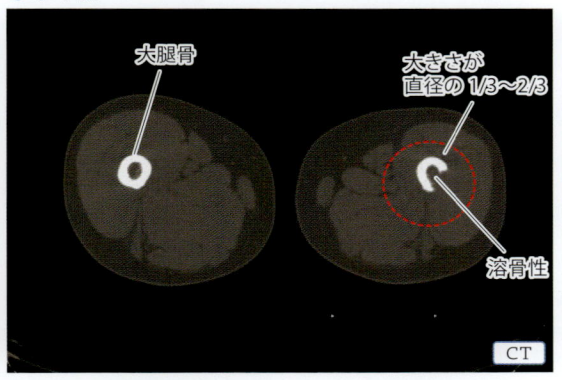

図2　左大腿骨と大腿部の病的骨折リスク評価

この画像を Mirels スコアで評価してみると，下肢で2点，疼痛が中等度あるとして2点，溶骨性3点，大きさは直径の1/3〜2/3なので2点，合計9点となり病的骨折のリスクが高いと判断できます．この場合は予防的に固定手術がされますが，それまでの間に病的骨折を起こさないように免荷での歩行・階段昇降・起居動作練習などを実施します．手術後は整形外科医に安静度を確認してリハビリテーションを行っていきます．

③ SINS

　椎体不安定性の評価には，Kostuik の6 column concept や Spinal Instability Neoplastic Score（SINS，**表4**）が用いられます．

　転移部位，動作時や脊椎への負荷時の疼痛，腫瘍の性状，画像所見における椎体アライメント，椎体破壊，脊椎の後外側の障害（椎間関節，椎弓根，肋椎関節の骨折や腫瘍浸潤）の6項目を点数化し，その合計点から脊椎の不安定性を評価します（**図3**）．不安定性の程度により，装具などの保存的治療，あるいは経皮的椎体形成術や固定術などの外科的治療が考慮されます．

表4　SINS

	所見	点数
転移部位	脊椎移行部	3
	脊椎可動部	2
	胸椎部 (TH3-10)	1
	仙椎 (S2-5)	0
動作時痛	あり	3
	時折ある	1
	なし	0
腫瘍の性状	溶骨性	2
	混合性	1
	造骨性	0
椎体アライメント	脱臼や亜脱臼	4
	後彎や側彎変形	2
	アライメント正常	0
椎体破壊	50％以上の破壊	3
	50％以下の破壊	2
	骨破壊はないが50％以上に腫瘍が転移	1
	いずれもない	0
後外側の障害	両側	3
	片側	1
	なし	0

合計	脊椎安定性
1〜6点	安定
7〜12点	軽度の不安定
13点以上	不安定

ⓐ 矢状断

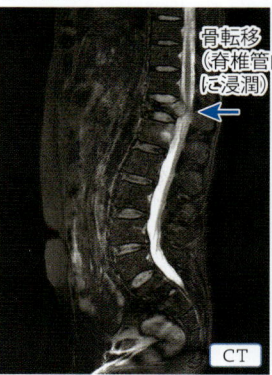

骨転移
（脊椎管内
に浸潤）

ⓑ 水平断

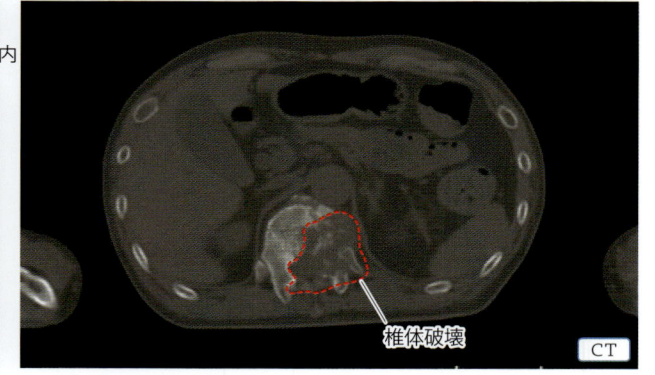

椎体破壊

図3　脊椎不安定性の評価

この画像をSINSで評価してみると，胸椎部1点，溶骨性2点，アライメントは冠状断はないが側彎変形があるため2点，椎体破壊50％以上3点，片側の後側方の障害あり1点，合計8点と椎体の軽度の不安定性ありと判定できます．しかし腫瘍が脊柱管内に浸潤しているため脊髄麻痺のリスクがあります．そのため，神経症状の評価をする必要があります．この部位では体幹の屈曲や伸展にて神経症状が増悪することが予測できます．

4 リハビリテーションに必要なリスク管理

① 骨転移の部位や破壊の程度を確認

部位が下肢など荷重がかかる部位なのか，脊椎であれば可動性の多い部位なのかを確認することは重要です．下肢骨の場合は骨転移があると移動手段に大きく影響を及ぼすため注意が必要です．逆に上肢骨であれば立ち上がるときなどに少し手をつくだけでも骨折する場合があるためADLの指導が必要になります．脊椎であれば起き上がりや立ち上がり，下のものを取る際の前屈で骨折する可能性があるため，骨転移の部位ごとに注意する動作が違います．

② 体動時痛の有無や性状を確認

体動時に痛みがあるのは骨や神経にストレスがかかっていることが考えられます．通常では痛みが出ないような動作や姿勢で痛みが生じた場合は特に注意が必要です．痛みの部位と画像から得た骨転移の部位を照らし合わせて，痛みの原因を把握することが必要です．骨転移が原因の痛みであるならばリハビリで痛みが出ないような動作を指導し，必要な歩行補助具や装具を選定します．

③ 病的骨折のリスクを評価し，禁忌動作を確認

画像から骨破壊の状態を確認して，表3の評価表を用いて骨折のリスクを評価します．そして上肢は生活に使用できるか，下肢は荷重可能なのか，脊椎はどこまで離床していいのかを整形外科医と相談して決めます．

④ 下肢骨では荷重制限を確認

画像で骨破壊の部位と程度を確認します．骨破壊の程度によって荷重制限は変化するため整形外科医に確認が必要です．その後はリハビリで適切な歩行補助具を選定します．なかには疼痛が強く整形外科医が指示した荷重をかけることが難しい症例もあるため，その際は理学療法士が評価して医師と相談する必要があります．

また，高齢の骨転移患者では松葉杖や歩行器を扱うほどの筋力や体力がない場合もあるため，移動手段を車椅子に制限する場合もあります．

⑤ 上肢骨では安静度を確認

上腕骨に骨転移がある場合は肘関節の運動でも疼痛が出現するため，生活のなかで使用できるか確認が必要です．少しの体動で疼痛が生じる場合は三角巾やアームスリング，バストバンドなどで固定して生活のなかでも患肢を使用しないように制限します．

⑥ 脊椎では不安定性を評価し，装具の適応を検討し，安静度を確認しながら離床をすすめる

画像から表4の評価表を用いて脊椎の不安定性を評価します．そのうえで装具の必要性を検討して，疼痛の有無を確認しながら，ベッド上のギャッジアップから段階的に離床を行っていきます．疼痛が強く，端座位が困難な場合はティルトテーブルなども検討します．

⑦ がんのステージ（病期）や社会背景をふまえた目標（ゴール）設定を行う

がんのリハビリは必ずしも機能改善ができるわけではありません．がんのステージや社会背

景をふまえて最善の目標設定を行う必要があります．機能改善ばかりを目標にするよりは早期にADLを向上させて社会に復帰できるようにすることも必要なことがあります．

■ 参考文献
1）宮越浩一：骨転移．「がん患者のリハビリテーション：リスク管理とゴール設定」（宮越浩一/編），pp78-91，メジカルビュー社，2013
2）荒木信人：基本的診察項目，診断基準．「骨転移治療ハンドブック」（厚生労働省がん研究助成金がんの骨転移に対する予後予測方法の確立と集学的治療法の開発班/編），pp14-27，金原出版，2004
3）藤本 肇：画像の見方．「骨転移の診療とリハビリテーション」（大森まいこ，他/編），pp16-23，医歯薬出版，2014

索 引

編者 Profile

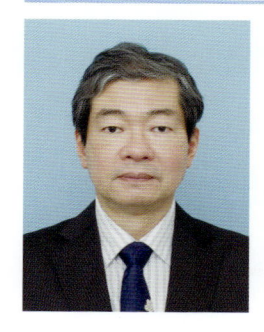

河村 廣幸　Hiroyuki Kawamura

森ノ宮医療大学保健医療学部理学療法学科　教授

昭和57年3月：行岡医学技術専門学校リハビリテーション科 卒業

同年4月：大阪大学医学部附属病院理学療法部 勤務

主として，患肢温存手術後の理学療法について研究していた．このときの経験から，既存の運動学・動作分析などに疑問をもち，日々動作分析の限界について訴えている．

平成6年4月：大阪府立病院（現 大阪急性期・総合医療センター）勤務

研究よりも，低予算・誰でもできる研究方法自体に興味が移り，その関係からMMM（Macと医療の勉強会）や日本医学写真学会に参加していくこととなる．

平成20年4月：森ノ宮医療大学保健医療学部理学療法学科

教授として勤務．主として運動器系理学療法の講義を受けもつ．臨床の話しを織り交ぜすぎて，かえってわかりにくい授業との噂も…．

平成24年4月：近畿大学大学院医学研究科医学系専攻博士課程入学

五十の手習い，と言うことで入学したものの，なかなか卒業できないでいる．エンドフィールを再現する装置を理工学部と共同で開発．今後の研究が期待できる…？

平成26年6月：日本医学写真学会理事長就任

小さな学会だが，画像・映像・プレゼンテーションについては何でも来いというかわった学会の理事長となる．意外に，理学療法士が多数参加している．

リハビリに直結する！運動器画像の見かた

2017年 11月 1日　第1刷発行	編　集	河村廣幸	
2024年 4月 5日　第3刷発行	発行人	一戸裕子	
	発行所	株式会社　羊　土　社	

〒101-0052
東京都千代田区神田小川町 2-5-1
TEL　03（5282）1211
FAX　03（5282）1212
E-mail　eigyo@yodosha.co.jp
URL　www.yodosha.co.jp/

装　幀　小口翔平＋三森健太（tobufune）
印刷所　三報社印刷株式会社

© YODOSHA CO., LTD. 2017
Printed in Japan

ISBN978-4-7581-0223-0

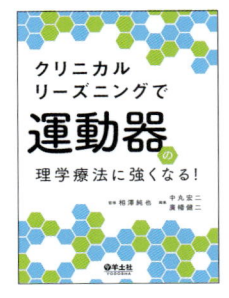
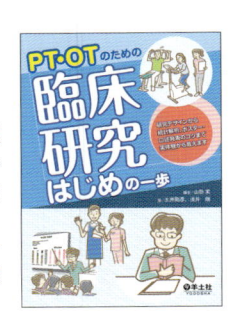
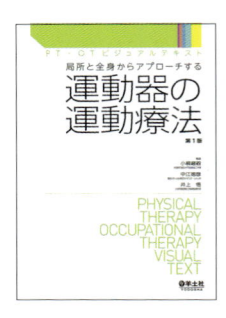
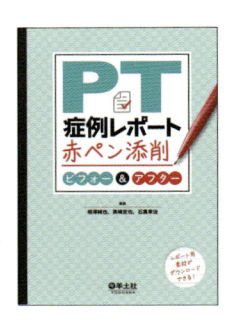